髙立山

针灸心传

高立山　高峰　编著

学苑出版社

图书在版编目(CIP)数据

针灸心传/高立山，高峰编著. —2版. —北京：学苑出版社，2003.7（2021.3重印）
ISBN 978-7-5077-0910-0

Ⅰ. 针… Ⅱ. ①高… ②…高 Ⅲ. 针灸疗法 Ⅳ. R245

中国版本图书馆 CIP 数据核字（2003）第 003551 号

责任编辑：付国英
出版发行：学苑出版社
社　　址：北京市丰台区南方庄 2 号院 1 号楼
邮政编码：100079
网　　址：www.book001.com
电子信箱：xueyuanpress@163.com
电　　话：010-67603091（总编室）、010-67601101（销售部）
印 刷 厂：山东百润本色印刷有限公司
开本尺寸：890×1240　1/32
印　　张：10.25
字　　数：230 千字
版　　次：2003 年 7 月第 2 版
印　　次：2021 年 3 月第 9 次印刷
定　　价：48.00 元

一九六三年九月

金針除百病
艾灸起沉疴

樂亭題於北京宣南

李金信醫生正

發展中國針灸醫學保護人類健康

九七年荊夢

再版说明

《高立山针灸汇粹》针灸三部曲由中国中医研究院北京广安门医院主任医师、研究生导师高立山教授编著的《针灸心悟》、《针灸心传》及《针灸心扉》组成，是高立山教授师生三代学习中医针灸理论的体会和应用中医针灸临床经验的纪实。初以《针灸心悟》出版介绍锤炼针灸基本的要点，受到读者欢迎，又出《针灸心传》指出提高针灸的几点心传，与《针灸心悟》形成针灸姊妹篇，广泛流传国内外，后由《针灸心悟》、《针灸心传》和《针灸心扉》形成了高立山教受学习中医针灸、应用中医针灸、研究中医针灸、交流中医针灸的"针灸三部曲"，受到读者的厚爱，并被中国中医研究院评为一九九九年度科技进步三等奖。现应读者的要求订正修改，去繁执简，重新出版，并在《针灸心传》中补充"用药心传"等内容，突出中医针药并用，发挥"针灸攻其外"，"药物治其内"，脏腑经络同治的针药并用的特点，以提高临床治疗效果。望读者能从中吸取中国中医针灸的精粹，发展提高中国针灸医学，为人类健康服务。

本套书由中国著名针灸专家、中国工程院院士、中国中医研究院主任医师、研究生导师程莘农教授，中国著名针灸专家、北京针灸学会会长、北京中医医院主任医师、研究生导师贺普仁教授，已故北京著名老中医、知名针灸专家王乐亭教授，荷兰针灸专家、八十岁老医生（原是西医）李全信教授等前辈大家题字作序，增加了本书的光彩和知名度。

二〇〇三年六月

程 序

　　立山同道，专攻中医针灸有年，已编成《针灸心悟》一书问世，深受学者赞许！兹复整理心得成篇，续成本书，命名为《针灸心传》，堪称羽翼佳作！

　　针灸科学，一以中医理论为指归。此书之作，虽属经验心得，但实践与理论并重，旨在继承发扬，整理提高，余甚以为然，知流穷源，诚乃昌明针灸学术之大道也。立山在国际针灸教学中，传播交流，亦能贯彻本意，多为国外学者所乐从，因志数语，以代序言。

程莘农

贺 序

高立山主任医师，六十年代曾跟北京名医"金针王乐亭"教授学习，后到北京中医研究院工作。三十多年来他认真学习中医理论，努力钻研针灸临床，理论与实践均有一定水平。现为"北京针灸学会"会员，曾为学会举办了子午流注针法学习交流会、北京全国针灸医师提高班讲课，受到学员好评。我曾推荐他为"北京市中西医专家门诊部"担任针灸临床工作，认真负责，效果很好，受到患者欢迎。

这次所著《针灸心传》，突出针灸特色，把反复讲课受学员欢迎的内容纳入书中，反映了他理论联系实际，重视临床实践的观点，是一本学习中医针灸理论，研究中医针灸临床很好的参考书。

贺普仁

李 序

高立山主任医师系六十年代北京中医学院第二届毕业生，毕业后一直在中国中医研究院广安门医院从事中医针灸临床及教学工作，由于他中医基本功扎实，又跟随名老中医针灸专家孙震寰共事多年，故精通中医理论，实践经验丰富，颇受患者及学员信赖，仅他带教的外国学员就多达四百余名，遍及世界各地。近几年又多次被派往国外从事针灸医疗、讲学活动，对中国针灸学术向世界传播，做出了积极贡献。

学好针灸并不难，一阅《心传》即了然。与读者见面的《针灸心传》，是继《针灸心悟》之后他的又一部针灸专著，两者可称得上是姊妹篇。《针灸心传》突出了中医特色，采用传统中医方法记录、整理了他的学习体会和临床治疗经验，反映出他重视中医基本理论，重视《伤寒论》辨证施治思想及针药并用的特点，也传授了他应用的"子午流注时间针法"，介绍了"吹耳"、"水罐"、"放火"、"刮背"等配合针灸治疗的有效方法和经验，是研究中医针灸理论，提高针灸疗效的一本很有实用价值的参考书，借此向读者推荐。

李维衡

前　言

《针灸心传》是我继《针灸心悟》之后，对自己近三十年学习中医针灸理论的体会及临床治疗经验的又一次总结。为使同道及后学者在学习中医针灸的道路上入门有径，深造得法，特把我学习应用针灸的心得传授于众，供各位参考，故名《针灸心传》。在这个意义上，《针灸心传》与《针灸心悟》是我学习针灸、应用针灸、研究针灸、交流针灸的姊妹篇。

《针灸心传》分五部分：

第一部分："《医宗金鉴·刺灸心法要诀》节要心传"。《医宗金鉴》是非常切合实际，简明扼要，有强烈实践性和理论系统性，在中医界流传二百多年而不衰的一部中医丛书。今将《刺灸心法要诀》节要内容详加说明，再作心传，以求读者既能深明文意，又会临床应用，使它成为针灸医生反复锤炼基本功的良师益友。

第二部分："《伤寒论》六经方证针法心传"。首列方证，次出心传，要求读者既明方证意义，又会针灸治疗。主要阐发仲景"先刺风池、风府，却与桂枝汤则愈"的先针后药、针药并用的思想，以及我临床实践的经验。我认为《伤寒论》是一部名副其实的中医理、法、方药、穴具备的中医经典著作，学习它的针法，是针灸医生深造的重要途径。

第三部分："子午流注时间针法心传"。这是将自己多年应用子午流注时间针法的体会及资料，分为基本理论、基本内容、基本应用三项来进行传授，使针灸医生懂得子午流注时间针法，并会临证用它、研究它，提高针灸治疗效果，以适应国际生物钟学说出现而致子午流注时间针法受到国内外针灸界重视的新局面、新形势。

第四部分："《标幽赋》浅释"。该书是古代流传歌赋之一，内容包括：经络、气血、候气、取穴、手法、治疗等，均系针要之纲领，而且是传统之针灸法，因此不论针灸家、临床家、方药家均必须掌握。此赋流传八百多年，历经许多医家实践，确系千锤百炼之品，不可不知。

第五部分："用药心传"系新增部分，为发挥"针灸攻其外"，"药物治其内"，脏腑经络同治的针药并用的特点，提高临床治疗效果，故将自己学习前人系统经验，整理老师口传心授，自己临床应用的体会心得，分"治疗心律"、"八法用药"、"分经用药"、"临床体会"、"汤头加减"整理于下，再传后学。

《针灸心传》是我多年临床、教学的经验，逐渐积累，反复修改整理的结果，愿和同道交流，愿为中国针灸医学的承先启后、继承发扬作些奉献。不当之处，请多指正。

本书承蒙程莘农教授题写书名并作序，又蒙北京针灸学会会长贺普仁教授、中国针灸学会秘书长李维衡教授作序。值此一并致谢。

北京中国中医研究院广安门医院　高立山
北京中医药大学附属东直门医院　高　峰

目 录

第一部分 《医宗金鉴·刺灸心法要诀》节要心传 …………………… (1)

脏腑经络心传 …………………… (2)
针灸要穴心传 …………………… (34)
传统灸法心传 …………………… (81)
九针·行针手法次第心传 …… (96)

第二部分 《伤寒论》六经方选针法心传 …………………… (117)

太阳篇方选针法心传 …………… (118)
阳明篇方选针法心传 …………… (141)
少阳篇方选针法心传 …………… (148)
太阴篇方选针法心传 …………… (152)
少阴篇方选针法心传 …………… (154)
厥阴篇方选针法心传 …………… (163)

第三部分 《子午流注》时间针法心传 … (166)

基本理论 …………………… (166)

基本内容 ………………………………………… (184)
　　基本应用 ………………………………………… (201)
　　子午流注时间针法简述 ………………………… (212)

第四部分　《标幽赋》浅释 ……………………… (217)

第五部分　用药心传 ………………………………… (237)

　治疗新律 …………………………………………… (237)
　　一、痰之治疗律 ………………………………… (237)
　　二、食之治疗律 ………………………………… (239)
　　三、气之治疗律 ………………………………… (240)
　　四、血之治疗律 ………………………………… (241)
　　五、虚之治疗律 ………………………………… (243)
　　六、风之治疗律 ………………………………… (245)
　　七、寒之治疗律 ………………………………… (246)
　　八、暑之治疗律 ………………………………… (247)
　　九、温之治疗律 ………………………………… (248)
　　十、燥之治疗律 ………………………………… (250)
　　十一、火之治疗律 ……………………………… (251)
　　十二、疫之治疗律 ……………………………… (252)
　　十三、蛊之治疗律 ……………………………… (253)
　八法用药 …………………………………………… (254)
　　一、汗、下法用药 ……………………………… (254)
　　二、温法用药 …………………………………… (255)
　　三、清法用药 …………………………………… (256)
　　四、补法用药 …………………………………… (257)
　　五、消法用药 …………………………………… (260)

六、和、吐法及其他用药 …………………… (262)
按经用药 …………………………………………… (263)
 一、肝经用药 ……………………………… (263)
 二、心经用药 ……………………………… (264)
 三、脾经用药 ……………………………… (264)
 四、肺经用药 ……………………………… (264)
 五、肾经用药 ……………………………… (265)
 六、胆经用药 ……………………………… (265)
 七、胃经用药 ……………………………… (265)
附一：扶正类用药参考 ………………………… (266)
附二：祛邪类用药参考 ………………………… (267)

用药体会 …………………………………………… (269)
 一、解表药 ………………………………… (269)
 二、涌吐止吐药 …………………………… (270)
 三、泻下药 ………………………………… (271)
 四、软坚药 ………………………………… (271)
 五、渗湿逐水药 …………………………… (272)
 六、祛风湿药 ……………………………… (272)
 七、祛寒药 ………………………………… (273)
 八、清热药 ………………………………… (274)
 九、止咳化痰药 …………………………… (276)
 十、理气药 ………………………………… (277)
 十一、理血药 ……………………………… (278)
 十二、补养药 ……………………………… (280)
 十三、芳香开窍药 ………………………… (282)
 十四、安神镇静药 ………………………… (283)

十五、固涩药 …………………………………（283）
十六、消导药 …………………………………（284）
十七、驱虫杀虫药 ……………………………（284）
十八、外用药 …………………………………（284）
汤头加减 ………………………………………（285）

第一部分

《医宗金鉴·刺灸心法要诀》节要心传

《医宗金鉴》刊行于清代乾隆七年（1742年），是当时政府组织，由吴谦等人主持编纂的一部中医学丛书。全书包括《订正仲景全书伤寒论注，金匮要略注》、《四诊心法要诀》、《杂病心法要诀》、《刺灸心法要诀》等十四部分。

由于本书内容切合实际，简明扼要，所以二百多年来，一直作为广大中医学习中医的必读书，在全国广泛流传。

我的老师，已故名中医、原中国中医研究院针灸研究所第二研究室副主任孙震寰老先生，生前熟读《医宗金鉴》、《针灸大成》等中医书籍，临床治疗时针药并用，效果明显。先生利用诊余给我讲述了《医宗金鉴》全书，使我在以后近30年临症中受益不少，尤其感到《刺灸心法要诀》是中医针灸医生应学的基本功。有的内容要熟读会背，自会应用灵活，为此我把学习的笔记与临床体会，按【原文节要】、【心传】为序，重新整理为："脏腑经络心传""刺灸要穴心传"、"传统灸法心传"、"九针与针刺手法次第心传"供同道及后学参考，作为针灸医生反复锤炼基本功的良师益友。

脏腑经络心传

一、肺

【肺脏肺经原文节要】

肺者，相傅之官，治节出焉。

肺者，生气之原，乃五脏之华盖。

主藏魄。

肺叶白莹，谓为华盖，以复诸脏，虚如蜂巢，下无透窍，吸之则满，呼之则虚，一呼一吸，消息自然，司清浊之运化，为人身之橐仑。

肺，手太阴之脉，起于中焦，下络大肠，还循胃口，上膈属肺，从肺系横出腋下，下循臑内，行少阴心主之前，下肘中循臂内上骨下廉，入寸口上鱼，循鱼际出大指之端，其支者，从腕后直出次指内廉，出其端。

【心传】

肺之体态、位置、重量等古有记载可考，虽与今日解剖不尽完全吻合，其虚如蜂窝，下无透窍，吸之则满，呼之则虚，似为人体之橐仑，其形容已非常透彻。自然有关呼吸的正常与否，气逆咳喘诸症，首当责肺。

肺为生气之原，今曰肺主气，其气一为呼吸之气，一为人身之真气。

心者，君主之官也，神明出焉。肺者，相傅之官，治节出焉。其意是把心比喻为五脏之最高统帅君主，人的精神、思维、意识之活动全受心主宰。肺比做丞相，协助心来调整全身之气，气调则营卫脏腑无所不治，如：肢体痿软无力，甚则不遂，心欲动而手足不随者，有以肺病而失其治节，不能相傅之故。故治肢体痿软、疼痛、半身不遂等，并有咳喘者，除治心外，亦应治肺。心之与肺，心主血，肺主气，气行血行，气为血帅，血为气母，血至气亦至。此即肺为相傅之意。

肺吸入天地清气，呼出人身浊气，以产生人身生生运化之功能。肺气充实，精神饱满，并精而出入为魄，气足则魄生，故曰气魄，即肺藏魄也。若无魄力，治当先责肺气，再追寻本源以治疗之。

肺经循行简表及肺经穴分寸歌，是必须会背的，故录之于后，以供参考记背，训练基本功。

肺经循行简表及经穴分寸歌

起于中焦→大肠→胃上口→膈→肺→喉

拇指尖←鱼际←寸口←臂←肘←上臂内侧←腋下

示指尖←腕后

↓

（交手阳明大肠经）

　　一手太阴是肺经，臂内拇侧上下循，
　　中府乳上数三肋，云门锁骨窝里寻，
　　二穴相差隔一肋，距腹中行六寸平，
　　天府腋下三寸取，侠白肘上五寸擒，
　　尺泽肘中横纹处，孔最腕上七寸凭，
　　列缺交叉示指尽，经渠寸口动脉行，
　　太渊掌后纹头是，鱼际节后散脉紫，
　　少商穴在大指内，去指甲角菲叶明。

肺经的主症与主治

主症：胸闷胀满、缺盆疼痛、咳嗽气逆，喘喝、桡臂痛、咽喉肿痛，肩背痛。

主治：（指本经在这些部位的穴位主治，下同）
1. 胸部：胸、肺疾患。
2. 手臂部：喉、胸、肺疾患及发热病。

二、大肠

【大肠腑大肠经原文节要】

大肠者，传道之官，变化出焉。

广肠附脊以受回肠，乃出滓秽之路。

按回肠者，以其回叠也；广肠者，即回肠之更大者；直肠者，又广肠之末节，下连肛门也。

大肠，手阳明之脉，起于大指次指之端，循指上廉，出合谷两骨之间，上入两筋之中，循臂上廉，入肘外廉，上臑外前廉，上肩出髃骨之前廉，上出于柱骨之上会，下入缺盆，络肺下膈属大肠；其支者，从缺盆上颈贯颊，入下齿中，还出挟口，交人中（左之右，右之左），上挟鼻孔。

【心传】

大肠者，传道之官，变化出焉。所谓传道，就是输送的意思。道，音义同导。所谓变化，指排除的粪便，不同于摄入的五味，所以说"变化出焉"。前人对饮食物的消化、吸收、排泄的过程，认为是：胃司受纳，腐熟水谷；脾司运化，把已经腐熟的水谷精微输送到全身，以营养身体；小肠可分别清浊，把水分中的废料从前阴排出；大肠主输送，糟粕废料经大肠从后阴定时排出体外，也是整个过程的最后阶段。回肠、广肠、直肠是指大肠的不同部位而言。由于大肠的功用是传泻糟粕，职司大便，所以在临床上凡是大便闭结，或里急后重之类的疾病，治疗当首先疏导和通利大肠为主，这些大家都一目了然。进而言之，大便的干稀也与小便之多少有关。大便定时与不定时、过早过多或过晚过少，都关系到大肠。因此了解大便的情况，最能反映人体寒热虚实的病情变化，如：大肠有热，可使小便发黄减少。小便发黄减少，是小肠有热，小肠与心相表里，小肠热甚可传至心，以致出现心热而神志不安、失眠多梦、口舌生疮，大肠热传至胃，胃热及脾，心脾相连，亦可传心。又大肠与肺相表里，热传至肺可咳嗽、气喘、咳血等。诸如上证，若大便一通，大肠热去则可痊愈。我的老师曾治一脉象结代的患者，没有任何明显症状，只是胸闷、脉五六下停一次。问诊得知有大便干结。老师用润下之法，便通脉调，心胸不闷。从以上意义说，凡于大便干，大肠热，出现如此多之病症，此也可谓"变化出焉"。这样自可扩大思路，重视通调大肠在治疗中的重要意义。如《伤寒论》中之急下存阴、阳明病的胃家实，均与此意有关。这样学习大肠经文及脏腑关系才能学得深、用得活。

大肠经循行简表及经穴分寸歌

起于示指→合谷→臂→肘→上臂外侧前缘

鼻←环唇←下齿龈←颊←颈←缺盆←大椎←肩

（交足阳明胃经） 大肠←膈←肺

二手阳明属大肠，臂前外侧须审量，
商阳示指内侧取，二间握拳节前方
三间握拳节后取，合谷虎口歧骨当．
阳溪腕上两筋内，偏历交叉中指上
温溜腕后上六寸，池前四寸下廉乡
池下三寸上廉穴，三里池下二寸长
曲池屈肘纹头是，肘髎大骨外廉旁，
肘上三寸寻五里，臂臑髃下三寸详，
肩髃肩峰举臂取，巨骨肩尖骨陷藏，

　　　　天鼎扶下一寸取，扶突鼎上结喉旁，
　　　　禾髎水沟旁半寸，鼻旁五分是迎香。
　　大肠经的主症与主治
　　主症：下牙痛，咽喉肿痛、鼻衄、口干、颈肿，上肢伸侧前缘及肩部疼痛，或运动障碍等。
　　主治：
　　1. 手臂部：头、面、耳、目、鼻、齿，喉病，发热病。
　　2. 臂臑部：局部疾患。
　　3. 颈部：喉部疾患。
　　4. 鼻部：鼻疾患。

三、胃

【胃腑胃经原文节要】
　　脾胃者，仓廪之官，五味出焉。
　　胃者，水谷气血之海。
　　胃之上口名曰贲门，饮食之精气，从此上输于脾肺，宣布于诸脉；胃之下口，即小肠上口，名曰幽门。
　　胃足阳明之脉，起于鼻之交頞中，旁约太阳之脉，下循鼻外，入上齿中，还出挟口环唇下交承浆，却循颐后下廉，出大迎循颊车，上耳前，过客主人，循发际，至额颅；其支者，从大迎前下人迎，循喉咙，入缺盆，下膈、属胃、络脾；其直者，从缺盆下乳内廉，下挟脐，入气街中；其支者，起于胃下口，循腹里，下至气街中而合，以下髀关抵伏兔，下膝膑中，下循胫外廉，下足跗，入中趾内间；其支者，下廉穴三寸而别，入次趾外间；其支者，别跗上，入大趾间，出其端。
　　【心传】
　　脾胃者，仓廪之官，五味出焉。这里指饮食入胃以后，通过脾胃的消化作用，就能把五味的精微输散出去，分别归于五脏，以营养五脏。其过程是：进入胃的水谷，经过胃的消化吸收，上输于脾，经脾运化，上归于肺，经肺气输布，至全身诸脉。所以说饮食之精气，从贲门上输于脾肺，宣布于诸脉。经过胃的作用，五脏六腑才能得到水谷之精微来维持其不断的活动，所以说胃者水谷气血之海也。胃体有上口贲门、下口幽门，即由上入，由下出。胃气以下降为顺，得湿润则下行。在临症中如果五脏气血亏损，肌肉消瘦，我们就要从流找源。气血亏损是由肺的输布不好，还是脾的运化失常，还是胃的纳谷不好。是胃的上口不入，是胃的下口不出，还是出之太快。不入则有呕吐，出之太快则易腹泻，胃气不和则胃脘疼痛。因此治疗气血亏损、脾胃病的吐泻等都要注意胃的生理功能，否则徒补无功。因为胃才能把这些变成精微，分归五脏，营养五脏气血。另外在治疗中，由于阳明胃热攻心，常有神志病出现。如治一妇女因生气而不语，每顿进食一斤，目直视，不能入睡，而且三四天没有大便。此阳明热邪迫心，故针刺天枢、中脘、间使、上巨虚等穴。针后稍语，又服大承气汤一付，泄泻臭秽，睡眠一天，次日恢复正常。这一点是同现代医学认识胃不同的地方，也是治神志病的一种方法。

胃经循行简表及经穴分寸歌

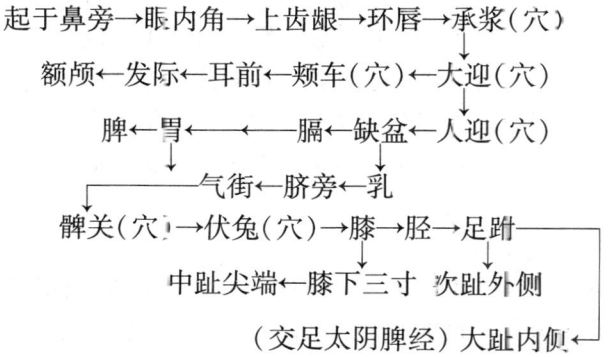

三足阳明是胃经，起于头面向下行，
承泣眼眶边缘处，四白目下一寸匀，
巨髎鼻旁直瞳子，地仓吻旁四分零，
大迎颔前寸三陷，颊车耳下曲颊临，
下关耳前扪动脉，头维四五旁神庭，
人迎结喉旁寸五，水突迎下大筋凭，
直下气舍平天突，缺盆锁骨陷凹寻，
气户锁下一肋上，相去中行四寸平，
库房屋翳膺窗接，都隔一肋乳中停，
乳根乳下一肋处，胸部诸穴君须明，
不容巨阙旁二寸，其下承满与梁门，
关门太乙滑肉门，天枢脐旁二寸平，
外陵大巨水道穴，归来气冲曲骨邻，
诸穴相隔皆一寸，俱距中行二寸程。

髀关膝上交分肉，伏兔膝上起肉形，
阴市膝上方三寸，梁丘膝上二寸呈，
膑外下陷是犊鼻，膝下三寸三里迎，
膝下六寸上廉穴，膝下八寸条口行，
再下一寸足下廉，踝上八寸丰隆迎，
解溪跗上系鞋处，冲阳跗上五寸明，
陷谷庭后二寸取，次趾外侧是内庭，
厉兑次指外甲角，四十五穴必记清。

胃经的主症与主治

主症：高热汗出，鼻衄，唇疹，口渴，头痛，咽喉肿痛，颈肿，惊悸，发狂，脘腹胀满，肠鸣，腹胀，腹股沟、下肢前外侧、足背及第三足趾疼痛或运动障碍。

主治：
1. 头面部：头、面、目、鼻、口、齿病。
2. 颈胸部：喉、胸、肺疾患。
3. 上腹部：胃肠病，脑病。
4. 下腹部：生育、小溲病，胃肠病。
5. 膝上部：局部疾患。
6. 膝胫部：脑及胃肠病。
7. 足部：脑、头部、鼻口齿喉病，胃肠病，发热病。

四、脾

【脾脏脾经原文节要】

脾胃者，仓廪之官，五味出焉。

谏议之官，知周出焉。

闻声则动，动则磨胃而主运化，其合肉，其荣唇，开窍于口。

主裹血、温五脏、主藏意与智。

脾主消磨五谷，养于四旁。

脾足太阴之脉，起于大趾之端，循趾内侧白肉际，过核骨后，上内踝前廉，上腨内，循胫骨后，交出厥阴之前，上膝股内前廉，入腹属脾、络胃上膈，挟咽连舌本，散舌下；其支者，复从胃，别上膈，注心中。

【心传】

脾与胃能把所摄取之饮食，经过消化变成人体所需之精微，输送到周身，即胃主纳谷，脾主运化，也就是仓廪之官，五味出焉之意。脾主裹血，可温五脏，外主肌肉，其华在唇四白，开窍于口。若脾运失常，可见肌肉萎软无力，唇淡不华，纳谷减少，及五脏不温之外候。另外心有所忆谓之意，因虑而处物谓之智。意、智这些精神、思维的活动，都由心主管，但脾运失常，裹血无能，心血不能得到充养则不能形成意、智的正常表现。因此治疗心神不安，不能有所回忆而健忘，或不能集中精力思虑问题，而达到自己思虑的结果，多从心脾入手。

脾经循行简表及经穴分寸歌

起于足大趾→内踝→腿肚内侧→膝股内前缘

舌←咽喉←胸←膈←胃←脾←腹

（交手少阴心经）心←

四是脾经足太阴，后内侧线向上循，
隐白大趾内甲角，大都节前陷中寻，
太白核骨白肉际，节后一寸公孙明，
商丘踝前隐中找，踝上三寸三阴交，
踝上六寸漏谷是，膝下五寸地机朝，
膝内辅下阴陵泉，血海膝腘上内廉，
箕门鱼腹大筋内，冲门耻骨上边缘，
冲上七分救府舍，再上三寸腹结连，
结上三寸大横穴，适当脐旁四寸骈，
腹哀建里旁四寸，中庭旁六食窦全，
天溪胸乡周荣上，每隔一肋陷中央，
大包液下方六寸，上直渊液三寸悬。

脾经的主症与主治：
主症：舌本强，食则呕与善噫，倦怠乏力，身体困重，脘腹胀痛，大便溏泄，下肢内侧肿痛或厥冷，足大趾运动障碍等。
主治：
1. 下肢部：胃肠疾患为主，生育、小溲疾患次之。
2. 腹部：胃肠疾患。

3. 胸部：胸肺疾患。

五、心

【心脏心经原文节要】

心者，群主之官，神明出焉。其合脉也，其荣色也，开窍于耳，又曰开窍于舌。

主藏神。导引天真之气。

心像尖圆，形如莲蕊，共有四系，以通四藏，心下膈膜，遮蔽浊气，使不得上熏心肺。

心手少阴之脉，起于心中，出属心系，下属络小肠；其支者，从心系上挟咽，系目系；其直者，复从心系却上肺，下出腋下，循臂内后廉，行手太阴肺心主之后，下肘内，循臂内后廉，抵掌后锐骨尖端，入掌内后廉，循小指之内，出其端。

【心传】

心居肺下，又有四系以通四脏，肝、脾、肾、肺。又有导引通达全身真气的功能，实为重要，故有君主之官之称。人正常的精神、意识、思维、活动都与心血之充实、通畅有关，故有心藏神之说。有云开窍于耳，有云开窍于舌，临床以舌为心之苗，舌反映心之病变为多。如：口舌生疮，用导赤清心之法最验。心的气阴不足时，常会发生心肾不交以致出现耳鸣耳聋等症状。临床治耳常以肾为主。周身血脉的通畅与否与心气心血有关，血脉有病，痹痛不畅，或为疼痛，或有疮疡，或有麻木，常责之于心，调治于心。笔者经验，诸痛痒疮，皆属于心，对于一些疼痛、刺痒、疮疡，若见心烦意乱、坐卧不安、失眠等时，均用导赤清心法取效。方用导赤散加减，穴用大陵、神门、间使、内关。

心经循行简表及经穴分寸歌

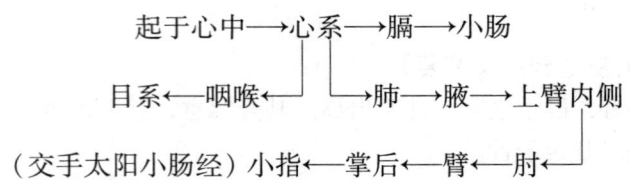

五是心经小指边,极泉腋窝动脉牵,
青灵肘上三寸觅,少海肘内纹头裹,
灵道掌后一寸半,通里腕后一寸间,
阴郄去腕五分是,神门锐骨端内缘,
少府小指本节后,少冲小指内侧边。

心经的主症与主治：
主症：心前区疼痛,胸痛,咽干,口渴,上肢屈侧后缘疼痛,厥冷,手心热。
主治：上肢部：胸、心病、神志病,热性病。

六、小肠

【小肠腑小肠经原文节要】
小肠者,受盛之官,化物出焉。
泌别清浊,水液渗入膀胱,滓秽流入大肠。
小肠,手太阳之脉,起于小指之端,循手外侧,上腕出踝中,直上循臂骨下廉,出肘内侧两骨之间,上循臑外后廉,出肩解肩胛,交肩上入缺盆,络心循咽,下膈抵胃,属小肠；其支者,从缺盆循颈上颊,至目锐眦,却入耳中,其支者,别颊上䪼抵鼻,至目内眦,斜络于颧。

【心传】
小肠接受胃传来的消化物,故称其为受盛之官。通过小肠再把浊物传入大肠形成粪便排出体外,把清物走膀胱自尿排出,所以说小肠可以传化物,泌别清浊。依其泌别清浊的功能,临症见大便稀,小便少时,常用利小便涩大便之法治疗。另心与小肠相表里,心热移于小肠而尿时疼痛。小肠热上攻于心而见口舌生疮,俱可用导赤清心之法,也是利用小肠泌别清浊的功能来治疗。

小肠经循行简表及经穴分寸歌

起于手小指→腕→肘→上臂外侧后缘

小肠←胃←膈←心←缺盆←大椎←肩胛

耳←眼外角←颊←颈

颧←眼内角←鼻←目眶下

└→(交足太阳膀胱经)

　　　　六小肠经手太阳,臂外后缘尺侧详,
　　　　少泽小指外甲角,前谷泽后节前扬,
　　　　后溪握拳节后取,腕骨腕前骨陷当,
　　　　阳谷锐骨下陷取,养老转手髁空藏,
　　　　支正腕后上五寸,小海肘后五分连,
　　　　肩贞胛下两骨解,臑俞臑后骨下方,
　　　　天宗大骨下陷取,秉风胛上骨边量,
　　　　曲垣胛上曲胛陷,陶道旁三外俞案,
　　　　大椎旁二中俞穴,天窗扶后大筋湘,
　　　　天容耳下曲颊后,颧髎面颧下廉乡,
　　　　听宫二穴归何处,耳小瓣前陷中央。

小肠经的主症与主治

主症:耳聋,目黄,咽痛,下颌及颈部肿痛,以致头不能转动,肩臂部均牵引作痛,以及上肢伸侧后缘疼痛等。

主治:

1. 手臂部:头、项、耳、目、鼻等病,兼治脑病及发热病。
2. 肩胛部:局部病症。
3. 颈部:喉及耳病。
4. 颜面部:口、齿、耳病。

七、膀胱

【膀胱腑膀胱经原文节要】

膀胱者,州都之官,津液藏焉,气化则能出矣。

其出入皆由气化,入气不化,则水归大肠,而为泄泻,出气不化,则闭塞下窍,而为癃肿也。

膀胱,足太阳之脉,起于目内眦,上额交巅;其直者,从巅入络脑,还别出下项,循肩髆,内挟脊,抵腰中,入循膂络肾,属膀胱;其直者,从腰中下挟脊,贯臀入腘中;其支者,从髆内左右,别下贯胛,挟脊内,过髀枢,循髀外从后廉下合腘中,以下贯腨内,出外踝之后,循京骨至小趾外侧。

【心传】

膀胱居内脏之最下,是人体水液聚集之处,有州都之官的称号,其气化则尿液排出,气化不足,则尿少而癃闭,或水走大肠而为泄泻。膀胱居肾下,肾气足则膀胱之气足,膀胱之气足,则其经气亦足,而卫外功能亦强,若肾气虚,膀胱气虚,则常易腰腿痛,或受寒加重。临床辨证,若腰脊痛者,偏肾虚为主,因肾主骨藏髓。若系腰背两侧甚至延及两下肢后面痛者多膀胱经气不足,或受风寒,或因闪挫,膀胱经气失畅之故,临床用灸至阴矫正胎位,已为公认。我认为这也是增强膀胱经气,以助肾气,进而增强肾气以动而矫正也。说明灸至阴穴有资助肾气之功,因此对肾虚腰痛者,不论男女灸至阴效果很好,尤其有的患者灸至阴时腰部发热非常舒服治腰痛效果更好。膀胱经是人体最长的一条经络，在背腰部又都是人体脏腑居集之处，五脏六腑之俞穴，又都分布在膀胱经上。其经与肾相表里，又挟脊入脑。因此，对于不论伤寒六经证候，还是温病卫气营血证候的变化，不论外感病的传变，还是内伤病在背部的反映，都与膀胱经有密切关系，因此它是一条很重要的经络。

膀胱经循行简表及经穴分寸歌

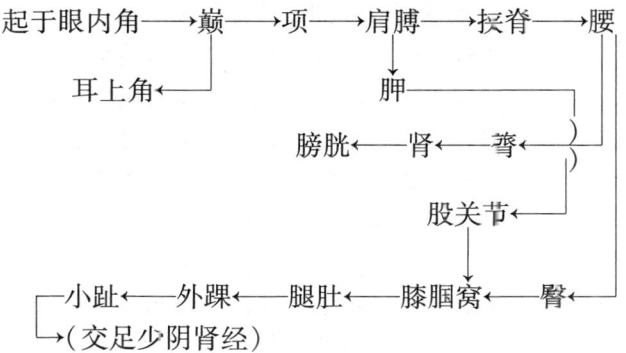

　　七足太阳膀胱经，目内眦角是睛明，
　　眉头陷中攒竹取，眉冲直上傍神庭，
　　曲差庭旁一寸半，五处直后上星平，
　　承光通天络却穴，后行俱是寸半程，
　　玉枕脑户旁寸三，入发三寸枕骨凭，
　　天柱顶后大筋外，再下脊旁寸半循，
　　第一大杼二风门，三椎肺俞四厥阴，
　　心五督六膈俞七，九肝十胆仔细寻，
　　十一脾俞十二胃，十三三焦十四肾，
　　气海十五大肠六，七八关元小肠分，

十九膀胱廿中膂，廿一椎旁白环生，
上次中下四髎穴，荐骨两旁骨陷盈，
尾骨之旁会阳穴，第二侧线再细详，
以下挟脊开三寸，二三附分魄户当，
四椎膏肓神堂五，六譩譆七膈关藏，
第九魂门阳纲十，十一意舍二胃仓，
十三肓门四志室，十九胞肓廿秩边，
承扶臀下横纹取，殷门股后肌中央，
委阳腘窝沿外侧，浮郄委阳一寸上，
委中膝腘纹中处，纹下二寸寻合阳，
承筋合下腓肠中，承山腨下分肉藏，
飞扬外踝上七寸，跗阳踝上三寸量，
昆仑外踝骨后陷，仆参跟下骨陷方，
踝下五分申脉是，踝前骰陷金门乡，
大骨外侧寻京骨，小趾本节束骨良，
通骨节前陷中好，至阴小趾爪角巧，
六十七穴分三段，头后中外次第找。

膀胱经的主症及主治：

主症：头项强痛，腰脊痛及运动障碍，鼻衄，精神错乱，半身不遂，腘窝、腓肠肌、足小趾等处疼痛，或运动障碍，背部俞穴疼痛或压痛（反映相关脏腑的病症）。

主治：

1. 头项部：头项，眼、鼻、脑疾患。
2. 1~7椎：胸，心，肺疾患为主，胃肠疾患次之。
3. 9~13椎：胃肠疾患为主，胸胁部疾患次之。
4. 14~21椎：肠胃，生育，小溲病。
5. 以上：腰尻，肠痔疾患，以及下肢部疾患。
6. 以下：头，项，目，鼻，背，腰，脑疾患，痔，发热病，及下肢后面疾患。

八、肾

【肾脏肾经原文节要】

肾者，作强之官，伎巧出焉。

其合骨，其荣发，开窍于二阴。

肾者，精神之舍，性命之根。

肾有两枚，形如豇豆，相并而曲……附于脊之两旁……上行脊髓至脑中，连于髓海。

肾，足少阴之脉，起于小趾之下，斜趋足之涌泉穴，出于然谷之下，循内踝之后，别入跟中，以上腨内，出腘内廉，上股内后廉，贯脊属肾，络膀胱；其直者，从肾上贯肝膈，入肺中，循喉咙，挟舌本；其支者，从肺络心，注胸中。

【心传】

肾主藏精，一为后天水谷之精微多余者储存于肾，以备其他脏腑、五官、四肢消耗多时以补充。二为肾脏本身之精，它与人的生殖、生长、衰老有密切关系。人体水液调节，与肺、脾、肾三脏关系最密切。肺主宣发水液和通调水道；脾主水液的转输，肾则通过肾关的开阖以调节水量，这三部分的功能总称"三焦气化"，这种气化的动力就是肾阳，也叫命门之火，命门之火亢盛时又叫"相火妄动"。肾生骨髓上注于脑，脑为髓海，肾虚则脑转耳鸣。这段文字说出了肾、髓、脑、耳的关系。因此临床对头晕、耳鸣、健忘、大脑发育不全、智力迟钝者，都以治肾为基本理论根据。肾为精神之舍，性命之根，主人的生、长、衰、老，不愧为先天之本。

肾经循行简表及经穴分寸歌

起于足小趾→足心→内踝→腿肚→膝弯

舌根←喉咙←肺←膈←肝←肾→脊→股骨内侧

胸中←心　　　膀胱

（交手厥阴心包）

八足少阴肾经属，后内侧线足走腹，
足心凹陷是涌泉，大骨之下取然谷，
太溪内踝后陷中，照海踝下四分遂，
水泉跟下内侧边，大钟溪泉踵筋间，
复溜踝上二寸取，交信溜前五分骈，
踝上五寸寻筑宾，阴谷膝内两筋安，
上从中行开半寸，横骨平取曲骨沿，
大赫气穴并四满，中注肓俞亦相牵，
商曲又凭下脘取，石关阴都通谷言，
幽门适当巨阙侧，诸穴相距一寸连，
再从中行开二寸，六穴均在肋隙间，
步廊却近中庭穴，神封灵墟神藏兼，
彧中俞府平璇玑，相隔一肋仔细研。

肾经的主症与主治

主症：气短喘促，咳嗽咯血，头昏目眩，心如悬，若饥状，惊恐，口舌干燥，咽干及肿痛，心胸烦闷，疼痛，腹泻，腰脊疼痛，下肢无力，厥冷，足心发热。

主治：
1. 足部：生育，小溲疾患为主，肠及喉胸肺疾患次之。
2. 下肢部：肠病，生育、小溲疾患。

3. 下腹部：肠部、生育、小溲疾患。
4. 上腹部：胃肠疾患。
5. 胸部：胸、肋、肺疾患为主，食道疾患次之。

九、心包

【心包络心包经原文节要】

心包一藏，言其无形。

心包一名手心主，以藏象校之，在心下横膜之上，竖膜之下，其与横膜相黏，而黄脂裹者心也，脂暯之外，有细筋膜如丝，与心肺相连者，心包也，此说为是，凡言无形者非。

十二官，独少心包一官，而有膻中者，臣使之官，喜乐出焉。

今考心包，藏居膈上，经始胸中，正值膻中之所，位居相火，代君行事，实臣使也，此一官即此经之所谓。

手厥阴心主包络之脉，起于胸中，出属心包络，下膈历络三焦；其支者，循胸中出胁下腋三寸，上抵腋下，循臑内，行太阴少阴之间，入肘中，下臂行两筋之间，入掌中，循中指出其端；其支者，别掌中循小指次指出其端。

【心传】

从心包之有形无形，各有己见，有考心包从位置、经行、功能，类似膻中。可供参考。不过从临床观察，如瘟疫引起之高热，而出现神昏谵语，发狂，称为"热入心包"，在治疗上就是以"清心"为主，说明心包与心从辨证角度看是一致的。只不过反映病情的浅、深、轻、重程度而已。中医有心包代心用事，也就是心在正常或异常时先从心包表现出来。关于心包络与心之关系尚待进一步研究。

心包经循行简表及经穴分寸歌

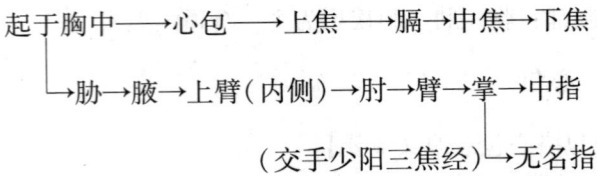

　　九心包络手厥阴，前正中线诸穴匀，
　　天池乳后旁一寸，天泉腋下二寸循，
　　曲泽肘内横纹上，郄门去腕五寸寻，
　　间使腕后三寸取，内关掌后二寸停，
　　掌后横纹大陵在，尺桡骨间陷中扪，
　　劳宫屈指掌心取，中指末端中冲生。

心包经主症与主治

主症：心悸，心烦，胸胁支满，心前区痛，精神失常，上肢痉挛，手心热，心律不齐，胃病。

主治：

1. 胸膈部：胸、心病。
2. 手臂部：胸、胃、心、神志病，发热病。

十、三焦

【三焦及三焦经原文节要】

三焦者，决渎之官，水道出焉。

上焦如雾，中焦如沤，下焦如渎。

三焦者，人之三元之气也，号曰中清之腑，总领五脏六腑、营卫经络、内外、左右、上下之气也。三焦通则内外、左右、上下皆通也，其于周身灌体，和内调外，营左养右，导上宣下，莫大于此也。

三焦手少阳之脉，起于小指次指之端，上出次指之间，循手表腕，出臂外两骨之间。上贯肘，循臑外，上肩而交出足少阳之后，入缺盆，布膻中，散络心包，下膈循属三焦，其支者，从膻中上出缺盆，上项挟耳后，直上出耳上角，以屈下颊，至䪼；其支者，从耳后入耳中，出走耳前，过客主人前交颊，至目锐眦。

【心传】

三焦是上焦、中焦、下焦的合称，为六腑之一，由于三焦的具体概念不够明确，又有说其有名而无形者，因此对三焦的形态争论较多。但对三焦之生理功能认识多是一致的，认为三焦的主要生理功能是主持诸气，总司全身的气机和气化，为水液运行的通路。在形态方面，三焦是分布胸腹腔中的一个大腑，在人体脏腑中，惟它最大，故有"孤腑"之称，正如张介宾《类经·藏象类》中所指出，三焦是"脏腑之外，躯体之内包罗诸脏，一腔之大府也"。其主持诸气，就是说三焦是气的升降出入的通道，人体的气，是通过三焦而输布到五脏六腑，充沛于全身的。如前《中藏经》所云，对三焦通行原气的作用作了详尽描述。至于为水液通行的道路，《素问》言"三焦者，决渎之官，水道出焉"，就是此意。三焦有疏通水道，运行水液的作用，是水液升降出入的通路。三焦的主持诸气，与通行水道的功能是相互联系的，故有"气行则水行"之说。上焦，一般将横膈以上的胸部，包括心、肺两脏及头面部称为上焦，也有将上肢归属上焦的。上焦的主要表现功能以"开发"、"宣化"、"若雾露之溉"为主。上焦主气的升发宣散，但它不是有升无降，而是"升已而降"，故而说"若雾露之溉"。在《内经》总称"上焦如雾"。中焦常指膈以下，脐以上的上腹部，指胃的整个部位。其功能是泌糟粕，蒸津液，是升降枢纽，气血生化之源。《内经》总称为"中焦如沤"。下焦常指脐下至足，大肠、小肠、肾、膀胱等均在此。其主要功能是排泄糟粕及尿液，故《内经》称"下焦如渎",后世将肝肾精血、命门原气多归属下焦,因决渎之功常与肝主疏泄、肾司二便、命火元气充足与否有关。后世温病学家依三焦学说作为温病辨证之一种,更进一步发展了三焦。因此对三焦的研究,尚须进一步使它完善。

三焦经循行简表及经穴分寸歌

起于无名指→腕→前臂→肘→肩→缺盆

下焦←中焦←膈←←(心包 ← — 膻中)←上焦←

目下←额←耳上角←耳后←项

眼外角←颊←耳前←耳中

(交足少阳胆经)

十手少阳属三焦,后正中线头侧绕,
关冲无名指甲外,液门节前指缝邀,
中渚液门上一寸,阳池腕表横纹遭,
腕后二寸取外关,支沟腕后三寸安,
会宗沟外横一寸,三阳络在四寸间,
肘前五寸称四渎,渊腋之间取消泺,
肘后一寸天井取,肘后二寸清冷渊,
臑会肩端下三寸,肩髎后一肩髎寻,
天髎肩井后寸陷,天牖颈肌后下扪,
耳垂后陷翳风讨,瘈脉耳后表络找,
颅息亦在青络上,角孙耳上发际标,
耳门耳前缺陷处,禾髎耳前锐发交,
欲知丝竹空何在,眼眶外缘上眉梢。

三焦经主病与主治

主症:耳聋,咽喉肿痛,颊部、耳后疼痛,肩部前臂痛,或小指次指运动障碍。

主治：
1. 手背部：耳疾患为主，头、目、喉病，及发热次之。
2. 肩髆部：局部疼痛疾患。
3. 耳部：耳疾为主，头及面颊部疾患次之。

十一、胆

【胆腑胆经原文节要】

胆者，中正之官，决断出焉。

凡十一脏，皆取决于胆也。

胆者清净之腑，号曰将军，主藏而不泻。

胆足少阳之脉，起于目锐眦，上抵头角，下耳后，循颈行手少阳之前，至肩上却交出手少阳之后，入缺盆；其支者，从耳后入耳中，出走耳前，至目锐眦后；其支者，别目锐眦，下大迎，合手少阳抵于顑，下加颊车，下颈合缺盆以下胸中，贯膈，络肝，属胆，循胁里，出气街，绕毛际横入髀厌中，以下循髀阳，出膝外廉，下外辅骨之前，直下抵绝骨之端，下出外踝之前，循足跗上入小趾次趾之间；其支者，别跗上入大趾之间，循大趾岐骨内，出其端，还贯爪甲，出三毛。

【心传】

胆的主要生理功能是贮存和排泄胆汁。胆汁直接有助于饮食物的消化，故为六腑之一。胆内藏清净之液，又称"胆者，中精之府"。因胆本身无传化饮食物的生理功能，且藏精汁，与胃、肠等腑有别，故又属奇恒之腑。又因其藏而不泻，故区别于一般六腑。胆为春生少阳之气，胆气充实，疏泄得当，饮食消化吸收好，五脏六腑俱可得到营养，故凡十一脏皆取决于胆，胆气充实者，决断问题果断，很少左思右虑，决断不下。胆经少血多气。胆汁疏泄，常又与肝气的条达有关，肝失疏泄，胆汁常排泄不利，影响到脾胃的运化功能，而出现胁下胀满疼痛，食欲减退,腹胀便溏。若胆汁上逆则可见口苦,呕吐黄绿苦水;胆汁外溢,则可出现黄疸。

胆经循行简表及经穴分寸歌

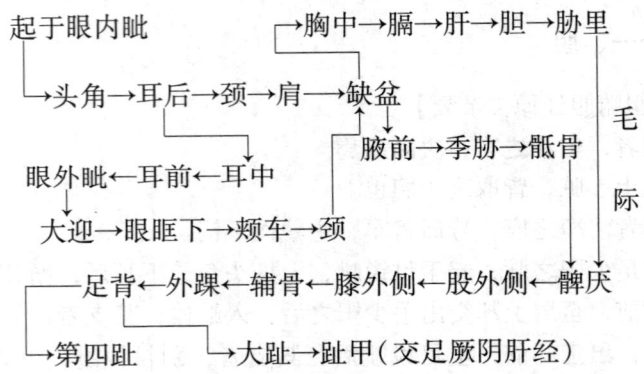

　　　　十一胆经足少阳,从头走足行身旁,
　　　　外眦五分瞳子髎,听会耳前珠陷详,
　　　　上关上行一寸是,内斜曲角颔厌当,
　　　　悬颅悬厘近头维,相距半寸君勿忘,
　　　　曲鬓耳前发际标,入发寸半率谷交,
　　　　天冲率后斜五分,浮白率下一寸绕,
　　　　窍阴穴在枕骨上,完骨耳后发际好,
　　　　本神神庭三寸旁,阳白眉上一寸量,
　　　　入发五分头临泣,庭维之间取之良,
　　　　目窗正营及承灵,相距寸半脑空绍,
　　　　风池耳后发际陷,颅底筋外有陷凹,
　　　　肩井缺盆上寸半,渊液腋下三寸从,
　　　　辄筋腋前横一寸,日月乳下三肋逢,
　　　　京门十二肋骨端,带脉髂上腰间现,

　　　　　五枢髂上上棘前，略下五分维道见，
　　　　　居髎维后斜三寸，环跳髀枢陷中间，
　　　　　风市垂手中指取，中渎膝上五寸陈，
　　　　　阳关陵上膝膑外，腓骨头前阳陵存，
　　　　　阳交外踝上七寸，外丘踝上七寸云，
　　　　　二穴相平堪比较，交前丘后距五分，
　　　　　光明踝五阳辅四，踝上三寸悬钟寻，
　　　　　踝前陷中丘墟间，临泣四趾本节打，
　　　　　临下五分地五会，本节之前侠溪匀，
　　　　　四趾外端足窍阴，四十七穴仔细吟。

胆经的主症与主治

主症：往来寒热，口苦，善太息，胁痛，偏头痛，瘰疬，疟疾及股膝，小腿外侧及第四足趾等处疼痛。

主治：
1. 侧头部：局部，近邻疾患。
2. 颈肩部：脑及头、项、肩背部疾患。
3. 胸胁部：胸胁部疾患为主。
4. 季胁部：生育、小溲疾患。
5. 髀枢部：下肢局部及邻近疾患。
6. 膝以下：头、目、耳、喉、胸胁部症，发热病。

十二、肝

【肝脏肝经原文节要】

肝者，将军之官，谋虑出焉。

其合筋，其荣爪，主藏魂，开窍于目，其系上络心肺。

肝之为脏，其治在左，其藏在右胁右肾之前。

肝足厥阴之脉，起于大指聚毛之上，上循足跗上廉，去内踝一寸，上踝八寸，交出太阴之后，上腘内廉，循股阴入毛中，过阴器，抵小腹，挟胃，属肝，络胆，上贯膈，布胁，循喉咙之后，上入颃颡，连目系，上出额与督脉会于巅；其支者，从目系下颊里，环唇内；其支者，复从肝别贯膈，上注肺。

【心传】

一个人的判断能力，刚正果断，或者是好谋寡断，不只是取决于胆气的强弱，和肝也有一定的关系。肝者将军之官，谋虑出焉；胆者，中正之官，决断出焉。所谓谋虑，所谓决断，都是属意识思维活动范围。如冒然决断，或虑而不决均应从肝胆去认识。肝火亢盛常不谋而决，或虑而不决，这些多是临症多见之病机。筋、爪、魂、目均属肝属木，可供辨证参考。其治在左者，以左升而右降。左升，肝主升故也。临床治疗左胁疼痛，常用疏肝的药物及穴位效果就好。肝其治在左，也就是肝的活动功能变化常影响左面升散之机，并非肝脏生长在人身之左面。前人已有记载：其脏在右胁右肾之前。

肝经循行简表及经穴分寸歌

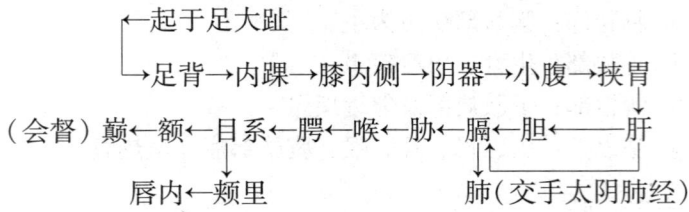

十二肝经足厥阴，前内侧线穴细分，
大敦拇趾三毛处，行间大次趾缝寻，
太冲本节后寸半，踝前一寸中封停，
踝上五寸蠡沟是，中都踝上七寸循，
膝关犊鼻下二寸，曲泉屈膝尽横纹，
阴包膝上方四寸，五里股内动脉存，

　　　　　阴廉恰在鼠蹊下，急脉阴旁二五真，
　　　　　十一肋端章门是，乳下二肋寻期门。

肝经的主症与主治

主症：胁胀疼，胸满，呕吐，腹泻，疝气，尿闭，妇女少腹胀痛及腰痛。

主治：

1. 下肢部：生育、小溲疾患为主，肠疾患次之。
2. 胁腹部：胃肠疾患为主，生育疾患次之。

【奇经八脉总歌原文】
　　　　　正经经外是奇经，八脉分司各有名，
　　　　　任脉任前督于后，冲脉会阴肾同行，
　　　　　阳跷跟外膀胱别，阴起跟前随少阴，
　　　　　阳维维络诸阳脉，阴维维络在诸阴，
　　　　　带脉围腰如束带，不由常度号奇经。

【心传】

奇经八脉是任、督、冲、带、阳跷、阴跷、阳维、阴维的总称。之所以称其为奇经，基于以下三点：第一，它们的分布不像十二正经那样规则，同脏腑没有直接的相互络属，相互之间也没有表里关系，与十二正经不同，无"配偶"。第二，它们与奇恒之腑的关系密切，故称为"奇经八脉"。任脉任于前，督脉督于后，冲脉为诸脉之海，带脉犹身之束带，阳跷为足太阳之别，阴跷为足少阴之别，阳维则维络诸阳，阴维则络诸阴。

奇经八脉纵横交叉于十二经脉之间，有三方面的作用：①进一步密切了十二经脉之间的联系，如任脉为"诸阴之海"，督脉"总督诸阳"。②调节十二经脉的气血。十二经脉气血有余时，则注入奇经八脉，蓄以备用；十二经脉气血消耗时，可由奇经"溢出"，给予补充。故有人把它们的关系比做江河（十二正经）

与湖泊（奇经八脉）的关系。③奇经八脉与肝、肾二脏及脑、髓、女子胞等奇恒之腑关系较密切，互相之间在生理、病理上关系较多。

【督脉循行原文】

《素问·骨空论》曰：督脉者，起于少腹以下骨中央，女子入系廷孔，其孔溺孔之端也。其络循阴器，合篡间，绕篡后，别绕臀，至少阴与巨阳中络者，合少阴上股内后廉，贯脊，属肾，与太阳起于目内眦，上额，交巅上，入络脑，还出别下项，循肩髆，内挟脊，抵腰中，上循膂，络肾。其男子循茎，下至篡，与女子等，其少腹直上者，贯脐中央上贯心，入喉上颐，环唇，上系两目之下中央。

【心传】

督脉循行于背部正中线，全身的阳脉都会于本经的大椎穴，故督脉为"阳脉之海"。督脉贯脊属肾。上额交巅入络脑。所以肾和脑的病理变化，也常常从督脉上反映出来。在临床治疗中我常用大椎治疗外受风寒引起的四肢肩背疼痛，用大椎助阳散寒通络止痛，效果很好，也正是依据督脉的循行与功能而奏效的。

督脉循行简表及经穴分寸歌

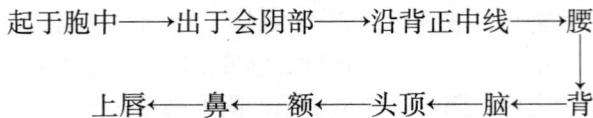

十三督脉行脊梁，尾闾骨端是长强，
二十一椎为腰俞，十六阳关细推详，
命门十四三悬枢，十一椎下脊中藏，
中枢十椎九筋缩，七椎之下乃至阳，

六灵五神三神柱，陶道一椎之下襄，
大椎正在一椎上，诸阳会此存细详，
哑门入发五分际，风府一寸宛中当，
府上寸半寻脑户，强间户上寸半量，
后顶再上一寸半，百会七寸顶中央，
前顶囟会俱寸五，上星入发一寸量，
神庭五分入发际，素髎鼻尖准头乡，
水沟鼻下上唇陷，兑端唇上尖端藏。

督脉的主症与主治

主症：脊柱强直，角弓反张，脊背疼痛，精神失常，小儿惊厥。

主治：
1. 14～21椎：腨病，肠病，生育病、小溲病。
2. 9～13椎：脑病、胃肠病。
3. 1～7椎：脑病、肺病、发热病。
4. 项部：头、项、鼻、舌、喉以及脑部疾患。
5. 头部：头、鼻、眼、耳、脑病。
6. 口鼻部：脑、鼻、口、齿病。

【任脉循行原文】

任脉起于中极之下，以上毛际，循腹里，上关元，至咽喉上颐，循面入目。

【心传】

任脉行于胸腹部正中线，全身阴脉皆会于本经之膻中穴，故任脉为阴脉之海，能担任一身之阴脉。王冰说："任脉、冲脉皆奇经也。肾气全盛，冲任流通，经血渐盈，应时而下。冲为血海，任主胞胎，二者相资，故能有子。"所以后人皆以任、冲二脉与男女生育功能有关，对不育、胎产、月经等病多责于冲任二脉。笔者为通调任脉常膻中、中脘、气海三穴同用。如治咳喘，胃痛，月经病，又常配列缺即是增强通调任脉之功能。

任脉循行简表及经穴分寸歌

起于胞中──→出于会阴部──→沿前正中线──→腹
↓
两眼内←──下唇←──咽喉

十四任脉走腹胸，直线上升居正中，
会阴两阴中间取，曲骨耻骨联合从，
中极关元石门穴，每穴相距一寸匀，
气海脐下一寸半，脐下一寸阴交明，
肚脐中央名神阙，脐上诸穴一寸匀，
水分下脘与建里，中脘上脘巨阙行，
鸠尾歧骨下一寸，中庭膻下寸六凭，
膻中正在两乳间，玉堂紫宫华盖重，
相距一肋璇玑穴，胸骨上缘天突通，
廉泉颌下结喉上，承浆唇下宛宛中。

任脉的主症与主治

主症：男子七疝，女子带下，少腹肿块，月经不调，流产，不孕等。

主治：

1. 下腹部：生育、小溲疾患，及肠部疾患，兼有全身强壮作用。
2. 上腹部：胃部之疾患为主，其次为脑疾患。
3. 胸部：喉、胸、肺疾患为主，其次为食道之疾患。
4. 颈部：舌、咽、喉部疾患。
5. 唇部：口齿部疾患。

【冲脉循行原文】

冲脉者，起于气街，并于少阴之经，挟脐上行，至胸中而散。

【心传】

冲脉与男女生育功能有直接关系，在治妇科病尤重冲脉，如：陈自明《妇科良方》论胎漏说："妊娠经血时下，由冲、任气虚不摄。"《张氏医通》论不育症称："冲、任虚损，少腹有寒，月经过期不能受孕。"

冲脉循行简表及穴位歌

```
                    少腹两侧→两下肢→大趾间
                      ↑
胞中→会阴→腹腔前壁→挟脐→咽喉→口唇
              ↓
           腹腔后壁→脊柱
```

冲脉挟脐起横骨，大气四注肓俞司，
商石阴通幽门交，至胸散布任流行。

穴位：会阴、气冲、横骨、大赫、气穴、四满、中注、肓俞、商曲、石关、阴都、通谷、幽门、阴交。

冲脉的主症与主治

主症：月经不调，经闭，崩漏，乳少，吐血，气逆上冲等。

主治：

1. 脐下：下焦病，妇科病。
2. 脐上：中焦病，脾胃病。

【带脉循行原文】

带脉者，起于季胁，回身一周。

【心传】

带脉有二穴，一为章门属肝经，一为带脉穴属胆经。所以带脉在生理上与肝、胆有关,胆经通过足临泣与带脉相通。妇女带下也属带脉为病。带脉通过冲、任、督的关系,也与生育有密切关系。

带脉循行简表及穴位歌

季肋下——→绕腰腹——→季肋下
    带起少阳带脉穴,绕行五枢维道间,
    京门之下居髎上,周回季胁束带然,
有说:只有章门、带脉穴二穴。以上两说提出供参考。
带脉的主症与主治
主症:带下、子宫下垂、腹部胀满,腰软无力。
主治:腰腹部以及下肢病症。

【阳跷脉、阴跷脉循行原文】
阳跷脉者,起于跟中,循外踝上行,入风池。
阴跷脉者,亦起于跟中,循内踝上行,至咽喉交贯冲。
【心传】
阳跷脉从外踝下申脉穴分出,沿外踝后上行,经腹部,沿胸部后外侧,经肩部、颈外侧,上挟口角,到达目内眦,与手足太阳经、阴跷脉会合,再上行进入发际,向下到耳后,与足少阳胆经会于项后。

阴跷脉从内踝下照海分出,沿内踝后直上下肢内侧,经前阴,沿腹、胸进入缺盆,出行于人迎穴之前,经鼻旁,到目内眦,与手太阳经、阳跷脉会合。

阳跷脉、阴跷脉穴位歌

    阳跷脉起申仆阳,居髎肩髃巨骨乡,
    臑俞地仓巨髎泣,终于睛明一穴强。

穴位：申脉、仆参、跗阳、居髎、臑俞、巨骨、肩髃、地仓、巨髎、承泣、睛明、风池、风府。

　　阴跷起于然谷穴，上行照海交信列，
　　三穴原本足少阴，足之太阳睛明接。

穴位：照海、交信、然谷、睛明。

阳跷脉、阴跷脉主病症

阴跷脉主病症：足外翻，癫狂，不眠，目内眦赤痛。

阳跷脉主病症：足内翻，喉痛，嗜睡。

【阳维脉、阴维脉循行原文】

阳维阴维者，维络于身，溢蓄不能环流，灌溉诸经者也。故阳维起于诸阳之会，阴维起于诸阴交也。

【心传】

阳维脉从外踝下，与足少阳胆经并行，沿下肢外侧向上，经躯干部后外侧，从腋后上肩，经颈部，耳后，前行额部，分布于头侧及项部与督脉会合。

阴维脉起于小腿内侧足三阴经交会之处，沿下肢内侧上行，至腹部，与足太阴脾经同行，到胁部，与足厥阴经相合，然后上行至咽喉，与任脉相交。

阳维脉、阴维脉穴位歌

　　阳维脉起穴金门，臑俞天髎肩井深，
　　本神阳白并临泣，正营脑空风池迎。
　　风府哑门此二穴，项后入发是其根。

穴位：金门，阳交，天髎，臑俞，肩井，风池，哑门，风府，脑空，承灵，正营，目窗，临泣，阳白，本神，头维。穴有与歌不符者，可参考互用。不符可待进一步考证：

　　阴维之穴起筑宾，府舍大横腹哀循，

期门天突廉舌本，此是阴维脉维阴。

穴位：筑宾、冲门、府舍、大横、腹哀、期门、天突、廉泉。

阳维脉、阴维脉主病症

阳维脉主病症：寒热反复发作。

阴维脉主病症：胸痛、心痛、胃痛。

针灸要穴心传

一、头部主病针灸要穴歌

【原文】

百会主治卒中风，兼治癫痫儿病惊，

大肠下气脱肛病，提补诸阳气上升。

【注解】

百会穴，提补阳气上升。主治大人中风、痰火癫痫，小儿急慢惊风、大肠下气、脱肛等证。针二分，灸五壮。

【心传】

百会位于巅顶，是手、足三阳经与督脉之交会，故名百会。具有清热开窍，健脑宁神，平肝息风，升阳固脱之功。临床常以头痛、眩晕、中风、脱肛、内脏下垂多用。针时常横刺或向前或向后，进针0.5~1.0寸，局部胀痛，灸3~7壮，温灸5~20分钟。小儿囟门未合，脑积水者，慎刺。

《杂病穴法歌》：尸厥百会一穴美。

《席弘赋》：小儿脱肛患多时，先灸百会次鸠尾。

【原文】

神庭主灸羊痫风，目眩头痛灸脑空；

翳风专刺耳聋病，兼刺瘰疬项下生。

【注解】

神庭穴，主治风痫、羊癫。灸三壮，禁针刺。

脑空穴，主治偏正头痛、目眩，刺四分，灸四壮。

翳风穴，主治耳聋及瘰疬。《针经》云：先将铜钱约二十文，令患者咬之，寻取穴中，针三分，禁灸。

【心传】

神庭位于直鼻上入发际五分，是足太阳、足阳明、督脉之会，沿皮向上刺（向百会方向）二至三分，灸三至五壮。依《玉龙歌》"头风呕吐眼昏花，穴取神庭始不差"，常用于头昏，呕吐，眩晕。

脑空位于风池穴直上一寸五分，足少阳、阳维之会，平刺五分，依《千金方》脑空、束骨，主癫疾头痛，常用于癫痫，偏头痛。

翳风穴在耳垂后陷中，是手、足少阳之会，张口取穴，针八分至一寸二分，依《玉龙歌》"耳聋气闭痛唯言，须刺翳风穴始痊，亦治项上生瘰疬，下针泻动即安然"。临床常用于耳聋耳鸣、口眼歪斜及瘰疬病。

【原文】

上星通天主鼻渊，息肉痔塞灸能痊，
兼治头风目诸疾，炷如小麦灼相安。

【注解】

上星、通天二穴，主治鼻渊、鼻塞、息肉、鼻痔。左鼻灸右，右鼻灸左，左右鼻俱病者左右俱灸。灸后鼻中当去一块，形如朽骨，其病自愈。兼治头风目疾等证也。

上星穴宜刺三分，留六呼，灸五壮。一云宜三棱针出血，以泻诸阳之热气。

通天穴宜刺三分，留七呼，灸三壮。其壮如小麦大始相宜。

【心传】

上星，鼻直上入发际一寸陷者中。清散风热，宣通鼻窍。《胜玉歌》：头风眼痛上星专。《玉龙歌》：鼻流清涕及鼻渊，先泻后补疾可痊。若是头风并眼痛，上星穴内刺无偏。据此临床常治头晕头痛，目赤肿痛，或针刺或点刺出血，不宜多灸。

通天，在百会穴前一寸，再旁开一寸五分处。《百症赋》：通天去鼻内无闻之苦。依此常治鼻塞不通，不闻香臭。此属膀胱经穴，可针可灸。

【原文】

哑门风府只宜刺，中风舌缓不能言，
颈项强急及瘿疬，头风百病与伤寒。

【注释】

哑门、风府二穴，主治中风舌缓，暴喑不语，伤风伤寒，头痛项急不得回顾及抽搐等病。哑门穴针二分，风府穴针三分，俱不可深刺，二穴禁灸。

【心传】

哑门穴，督脉、阳维之会。《百症赋》：哑门、关冲，舌缓不语而要紧。《甲乙经》：不可灸，灸之令人喑。依此临床常治中风不语，但不灸。此穴又是回阳九针穴之一，凡暴亡诸阳欲脱者，均宜取治。

风府穴，督脉、阳维之会。《席弘赋》：风府风市寻得到，伤寒百病一时消。《行针指要歌》：或针风，先向风府、百会中。笔者在临床治风时，都先用风府穴以祛风，另在治牙痛时行针，针感延至整个后脑。针时对准喉头，针可五分深。万不可向上、刺入枕大孔中。此穴禁灸。

【原文】

头维主刺头风疼，目痛欲脱泪不明，
禁灸随皮三分刺，兼刺攒竹更有功。

【注释】

头维、攒竹二穴，主治头风疼痛如破、目痛如脱、泪出不明。头维穴随皮针三分，禁灸。攒竹穴刺一分，留六呼，禁灸。随皮者，针入即眠，针随皮刺去也。

【心传】

头维穴，足阳明、阳维、足少阳三脉之会。临床取穴常在额角部位，咬牙时鼓起，松开时复原，以拇指或食指探知，距神庭穴旁开四寸五分。《甲乙经》：寒热，头痛如破，目痛如脱，喘逆烦满，呕吐，流汗难言，头维主之。针时沿皮刺，针刺向后脑方向，针感有时向下至颧，对面痛、牙痛效果都好。

攒竹穴，在眉头陷中，常用治眼病。刺法有直刺、沿皮刺、点刺出血。笔者又用直刺泪出治疗急性腰背痛效果较好。

头维、攒竹治疗头痛，临床应掌握：（1）阳明头痛即前额痛；（2）因胃为五脏六腑之海。若其他偏头痛或全头痛、头顶痛、后头痛，除辨证取穴外，若见目痛、呕吐、颇满等阳明症状时都可配以头维、攒竹。

【原文】

率谷酒伤吐痰眩，风池主治肺中寒，
兼治偏正头疼痛，颊车落颊风自痊。

【注释】

率谷又名率角，足少阳、太阳之会。主治伤酒呕吐痰眩，刺三分，灸三壮。

风池穴，治肺受风寒及偏正头风。刺四分灸七壮。是手足少阳、阳维之会。

颊车穴，治落颊风，落颊风即下颊脱落也。刺三分，灸三壮，炷如小麦。

【心传】

率谷穴临床常治少阳温热、风热所致头痛、头晕、目眩、痰涎。《玉龙歌》：偏正头风痛难医，丝竹金针亦可施，沿皮向后透率谷，一针两穴世间稀。

风池穴，常治头、面、口、鼻、目疾，又治热病、中风、口眼歪斜，对痰饮头痛效果好。《玉龙歌》：偏正头风有两般，有无痰饮细推观，若然痰饮风池刺，倘无痰饮合谷安。笔者依风池主治肺中寒，常用治肺寒而致之咳嗽，再配以肺俞，宣肺散寒止咳。

颊车穴，穴在上下齿咬紧时，在隆起的咬肌高点处。常治口眼㖞斜，《百症赋》：颊车、地仓穴，正口㖞于片时。颊车又可治落颊风，常用灸法。

【原文】

　　　　临泣主治鼻不通，眵矇冷泪云翳生，
　　　　惊痫反视卒暴厥，日晡发疟胁下疼。

【注释】

临泣穴，头临泣也，足少阳、太阳、阳维之会。主治鼻塞、目眩，生翳眵矇、眼目诸疾，及惊痫反视，卒暴痰厥，疟疾晚发等病。刺三分，留节呼，禁灸。

【心传】

临床笔者依《拦江赋》眼目之症诸疾苦，更须临泣用针担，常治目疾。

【原文】

　　　　水沟中风口不开，中恶癫痫口眼歪，
　　　　刺治风水头面肿，灸治儿风急慢灾。

【注解】

水沟穴，又名人中。主治中风口噤、牙关不开、卒中恶邪鬼击、不省人事、癫痫卒倒、口眼歪邪、风水面肿，及小儿急慢惊风等病。刺三分，留六呼，灸三壮至七壮，炷如小麦。然灸不及针。

【心传】

依水沟能开窍醒神，常用治神志病如癫狂、痫病。《杂病穴法歌》：人中、间使祛癫妖。常配间使穴。能利腰脊，通督脉，治腰痛。《玉龙歌》：脊膂强痛泻人中，挫闪腰疼亦可针，委中亦是腰疼穴，任君取用两相通。笔者据此用人中配委中治急慢性腰脊疼痛。另外依《百症赋》治面肿虚浮之说，常治洗头受风后面目突然浮肿。常用水沟配风池、合谷、足三里效生。口歪亦常用水沟。

【原文】

承浆主治男七疝，女子瘕聚儿紧唇，
偏风不遂刺之效，消渴牙疳灸功深。

【注释】

承浆穴主治男子诸疝、女子瘕聚，小儿撮口，及偏风半身不遂，眼歪斜、口噤不开、消渴饮水不休、口齿疳虫生疮等，刺二分，留五呼，灸三壮。

【心传】

承浆位于口唇下陷凹中，为手阳明、任脉、足阳明、督脉之会。《玉龙歌》：头项强痛难回顾，牙痛并作一般看，先向承浆明补泻，后针风府即时安。笔者常据此治落枕、牙痛，效果明显。但都是先针承浆，后针风府。另治口歪、口舌生疮效果也好。

【原文】

迎香主刺鼻失嗅，兼刺面痒若虫行，
先补后泻三分刺，此穴须知禁火攻。

【注解】

迎香穴，主治鼻塞不闻香臭、浮肿风动、面痒状如虫行等证，针三分，禁灸。

【心传】

临床用治鼻塞不能。常擦此处，鼻内有热感，可防治感冒。依能治面痒如虫行之说，常用治阳明风热。治面痒可配合谷、足三里。《玉龙歌》：心火炎上面眼红，迎香穴内刺为通。常依此治疗目赤肿痛，再配大陵、劳宫等。

【原文】

口眼㖞斜灸地仓，颊肿唇弛牙噤强，
失音不语目不闭，瞤动视物目眬眬。

【注释】

地仓穴，主治口眼㖞斜、牙关不开、齿痛颊肿、目不能闭、唇缓不收、饮食难进、失音不语、眼目瞤动、视物眬眬。刺三分，留五呼。灸七壮或二七壮，重者七七壮俱可。

【心传】

地仓，在口角旁四分处，手足阳明、任脉、阳跷之会。常用治口眼㖞斜，配合颊车。另《甲乙经》治足缓不收、痿不能行、不能言语、手足痿痹不能行，地仓主之，可做参考，此乃"治痿独取阳明"之意。

【原文】

听会主治耳聋鸣，兼刺迎香功最灵，
中风瘛疭㖞斜病，牙车脱臼齿根疼。

【注解】

听会穴，主治耳聋耳鸣、牙车脱臼、齿痛、中风、瘛疭、㖞斜等证。针四分、灸三壮。治耳聋耳鸣，兼泻迎香，效果更佳。

【心传】

听会，胆经穴位，主治耳鸣耳聋等耳病。笔者常与耳门、听宫、翳风配合治耳病，名耳周四穴。如肾虚者配肾俞、太溪。若肝胆火旺者配支沟、阳陵泉、太冲。

【原文】

听宫主治耳聋鸣，睛明攒竹目昏蒙，
迎风流泪眦痒痛，雀目攀睛白翳生。

【注解】

听宫穴，主治耳内蝉鸣，刺三分，灸三壮。

睛明、攒竹二穴，主治目痛视不明、迎风流泪、努肉攀睛、白翳刺痒、雀目诸证。睛明穴针一寸半，留六呼，禁灸。攒竹穴治同前，刺三分，留六呼，禁灸。

【心传】

听宫穴，手足少阳、手太阳之会，主治耳病。又《针灸大成》有听宫主心腹满，亦可参考。

睛明治目疾，是手足太阳、足阳明之会。

攒竹配睛明主治目痛，迎风流泪、雀目。笔者常用攒竹治急性腰痛，效果较好。

二、胸腹部主病针灸要穴歌

【原文】

膻中穴主灸肺痈，咳嗽哮喘及气瘿；
巨阙九种心疼痛，痰饮吐水息贲宁。

【注释】

膻中穴，主治哮喘、肺痈、咳嗽、气瘿等证。灸七壮，禁针。

巨阙穴，主治九种心痛，痰饮吐水，腹痛，息贲等证。针三分，留六呼，灸七壮。

【心传】

膻中穴中八会穴之一的气会，调气降逆，宽胸利膈，可治一切气病。如《行针指要歌》或针气，膻中一穴分明记。膻中穴又是足太阴、足少阴、手太阳、手少阳、任脉之会。临床用于气滞乳停效果很好。此穴原有禁针之说，今针0.3~0.5寸。治气疾可配肺俞、气海、足三里。

巨阙穴，心之募穴，能宁神调气，和胃利膈。可用治精神病、癫痫。肝大、心大者不宜深刺，不要针尖向上。针感有时局部胀闷，有时可向上下扩散。向上扩散时，有的病人常有不适感觉，当预防之。

【原文】

上脘奔豚与伏梁，中脘主治脾胃伤，
兼治脾痛疟痰晕，痞满翻胃尽安康。

【注释】

上脘穴，主治肾积奔豚、心积伏梁之证。针八分，留七呼，灸五壮，孕妇不可灸。

中脘穴，主治内伤脾胃、心脾痛、疟疾痰晕、痞满翻胃等。针八分，灸七壮，一云灸二七壮至百壮。孕妇不可灸。

【心传】

上脘穴，别名胃脘，任脉、足阳明、手太阳之会。配公孙、内关治贲门痉挛，配内关、手三里、足三里治急性胃炎。《百症赋》：发狂奔走，上脘同起于神门。据此常用于痰热上攻影响神志而致狂症，亦可治胃不和时失眠。

中脘穴，别名太仓，手太阳、少阳、足阳明、任脉之会。《行针指要赋》：或针痰，先向中脘、三里间；或针呕，中脘、气海、膻中补；翻胃吐食一般针，针中有妙少人知。笔者依此用中脘，第一祛痰，第二调气，第三和胃。又治黄疸四肢无力，用中脘、足三里，此去湿热也。针刺中脘时，笔者卧针向脐刺，针感先向下传。针尖向右刺，或针尖向左刺，针感达两肋下少腹，治疗效果较好，可供参考。

【原文】

水分胀满脐突硬，水道不利灸之良；

神阙百病老虚泻，产胀溲难儿脱肛。

【注解】

水分穴，主治臌胀坚硬、肚脐突出、小便不利。灸五壮，禁针，孕妇不可灸。

神阙穴，主治百病及老人虚人泄泻，又治产后腹胀、小便不通、小儿脱肛等证。灸三壮，禁针。一法：纳炒干净盐填满脐上，加厚姜一片盖定，上加艾炷，灸百壮。或以川椒代盐亦妙。

【心传】

水分穴在脐上一寸，主治水病，浮肿。《铜人》：若水病灸之大良，可灸七壮至百壮止。禁刺，针水尽即毙。临床治浮肿常与三阴交、脾俞配合，健脾祛湿消肿，今针0.5～1寸。孕妇不可灸。今人常用祛水湿之功以减肥。

神阙穴，又名脐中，禁刺。刺之令人恶疡、遗矢者，死不治。可灸。有云救卒中恶死，灸脐中百壮。多用隔姜灸法。

【原文】

气海三治脐下气，关元诸虚泻浊遗；

中极下元虚寒病，一切癥冷总皆宜。

【注解】

气海穴，主治一切气疾，阴证癥冷，及风寒暑湿、水肿、心腹臌胀、诸虚、癥瘕等症。针八分，灸五壮。

关元穴，主治诸虚肾积，及体虚老人泄泻、遗精、白浊等证。针八，留七呼，灸七壮。

中极穴，主治下元寒冷虚损，及妇人月事不调，赤白带下。针八分，留十呼，灸三壮，孕妇不可灸。

【心传】

气海、关元，俱全身强壮穴。笔者体会，气海通补诸气，如《胜玉歌》：诸般气症从何治，气海针之灸亦宜。总之针用补法，使气海常温为佳。其为肓之原穴，或针或灸，孕妇慎用。关元穴，小肠募穴，偏于治肾气虚弱而引起肾司二便功能失常出现的病症。中极在脐下四寸，是足三阴、任脉之会。主治妇科病，调经血，针痛经效果好。

【原文】

　　　　　膺肿乳痈灸乳根，小儿龟胸灸亦同，
　　　　　呕吐吞酸灸日月，大赫专治病遗精。

【注解】

乳根穴，主治前胸肿、乳痈、小儿龟胸等证。针三分，灸三壮。

日月穴，主治呕吐吞酸。针七分，灸五壮。

大赫穴，主治遗精，针三分，灸五壮。

【心传】

乳根穴，灸可治乳汁少，亦治乳痈。日月穴，胆之募穴，是足太阴、足少阳之会。配以胆俞穴，可治胆虚、气上溢之口苦。针时要斜刺，可以灸，对少阳气逆所致呕吐、吞酸效果较好。大赫穴：在中极旁0.5寸处，是冲脉足少阳之会。主治妇科病，子宫脱垂，月经不调等。

【原文】

　　　　　天枢主灸脾胃伤，脾泻痢疾甚相当，
　　　　　兼灸臌胀癥瘕病，艾火多加病必康。

【注解】

天枢穴，主治内伤脾胃、赤白痢疾、脾泻及脐腹臌胀、癥瘕等证。针五分，留七呼，灸五壮。

【心传】

天枢在脐旁二寸。笔者用有二方面：一是以泄泻为主的肠胃病，依病情辨证可针可灸。二是治月经不调、行经腹痛为主的妇科病。根据《标幽赋》"虚损天枢而可取"，曾治一位三十多岁少妇，夏日仍需穿棉裤，下肢怕冷，体质且虚。笔者用天枢、足三里、秩边，针灸并用，隔日一次，十二次为一疗程。治三个月后将棉裤脱去，次年夏日亦不再怕冷穿棉裤了。

【原文】

　　　　章门主治痞块病，但灸左边可拔根，
　　　　若灸肾积脐下气，两边齐灸自然平。

【注解】

章门穴，主治痞块，多灸左边，肾积灸两边。针六分，留六呼，灸三壮，一云百壮。

【心传】

章门穴，是脾之募穴，是八会穴的脏会，是足厥阴、足少阳之会。笔者常用治脾虚腹胀、泄泻。针时斜刺，由十一肋端针入二~三分即卧针向神阙，针感传到腹部效果较好。万不可直刺过深，以防刺伤内脏。《千金方》：吐逆，灸脾募百壮。男子腰脊冷痛，溺多白浊，灸脾募百壮。脾募即章门穴。冷痛，白浊，溺多，及呕吐，腰脊痛，俱是脾肾虚寒证，但用针时当审证从治。

【原文】

　　　　期门主治奔豚病，上气咳逆胸背疼，
　　　　兼治伤寒胁硬痛，热入血室刺有功。

【注解】

期门穴，主治奔豚病气上逆、咳逆胸满、胸背彻痛、胸痛腹硬，及伤寒热入血室。针四分，灸五壮。

【心传】

期门穴，是肝之募穴，足太阴、足厥阴、阴维之会，可用以疏肝调脾，理气活血。主治胸胁疼痛、呕逆吐酸。针时不能直刺，沿胁下向两侧斜刺五分左右，针感向胁下传导。治经期热入血室刺期门。

【原文】

　　　　带脉主灸一切疝，偏坠木肾尽成功，

兼灸妇人浊带下，丹田温暖自然停。

【注解】

带脉穴主治疝气偏坠木肾，及妇人赤白带下等证，针六分，灸五壮。

【心传】

带脉穴是足少阳与带脉之会，位于章门穴直下平脐，能调营血，补肝肾，理下焦。主治月经不调，赤白带下等妇科病，又治疝气、腰胁痛。

三、背部主病针灸要穴歌

【原文】

　　　　腰俞主治腰脊痛，冷痹强急动作难，
　　　　腰下至足不仁冷，妇人经病溺亦痊。

【注解】

腰俞穴，主治腰脊重痛，举动不得，俯仰艰难，腰以下至足冷痹不仁，及妇人经闭，溺血等证。刺二分，留七呼，灸五壮。

【心传】

腰俞穴温下元，强腰膝，祛湿通络，对腰脊疼痛，下肢痿痹，月经不调效果较好。

【原文】

　　　　至阳专灸黄疸病，兼灸痞满喘促声；
　　　　命门老虚腰痛证，更治脱肛痔肠风。

【注解】

至阳穴，主治身面俱黄，胸胁支满，喘促不宁。针五分，灸三壮。

命门穴，主治老人肾虚腰痛，及久痔脱肛、肠风下血等证。针五分，灸三壮。若年二十以上者不宜灸，灸恐绝子。

【心传】

至阳穴，宽胸利肺，健脾调中，可祛湿热而治黄疸，治阴黄可灸。配阳陵泉、日月治胁肋疼效好。

命门穴，培元气，温肾阳，治腰脊疼痛，遗精阳痿，脾肾虚泄泻。治肾虚腰脊疼痛，配肾俞穴。刺命门、肾俞均向下斜刺，感觉传至臀效好。

【原文】

膏肓一穴灸劳伤，百损诸虚无不良，
此穴禁针惟宜艾，千金百壮效非常。

【注解】

膏肓穴，主治诸虚百损、五劳七伤、身形羸瘦、梦遗失精、上气咳逆、痰火发狂、健忘、怔忡、胎前产后劳瘵、传尸等证。灸七七壮至百壮。

膏肓穴能通宣理肺、益气养阴。治各种虚劳损伤用膏肓穴。《行针指要歌》：或针劳，须向膏肓及百劳。治肺痨常配肺俞，肾俞。治哮喘常配天突。配足三里治骨蒸潮热，如治肺结核劳热，灸膏肓后足三里点刺放血。

【原文】

大杼主刺身发热，兼刺疟疾咳嗽痰；
神道惟灸背上病，怯怯短气艾火添。

【注解】

大杼穴，主治遍身发热、疟疾、咳嗽多痰。针五分，禁灸。

神道穴，主治背上冷痛、怯怯短气。灸七壮，禁针。

【心传】

大杼穴，足太阳、手太阳之会，又是骨会穴。临床对于骨病、肾病、或久痛等有效，笔者常用。如膝痛不可屈伸，常配阳陵泉。此穴清散风热，降逆舒筋，故又可治咳嗽、气喘。

神道穴，可镇静宁神，清热，通络。治风痫常发，用神道、心俞。

【原文】

　　　　风门主治易感风，风寒痰嗽吐血红，
　　　　兼治一切鼻中病，艾火多加嗅自通。

【注解】

风门穴，主治腠理不密，易感风寒，咳嗽吐痰，咯血鼻衄，及鼻中诸病。针三分，灸五壮。

【心传】

风门穴，为督脉、足太阳之会，可祛风清热平喘。此穴常用治外感风寒、咳嗽、头痛、项背痛。

【原文】

　　　　肺俞内伤嗽吐红，兼灸肺痿与肺痈，
　　　　小儿龟背亦堪灸，肺气舒通背自平。

【注解】

肺俞穴，主治内伤外感，咳嗽吐血，肺痿、肺痈，小儿龟背。针三分，留七呼，灸三壮。

【心传】

肺俞穴，宣肺平喘利气。治肺气壅塞，咳嗽气喘。《胜玉歌》：若是痰涎并咳嗽，治却须当灸肺俞。临床治咳嗽连声，肺俞配合天突穴。

【原文】

　　　　肺俞主治胸胁痛，兼灸痰疟痃癖攻，
　　　　更治一切失血证，多加艾灼总收功。

【注解】

膈俞穴，主治胸胁疼痛，痰疟痃癖，一切血疾。灸三壮，禁针。

【心传】

膈俞为血会，能和血理血，和胃宽胸。常治胸胁疾患及血症。配肝俞、心俞以活血，治膈肌痉挛。

【原文】

　　　　肝俞主灸积聚痛，兼灸气短语声轻，
　　　　更同命门一并灸，能使瞽目复重明。

【注解】

肝俞穴，主治左胁积聚疼痛，气短不语。若同命门穴一并灸之，即两目昏暗者，可使复明。肝俞灸七壮，禁针。命门穴针五分，灸三壮。

【心传】

肝俞穴，疏肝利胆，清头明目。临床常用治血证、目疾、胸胁部之疾患。肝脾不和，胁痛腹胀者可用肝俞、脾俞、肾俞。

命门穴，温补肾阳。肾虚腰酸，小便频数，夜间起床次多，可灸命门、肾俞，针三阴交。

【原文】

　　　　胆俞主灸胁满呕，惊悸卧睡不能安，
　　　　兼灸酒疸目黄色，面发赤斑灸自瘥。

【注解】

胆俞穴，主治两胁胀满、干呕、惊悸、睡卧不安，及酒疸，目睛发黄，面发赤斑等证。灸三壮，禁针。

【心传】

胆俞穴，可清肝利胆，理气宽胸。数谋虑不决、气上溢、口苦、失眠，可以胆俞配阳陵泉、印堂、风池。

【原文】

　　　　脾俞主灸伤脾胃，吐泻疟痢疸癥瘕，
　　　　喘急吐血诸般证，更治婴儿慢脾风。

【注解】

脾俞穴，主治内伤脾胃吐泻、疟痢、黄疸、食积、癥瘕、吐血、喘急，及小儿慢脾风证。灸五壮，禁针。

【心传】

脾俞穴,能健脾祛湿,可治湿邪内停之肿满、浮肿,及脾虚消化不良之腹胀、便溏等。

【原文】

　　　　三焦俞治胀满疼,积块坚硬痛不宁,
　　　　更治赤白休息痢,刺灸此穴自然轻。

【注解】

三焦俞穴,主治胀满积块,坚硬疼痛,及赤白痢疾不止等证。针二分,灸五壮。

【心传】

三焦俞穴,可调三焦,利水道,祛湿消肿。对肠鸣泄泻、四肢浮肿,可配用脾俞、三阴交。

【原文】

胃俞主治黄疸病,食毕头目即晕眩,疟疾善饥不能食,艾火多加自可痊。

【注解】

胃俞穴主治黄疸病、食毕头眩、疟疾、善饥不能食等证。针三分,灸三壮。

【心传】

胃俞穴,能健脾胃,消积滞。临床中腹胀、不思食,可脾俞、胃俞同用。胃中寒胀,多食身瘦,胃俞、肾俞同用。

【原文】

　　　　肾俞主灸下元虚,令人有子效多奇,
　　　　兼灸吐血聋腰痛,女痃妇带不能遗。

【注解】

肾俞穴,主治下元诸虚,精冷无子,及耳聋、吐血、腰痛、女劳疸、妇女赤白带下等证。灸三壮,禁针。

【心传】

肾俞穴，益肾气，利腰脊。腰为肾之府，肾藏精，肾开窍于耳。肾虚则腰酸痛，精冷无子，耳聋耳鸣。夜尿频数可灸肾俞。肾虚腰脊痛灸肾俞、命门、太溪、大椎、后溪。可助阳益肾，通督脉而止腰脊痛。

【原文】

大肠俞治腰脊疼，大小便难此可通，
兼治泄泻痢疾病，先补后泻要分玥。

【注解】

大肠俞穴，主治腰脊疼痛，大小便不通，及泄泻、痢疾等证。针三分，灸三壮。

【心传】

大肠俞，能调肠腑，利腰腿。可治肠鸣腹泻及腰腿痛。常与肾俞、命门、腰阳关配合治腰痛。

【原文】

膀胱俞治小便难，少腹胀痛不能安，
更治腰脊强直痛，艾火多添疾自痊。

【注解】

膀胱俞穴，主治小便不通，少腹胀痛，及腰脊强直疼痛等证。针三分，灸七壮。

【心传】

膀胱俞可强腰脊，调膀胱。可治膀胱气虚小便不通。局部作用可治腰脊疼痛。

【原文】

譩譆主治久疟病，五藏疟灸藏俞平；
意舍主治胁满痛，兼疗呕吐立时宁。

【注解】

譩譆俞穴，主治久疟。若五藏疟，灸五藏俞。五藏俞者，心、肝、脾、肺、肾俞也。俱针六分，灸二七壮。

意舍穴，主治两胁胀满、疼痛呕吐。针五分，灸二七壮。

【心传】

譩譆穴，能散风行气，活血通络。主治疟疾。可配陶道、后溪、支正。

意舍穴，健脾温阳，清利湿热。与脾俞配合，可健脾祛湿，治肠鸣、腹胀、泄泻。意舍配脾俞、胃俞、肾俞、足三里、太溪，治疗消渴。

【原文】

　　　　身柱主治羊痫风，咳嗽痰喘腰背痛；
　　　　长强惟治诸般痔，百劳穴灸汗津津。

【注解】

身柱穴，主治羊痫发狂，咳嗽痰喘、腰背疼痛等证。针五分，灸七七壮。

长强穴，主治诸般痔漏疼痛。针三分，灸三十壮。

百劳穴，主治满身发热，虚汗盗汗津津不止。针五分，留三呼，泻五吸，灸以年为壮。

【心传】

身柱穴，宣肺止咳，清心宁神，祛风活络。《玉龙歌》：忽然咳嗽腰背痛，身柱由来灸便轻。可灸治咳嗽、腰背疼痛。

长强穴，督之络穴，督脉、足太阳、足少阴之会，治痔疮、癫痫、腰脊痛。

百劳穴，大椎上二寸，外开一寸，灸治热病。

四、手部主病针灸要穴歌

【原文】

　　　　尺泽主刺肺诸疾，绞肠痧痛锁喉风，
　　　　伤寒热病汗不解，兼刺小儿急慢风。

【注解】

尺泽穴，主治咳唾脓血、喉痹、肺积息贲，及绞肠痧痛，伤寒汗不出，小儿急慢惊风等证。刺三分或三棱针出血，禁灸。

【心传】

尺泽穴，手太阴肺经之合穴。能清泄肺热，肃降肺气，故可治咽喉肿痛、咳嗽气喘等证。笔者临床常用尺泽、委中均点刺出血，再配膈俞，治疗全身瘀血症。上半身明显时可在尺泽多出点血，以起活血化瘀作用。又尺泽穴能舒筋止痛。治手臂拘挛，麻木不仁，鹤膝肿痛，行走困难。常用尺泽，配合阳陵泉治肘膝疼痛。

【原文】

　　　　列缺主治嗽寒痰，偏正头疼治自痊，
　　　　男子五淋阴中痛，尿血精出灸便安。

【注解】

列缺穴，主治咳嗽寒痰、偏正头疼，及男子淋漓、阴中疼痛、尿血精出等证。针二分，灸七壮，炷如小麦。

【心传】

列缺穴，手太阴肺经之络穴，别走阳明。八脉交会穴之一，通于任脉。能宣肺疏风，通经活络，故可治气短、咳嗽、口眼㖞斜。笔者基于列缺与肺经、大肠经、任脉的关系，常用其治咳嗽、气喘、头项强痛、手臂疼痛，又因气行则水行，还可治小便不畅、下肢浮肿等。

因列缺可通任脉，又可治胃脘痛、妇女月经不调、痛经等证。

【原文】

　　　　经渠二刺疟寒热，胸背拘急胀满坚，
　　　　喉痹咳逆气数欠，呕吐心疼亦可痊。

【注解】

经渠穴,主治咳疟寒热、胸背拘急臌胀、喉痹、咳逆上气数欠、呕吐心疼等证。针二分,禁灸。

【心传】

经渠穴,手太阴肺经的经穴。有宣肺理气、止咳平喘的功能。常用治咳嗽、气喘、手腕痛、热病汗不出。

【原文】

　　　　太渊主刺牙齿病,腕肘无力或疼痛,
　　　　兼刺咳嗽风痰疾,偏正头疼效若神。

【注解】

太渊穴,主治牙齿疼痛,手腕无力疼痛,及咳嗽风痰、偏正头痛等证。针二分,灸三壮。

【心传】

太渊穴是手太阴肺经之原穴、输穴,又是八会穴的脉会穴。有祛风清肺、止咳化痰功效。临床治两乳气痛,用太渊配天宗穴。

【原文】

　　　　鱼际主灸牙齿痛,在左灸左右同然,
　　　　更刺伤寒汗不出,兼治疟疾方欲寒。

【注解】

鱼际穴,主治牙齿痛,疟疾初起先觉发寒,伤寒汗不出等证。针二分。惟牙痛可灸。余证禁灸。

【心传】

鱼际穴,手太阴肺经之荥穴。有清肺热、利咽喉的作用。作者对教师、演员因歌唱叫说过多而咽干音哑常用鱼际、照海。另对腰腿痛、咳时相引疼痛者用鱼际,意出《针灸大成》咳引尻痛。

【原文】
　　　　　　少冲主治心胆虚，怔忡癫狂不可遗，
　　　　　　少商惟针对蛾痹，血出喉开功效奇。
【注解】
少冲穴，主治心虚胆寒，怔忡癫狂。针一分，灸三壮。
少商穴，主治双蛾风、喉痹。以三棱针点刺出血，禁灸。
【心传】
少冲穴，手少阴心经之井穴。常点刺出血泻心火，治癫狂等神志病。又少冲配神门，治心有虚火而失眠者。此穴开窍醒神，解热苏厥，常与其他井穴配合再加水沟治昏厥。

少商穴，手太阴肺经之井穴。可清热利咽，回阳救逆。咽喉肿痛，配商阳、合谷。《百症赋》：少商、曲泽、血虚口渴同施。据此治血虚有热，口渴饮水不欲咽下。又少商、劳宫配合可治呕吐。

【原文】
　　　　　　少海主刺腋下瘰，漏臂痹痛羊痫风；
　　　　　　灵道主治心疼痛，瘈疭暴喑不出声。
【注解】
少海穴，主治腋下瘰疬，漏臂与风吹肘臂疼痛，及癫痫羊鸣等证。针五分，禁灸。

灵道穴，主治心痛、羊痫、瘈疭、肘挛、暴喑不能言等证。针三分，灸三壮。

【心传】
少海穴，手少阴心经合穴。能通心窍，安神志。除治心之神志病与经络病外，常用主心血不足之心痛手颤，写字和做微细动作，而致精神紧张，颤动加重时可用少海、神门、中脘、足三里。

灵道穴，手少阴经的经穴，有宁心安神之功，有用治口噤者。

【原文】
　　　　　通里主治温热病，无汗懊憹心悸惊，
　　　　　喉痹苦呕暴喑哑，妇人经漏过多崩。

【注解】
通里穴，主治温病，面热无汗，懊憹，及心悸、惊恐、喉痹、苦呕、暴喑、声哑、妇人经血过多、崩漏等证。针三分，灸三壮。

【心传】
通里穴，手少阴心经之络穴。有宁血安神，熄风和营之功。与内关、心俞配合治胸痹，脉结代。通里配大钟治倦怠、懒言、嗜卧。中风不语、语言不利，常配通里穴治疗。

【原文】
　　　　　神门主治悸怔忡，虽痴中恶恍然惊，
　　　　　兼治小儿惊痫证，金针补泻疾安宁。

【注解】
神门穴，主治惊悸、怔忡、虚痴、卒中鬼邪、恍然震惊，及小儿惊痫证。针三分，留七呼，灸三壮，炷如小麦。

【心传】
神门穴，手少阴经之原穴、输穴，能宁心安神。临床多用治神志病等，如发狂奔走，取中脘、神门；治疗胃不和卧不安之失眠，用天柱、神门、足三里。这是我老师传给的方子。此外，常用神门治小儿遗尿，因不易叫醒者，及面部抽动者均有一定效果。

【原文】
　　　　　少府主治久咳疟，肘腋拘急痛引胸，
　　　　　兼治妇人挺痛痒，男子遗尿偏坠疼。

【注解】

少府穴，主治咳疟久不愈，臂酸，肘腋挛急，胸中痛，及妇人阴挺、阴痒、阴痛；男子遗尿，偏附等证。针二分，灸三壮。

【心传】

少府穴，手少阴心经之荥穴，能清心除烦。一因湿热下注，心火下移，故妇人多阴挺、阴痒、阴痛，针此利小便、清心火、祛湿热，故止痛痒。二能疏通心经，故能治经络病，如臂酸、肘腋挛急、胸痛等。遗尿常因不易醒者，针一穴清醒则可不尿。诸痛痒疮皆属心火，针此清心火，有用治皮肤瘙痒，有用治口舌生疮的。

【原文】

曲泽主治心痛惊，身热烦渴肘掣疼，
兼治伤寒呕吐逆，针灸同施立刻宁。

【注解】

曲泽穴，主治心痛、善惊、身热烦渴、臂肘摇动、掣痛不能伸。伤寒，呕吐、气逆等证。针三分，留七呼，灸三壮。

【心传】

曲泽穴，手厥阴心包之合穴。能清营活血，降逆止呕，除烦镇痉。配委中穴点刺出血，可治吐泻，中暑高热。曲泽、内关、大陵同治心胸痛。

【原文】

间使主治脾寒证，九种心疼疟渴生，
兼治瘰疬生项下，左右针灸自然平。

【注解】

间使穴主治脾寒证，九种心疼、疟疾、口渴，及瘰疬永不愈。患左灸右，患右灸左，针六分，留七呼，灸五壮。

【心传】

间使穴，手厥阴心包经之经穴。能宁心安神，通经活络，和胃祛痰。间使、内关同为心包经的穴位，可治心经症状。但内关又可治胃肠病，而间使偏治神志病。笔者常用间使、丰隆来和胃安神，治疗癫狂等神志失常病。甚者可再配中脘、天枢，和胃攻痰、祛痰开窍。

【原文】
　　　　　内关主刺气块攻，兼灸心胸胁痛疼。
　　　　　痨热疟疾审补泻，金针抽动立时宁。

【注解】
内关穴，主治气块上攻心胸、胁肋疼痛、痨热、疟疾等证。针五分，灸五壮。

【心传】
内关穴，手厥阴经之络穴，别走手少阳三焦经，八脉交会穴之一，通于阴维。有"胸胁内关谋"之说，说明内关主治胸胁疾患。因内关可宁心安神，镇静止痛，理气和胃，故为治胃病常用穴。笔者治胃不和胸中苦闷时，常用《百症赋》之建里、内关扫尽胸中之苦闷。遇功能失调，心律不齐，脉有间歇时，常双内关同时进针，轻刺效好。

【原文】
　　　　　痰火胸疼刺劳宫，小儿口疮针自轻，
　　　　　兼刺鹅掌风证候，先补后泻效分明。

【注解】
劳宫穴，主治痰火胸痛，小儿口疮及鹅掌风等证，针二分，禁灸。

【心传】
劳宫穴，手厥阴心包之荥穴。能清心安神、凉血、和胃。笔者临床治疗因疼痛而致心慌、心悸、失眠、烦躁时，常配大陵穴。加大清心火效力时用劳宫，甚加中指中冲放血。此宗"诸痛痒疮，皆属于心"之说。笔者治鹅掌风，常配合丰隆穴，并用鲜侧柏叶适量煎汤熏洗手掌。此治口疮、口臭亦为常用。癫狂也用。

【原文】

　　　　商阳主刺卒中风，暴仆昏沉瘰塞壅，
　　　　少商中冲关冲少，少泽三棱立回生。

【注解】

中冲穴，《乾坤生意》云：此为十井穴，凡初中风跌倒，卒暴昏沉，痰盛不省人事，牙关紧闭，药水不下，急以三棱针刺中冲、少商、商阳、关冲、少冲、少泽，使气血流通，实起死回生急救之妙诀也。

【心传】

中冲穴，手厥阴心包经之井穴。有开窍苏厥，清心退热之功。可治中风及一切突然昏厥。《玉龙歌》：中风之症症非轻，中冲二穴可安宁，先补后泻如无应，再刺人中立便轻。突然昏倒不省人事者，是气血逆乱，升降失调，阴阳不和所致，针中冲、少商、商阳、关冲、少冲、少泽。此乃手之六井穴，是手三阴经与手三阳经交接之处。针刺出血。泻脏腑之热，调节阴阳，恢复升降，流通气血。心热得清，自可清醒。

商阳穴，手阳明大肠经之井穴。可泻热消肿，开窍醒神，亦可用治痰热上攻之昏迷不醒。

【原文】

　　　　三里三间并二间，主治牙疼食物难，
　　　　兼治偏风眼目疾，针灸三穴莫叫偏。

【注解】

三里、三间、二间三穴，主治牙齿疼痛，食物艰难，及偏风眼目诸疾。三穴并针灸之。三里（指手三里）穴针二分，灸三壮。二间穴针三分，灸三壮，三间穴针三分，灸三壮。

【心传】

手三里，能祛风通络，调理肠胃，配足三里治疗胃肠病。

三间穴，手阳明大肠经之输穴，可散风、行气、清热，有配间使治咽喉如梗之梅核气者。

二间穴，手阳明大肠经之荥穴，能散风、清热、消肿，治牙痛、治痹用二间、阳溪。

以上三穴均手阳明经之穴位，既能宣散于上，又能清泻肠胃。故对阳明风热牙痛，食物难下、偏风、目疾等有既可扬汤止沸，又有釜底抽薪之功。

【原文】

合谷主治破伤风，痹痛筋急针止疼，
兼治头上诸般病，水肿产难小儿惊。

【注解】

合谷穴，主治破伤风、风痹、筋骨疼痛、诸般头痛、水肿难产，及小儿急惊风等证。针三分，留七呼，灸三壮。

【心传】

合谷穴，手阴阳经之原穴。有镇痛安神，通经活络、疏风解表之功能。合谷可以宣散，故可治上焦头面诸疾；合谷可行气止痛，故可治大肠腑气不通之腹痛。合谷配太冲名四关穴，可调气血、镇静安神、治神志病、四肢抽搐等。

【原文】

阳溪主治诸热证，瘾疹痂疥亦当针，
头痛牙痛咽喉痛，狂妄惊中见鬼神。

【注解】

阳溪穴，主治热病烦心、瘾疹痂疥、厥逆、头痛、牙痛、咽喉肿痛，及狂妄、惊恐见鬼神。针三分，留六呼，灸三壮。

【心传】

阳溪穴，手阳明大肠经之经穴，可清热散风，故可治头面咽喉疼痛。

【原文】
　　　　曲池主治是中风，手挛筋急痛痹风，
　　　　兼治一切疟疾病，先寒后热自然平。

【注解】
曲池穴，主治中风、手挛、筋急、痹风、疟疾先寒后热等证。针五分，灸七壮。

【心传】
曲池穴，手阳明大肠经之合穴。临床配血海、足三里治风疹、皮肤瘙痒；配阳陵泉治膝关节肿痛。曲池穴能祛风解表、清热利湿、调和气血。笔者治血压高肢体麻木时，常用曲池配内关、阳陵泉、三阴交、风池。

【原文】
　　　　肩井一穴治仆伤，肘臂不举浅刺良；
　　　　肩髃主治瘫痪疾，手挛肩肿效非常。

【注解】
肩井穴，主治仆伤，肘臂疼痛不举。针五分，灸五壮。孕妇禁针。

肩髃穴，主治瘫痪、手挛肩肿。针六分，灸五壮。

【心传】
肩井穴，手少阳、足少阳、阳维之会。有理气降痰、舒筋活络的功能。肩井能治两臂疼痛难举重物，又能治髀痛。治乳痛、乳汁不下，配乳根、足三里。针肩井勿深刺，以防伤肺。

肩髃穴，手阳明、阳跷脉之会。能疏风活络，通利关节。常用治中风半身不遂、肩臂疼痛不举。还有灸肩髃治牙痛的。也有配合治臀部疼痛的，能加强止痛效果。左肩痛针右肩髃，右肩痛针左肩髃之针法。

【原文】

少泽主治衄不止，兼治妇人乳肿疼；
大陵一穴何专主，呕血疟疾有奇功。

【注解】

少泽穴，主治鼻衄不止、妇人乳肿。针一分，灸三壮。

大陵穴，主治呕血，疟疾。针六分，灸三壮。

【心传】

少泽穴，手太阳小肠经之井穴。能清热、利咽、通乳。少泽穴配膻中，治气滞而致乳汁突然不通。若因气血不足之乳汁不通，尚须配足三里、三阴交，及营养滋补之品，如猪蹄汤等。有针少泽穴治急性腰痛而不能转侧的。

大陵穴，手厥阴心包经的原穴、输穴。能清心宁神，和胃宽胸。治呕血配期门、尺泽、丰隆。治因劳心过度而口臭者，大陵配水沟。又为心胸病之常用穴。

【原文】

前谷主治癫痫疾，颈项肩臂痛难堪，
更能兼治产无乳，小海喉龈肿痛痊。

【注解】

前谷穴，主治癫痫、颈项颊肿引耳疼痛，及妇人产后无乳等证。针一分，留七呼，灸三壮。

小海穴，主治咽喉、牙龈肿痛等证。针二分，灸五壮。

【心传】

前谷穴，手太阳小肠经之荥穴。可清热舒筋。配委中可治小便难色赤。

小海穴，手太阳小肠经之合穴。可祛风、清热、活络。治肩臂外后侧痛麻时配神门、灵道。

【原文】

腕骨主治臂腕疼，五指诸疾治可平；

后溪能治诸疟疾，能令癫痫渐渐轻。

【注解】

腕骨穴，主治臂、腕、五指疼痛。针二分，灸三壮。

后溪穴，主治疟疾、癫痫。针一分，灸一壮。

【心传】

腕骨穴，手太阳经之原穴。能散风疏筋，祛湿热。手腕无力疼痛，持物艰难，可针腕骨。腰连腿痛，可针腕骨。因能祛湿热，止口渴，有配足三里、脾俞治糖尿病者。

后溪穴，手太阳小肠经之俞穴，八脉交会通于督脉。能散风舒筋，通督脉。治癫痫昼发配申脉。治项强、落枕效果很好。

【原文】

阳谷主治头面病，手膊诸疾有多般，

兼治痔瘘阴痿疾，先针后灸自然痊。

【注解】

阳谷主治头面项肿、手膊疼痛不举，及痔瘘、阴痿等证。针二分，灸三壮。

【心传】

阳谷穴，手太阳小肠经之经穴。能舒筋、清热。目疼痛赤肿，阳谷配太冲、昆仑。一般常用治手腕痛。

【原文】

支正穴治七情郁，肘臂十指尽皆挛，

兼治消渴饮不止，补泻分明自可安。

【注解】

支正穴，主治七情郁结不舒，肘臂十指筋挛疼痛，及消渴饮水不止等证。针三分，灸三壮。

【心传】

支正穴，手太阳经之络穴。可清热解表，安神志。治目眩可支正配合飞扬穴。

【原文】

　　　　　　液门主治喉龈肿，手臂红肿出血灵，
　　　　　　又治耳聋难得睡，刺入三分补自宁。

【注解】

液门穴，主治咽喉红肿、牙龈痛、手臂红肿、耳暴聋、不得眠等证。针三分，留六呼，灸三壮。

【心传】

液门穴，手少阳三焦经之荥穴。能清头目，利三焦。治耳鸣、耳聋，配耳门、听宫、听会、翳风。治喉痛，液门配鱼际。手臂红肿疼痛，液门配外关、八邪。

【原文】

　　　　　　中渚主治肢木麻，战振蜷挛力不加，
　　　　　　肘臂连肩红肿痛，手背痈毒治不发。

【注解】

中渚穴，主治四肢麻木、战振、蜷挛无力，肘臂连肩红肿疼痛，手背痈毒等证。针二分，灸三壮。

【心传】

中渚穴，手少阳三焦经之输穴。可开窍聪耳，清热通络。《通玄指要赋》：脊间心后者，针中渚而立痊。凡遇背脊腰脊诸痛痒麻，笔者俱选中渚穴，常有立竿见影之效。治耳鸣耳聋因三焦热者，可泻之开窍聪耳。

【原文】

　　　　　　阳池主治消渴病，口干烦闷疟热寒，
　　　　　　兼治折伤手腕痛，持物不得举臂难。

【注解】

阳池穴，主治消渴，口干烦闷，寒热疟，或因折伤手腕、持物不得，臂不能举等证。针二分，禁灸。

【心传】

阳池穴，手少阳三焦经之原穴。可疏风散热，舒筋活络。阳池穴，配阳溪、腕骨，治腕关节痛、腕下垂。还可利三焦之气，行气利水。

【原文】

外关主治脏腑热，肘臂胁肋五指疼。
瘰疬结核连胸颈，吐衄不止血妄行。

【注解】

外关穴，主治五脏六腑结热，鼻衄吐血不止，及肘臂胁肋手指节痛，瘰疬结核绕颈连胸，肿痛不消等证。针三分、留七呼、灸三壮。

【心传】

外关穴，手少阳三焦经之络穴，八脉交会，通于阳维脉。能疏风、清热、利胁，可散三焦经之风热，能用于外感发热。与足临泣相配治手足少阳经所过之部位及内属络脏腑之病症。配大椎、合谷、风池治感冒发烧。

【原文】

支沟中恶卒心痛，大便不通胁肋疼，
能泻三焦相火盛，兼治血脱晕迷生。

【注解】

支沟穴，主治凸击卒心痛，凡三焦相火炽盛，及大便不通、胁肋疼痛、妇人产后血晕而不省人事等证。针二分，留七呼，灸三壮。

【心传】

支沟穴，手少阳三焦经之经穴。能疏三焦利胸胁。治胁痛，支沟配阳陵泉。治便秘，照海配支沟。治耳鸣耳聋，支沟配足临泣，陵下（阳陵泉下二寸处）。个人经验，针支沟治对侧肩痛不能上举。支沟偏于调气，外关偏于清热，此为二穴之别。

【原文】
　　　　　天井主泻瘰疬疹，角孙惟主目翳生，
　　　　　耳门耳聋聍耳病，丝竹空穴治头风。
【注解】
　　天井穴，主治瘰疬、瘾疹。针三分，灸五壮。
　　角孙穴，主治目中生翳。针三分，灸三壮。
　　耳门穴，主治耳聋，聍耳脓汁。针三分，留三呼，禁灸。
【心传】
　　天井穴，手少阳三焦经之合穴。配少海穴主治瘰疬。天井穴可多用艾灸。天井能疏风清热，通络宁神，手臂麻木用天井、外关。
　　角孙穴，手足少阳、手阳明之会。能清热散风，可治偏头痛、牙痛。
　　耳门穴，开窍聪耳，疏通经络，为治耳痛常用穴。牙痛用耳门配丝竹穴。

五、足部主病针灸要穴歌

【原文】
　　　　　隐白主治心脾痛，筑宾能医气疝疼。
　　　　　照海穴治夜发痓，兼疗消渴便不通。
【注解】
　　隐白穴，主治心脾疼痛，针一分，灸三壮。
　　筑宾穴，主治气疝。针三分，灸五壮。
　　照海穴，主治夜发痓证，及消渴大便闭。针三分，灸五壮。
【心传】
　　隐白穴，足太阴脾经之井穴。能调血统血，可治月经过多。配历兑，治失眠、多梦。
　　筑宾穴，阴维之郄穴。能理下焦，清神志。可治疝气痛，癫疾。

照海穴，八脉交会，通于阴跷脉。可以通便清热，通利咽喉，安神镇静。治大便秘结不通，用照海、支沟、阳陵泉。此系肝胆少阳有热之便秘，效好。治慢性咽喉疼痛，用照海、列缺、清肺润喉止痛。

【原文】

　　　　大都主治温热病，伤寒厥逆呕闷烦，
　　　　胎产百日内禁灸，千金主灸大便难。

【注解】

大都穴，主治温热汗不出、伤寒手足逆冷、腹满、呕吐、闷乱，及大便难等证。针三分，留七呼，灸三壮。凡妇人怀孕，及生产后未满百日，俱不宜灸。

【心传】

大都穴，足太阴脾经之荥穴，能健脾胃，和中气。可治腹胀胃痛。《席弘赋》：气滞腰痛不能立，横骨大都宜救急。《肘后歌》：腰腿疼痛十年春，应针环跳便惺惺，大都行气探根本。依上：治多年腰腿痛气滞者针大都、横骨、环跳。

【原文】

　　　　太白主治痔瘘疾，一切腹痛大便难，
　　　　痞疸寒疟商丘主，兼治呕吐泻痢疹。

【注解】

太白穴，主治痔瘘、腹中疼痛、大便不通等证。针三分，留七呼，灸三壮。

商丘穴，主治痞气、黄疸、寒疟，及呕吐、泻、痢等证，针三分，留七呼，灸三壮。

【心传】

太白穴，足太阴脾经之原穴、输穴。能健脾和中。为治呕吐泄泻等脾气不升、胃气不降之证的要穴。

商丘穴，足太阴脾经之经穴。能健脾祛湿。足背红肿疼痛，商丘、丘墟、解溪、八风。恶心欲吐，商丘、幽门、通谷。因脾经络舌本，散舌下，故用商丘治舌本强难言，语言不清，穴用商丘、通里、廉泉。

【原文】

公孙主治痰壅膈，肠风下血积块疴，

兼治妇人气蛊病，先补后泻自然瘥。

【注解】

公孙穴，主治痰壅胸膈，肠风下血积块，及妇人气血等证。针四分，灸三壮。

【心传】

公孙穴，足太阴脾经之络穴，八脉交会，通于冲脉。有调理脾胃之功能。公孙配内关治一切胃、心胸之病。久病不欲食，公孙、内庭、厉兑。恶心、欲吐，气上逆胸，公孙、内关、中脘、足三里。胃冷疼痛，公孙、梁丘。

【原文】

三阴交治痞满坚，痼冷疝气脚气缠，

兼治不孕及难产，遗精带下淋漓痊。

【注解】

三阴交穴，主治痞满、痼冷、疝气、遗精，及妇人脚气、月经不调、久不受孕、难产、赤白带下淋漓等证。针三分，灸三壮。

【心传】

三阴交穴，足太阴、厥阴、少阴之会。有调补脾胃，帮助运化，通经活络，调和气血的功能。为妇科常用穴位，又为治肝、脾、肾三经症状的要穴，配归来、太冲，治疝气、偏坠。配血海、关元、气海、支沟，治行经腹痛。若欲祛湿消肿，三阴交配阴陵泉、足三里。

【原文】
血海主治诸血疾，兼治诸疮病自轻，
阴陵泉治胁腹满，刺中下部尽皆松。

【注解】
血海穴，主治女子崩中漏下、月经不调、带下，及男子肾脏风、两腿疮痒湿痛等证，针五分，灸五壮。

阴陵泉穴，主治胁腹胀满、阴痛、足膝红肿、小便不通、小便失禁、不尽等下部证。针五分，留七呼，灸三壮。

【心传】
治风先治血，血行风自灭。血海穴，理血调经、散风祛湿，为治妇科血症、两腿疮痒之要穴。配曲池、委中、三阴交治荨麻疹。配梁丘、足三里、阳陵泉、治膝关节肿痛。血海又名百虫窝，治虫常配此穴。配地机治月经失调。

阴陵泉穴，足太阴脾经合穴。可健脾胃，祛水湿，通利三焦。笔者常用阴陵泉、三阴交、列缺、气海行气祛水湿，消肿胀。用阴陵泉、阳陵泉、足三里治膝关节肿痛。

【原文】
涌泉主刺足心热，兼刺奔豚疝气疼，
血淋气痛疼难忍，金针泻动自安宁。

【注解】
涌泉穴，主治足心发热、奔豚、疝气疼痛、血淋、气痛等证。针三分，留六呼，灸三壮。

【心传】
涌泉穴，足少阴肾经之井穴，可开窍安神。涌泉可导热下行。以清头明目。头晕头痛，目胀，视物模糊可针之。有用涌泉穴降血压的，有用于卒中急救的，还有水沟配涌泉治精神病、昏厥的。

【原文】

    然谷主治喉痹风，咳血足心热遗精，
    疝气温疟多渴热，兼治初生儿脐风。

【注解】

  然谷穴，主治喉痹、唾血、遗精、温疟疝气、足心热，及小儿撮口脐风。针三分，留三呼，灸三壮。凡针不宜见血。

【心传】

  然谷穴，足少阴肾经之荥穴。能滋阴补肾，清热利湿。《杂病穴法歌》：脚若转筋眼发花，然谷承山法自古。对于腿脚转筋疼痛，目昏眼花者，可用然谷穴配承山穴。

【原文】

    太溪主治消渴病，兼治房劳不称情，
    妇人水蛊胸胁满，金针刺后自安宁。

【注解】

  太溪穴，主治消渴、房劳不称心意、妇人水蛊、胸胁胀满等证。针三分，留七呼，灸三壮。

【心传】

  太溪穴，足少阴肾经之原穴、输穴。能滋肾降火，通调冲任。主治耳病、腰痛、生育及二便之病。笔者经验，久病腰痛者，久坐起立时困难，一般太溪穴处有压痛点，按之异常疼痛，用手指揉按后，腰痛者久坐起立时疼减易起。针此治肾虚腰痛效果更好。阴虚而心肾不交失眠者，可针太溪、神门、三阴交。

【原文】

    阴谷舌纵口流涎，腹胀烦满小便难，
    疝痛阴痿及痹病，妇人漏下亦能痊。

【注解】

  阴谷穴，主治舌纵涎下、腹胀、烦满、溺难、小腹疝急引阴股内廉痛痿痹，及女子漏下不止。针四分，留七呼，灸三壮。

【心传】

阴谷穴，足少阴肾之合穴。能理下焦，除胀满。可治妇科崩漏、小便不利、膝内侧痛。阴谷配膝眼、鹤顶、治膝肿痛；配阴陵泉、三阴交，可利水祛湿，治下肢浮肿；配太冲，治阴部湿痒。

【原文】

复溜血淋宜于灸，气滞腰疼贵在针，

伤寒无汗急泻此，六脉沉伏即可伸。

【注解】

复溜穴主治血淋、气滞腰痛、伤寒无汗、六脉沉匿者。针三分，留三呼，灸五壮。

【心传】

复溜穴，足少阴肾经之经穴，能补肾祛湿，治水肿泄泻，笔者遇患者脉沉无力时常配合使用，因《针灸大成》在关于本穴方面，有"脉微细不见，或时无脉"的记载。对血压偏低，脉沉弱无力，可灸复溜。

【原文】

大敦治疝阴囊肿，兼治脑衄破伤风，

小儿急慢惊风病，炷如小麦灸之灵。

【注解】

大敦穴，主治诸疝、阴囊肿、脑衄、破伤风，及小儿急慢惊风等证。针二分，留十呼，灸三壮。

【心传】

大敦穴，足厥阴肝经之井穴。能泄肝热，调肝血，理肝气，解痉挛。主治疝气疼痛，因肝主疏泄，又可治肝郁气秘大便不能、惊风。

【原文】

行间穴治儿惊风，更刺妇人血蛊症，

浑身肿胀单腹胀，先补后泻自然平。

【注解】

行间穴，主治小儿急慢惊风，及妇人血蛊症、浑身肿、单腹胀等证，针三分，留十呼，灸三壮。

【心传】

行间穴，足厥阴肝经之荥穴。能疏泄肝火，清热凉血，镇肝熄风，通经活络，理气止痛。第一可治头、目疾患，第二治前阴疾患，第三可治月经不调等妇女病。配风池、太阳、合谷治头痛、目赤肿痛。膝部红肿疼痛，常配合行间使用。因是肝经之荥穴，因此偏肝火旺之疾患，可泄行间，因实则泻其子。

【原文】

太冲主治肿胀满，行动艰辛步履难，

兼治霍乱吐泻证，手足转筋灸可痊。

【注解】

太冲穴，主治肿满、行步艰难及霍乱吐泻、手足转筋等证。针三分，留十呼、灸三壮。

【心传】

太冲穴，足厥阴肝经之原穴、输穴。有清泄肝火，清头明目，调理下焦的作用。对肝胃不和之胃脘痛，及头顶、眼睛、两胁、前阴疾患，俱可选用太冲。合谷配太冲为四关穴，有调整气血，镇静安神作用，可治癫狂、失眠等神志病。风池、曲池、内关、阳陵泉、太冲，可清泄肝胆治眩晕、血压高等证，笔者治下肢腿脚疼痛，针一般常用穴效不好时，常配太冲。依《玉龙歌》"行步艰难疾转加，太冲二穴效堪夸"。

【原文】

中封主治遗精病，阴缩五淋溲便难，

膨胀瘿气随年灸，三里合灸步履艰。

【注解】
中封穴，主治梦泄遗精、阴缩、五淋、不得尿、臌胀、瘿气。此穴合足三里并灸，治行步艰辛。中封穴，针四分，留七呼、灸三壮。
足三里穴，针五分，留七呼，灸三壮。
【心传】
中封穴，足厥阴肝经之经穴。能清泄肝胆，通利下焦，可治遗精、小便不利。治踝关节肿痛常配解溪、丘墟、昆仑等穴。灸中封、足三里，可治下肢无力、步履艰难。
【原文】
　　　　　曲泉溃疝阴股痛，足膝胫冷久失精，
　　　　　兼治女子阴挺痒，少腹冷痛血瘕症。
【注解】
曲泉穴，主治溃疝阴股痛、男子失精、膝胫冷痛，及女子阴挺出、少腹疼痛、阴痒、血瘕等证。针六分，留七呼，灸三壮。
【心传】
曲泉穴，足厥阴之合穴，有清利下焦湿热的作用。对因湿热下注而致阴挺、阴痒、小便不利，可选用曲泉穴。治阴挺，曲泉配百会、气海、三阴交。治阴痒、曲泉配血海。
【原文】
　　　　　伏兔主刺腿膝冷，兼刺脚气痛痹风，
　　　　　若逢穴处生疮疖，说与医人莫用功。
【注解】
伏兔穴，主治腿膝寒冷，脚气痛痹。针五分，禁灸。凡此处生疮疖者危。
【心传】
伏兔穴，有强壮腰膝，疏通经络的作用。对腰胯痛、膝冷痛、脚气可选用。

【原文】

　　　　阴市主刺痿不仁，腰膝寒如注水侵，
　　　　兼刺两足拘挛痹，寒疝少腹痛难禁。

【注解】

阴市穴，主治痿痹不仁，不得屈伸，及腰膝寒如注水，两足拘挛痹痛，寒疝，少腹疼痛等证。针三分，留七呼，禁灸。

【心传】

阴市穴，能温肾散寒，强腰脊，常用治下肢痿痹、屈伸不利、两足拘急等。笔者治下肢疼痛，上下串行，痛无定处者，常用风市、阴市、足三里，搜风通络止痛，膝关节痛亦常配阴市穴。

【原文】

　　　　足三里治风湿中，诸虚耳聋上牙疼，
　　　　噎膈臌胀水肿喘，寒湿脚气及痹风。

【注解】

足三里穴，治中风、中湿、诸虚、耳聋、上牙痛、水肿、心腹臌胀、噎膈哮喘、寒湿脚气，上中下三部痹痛等证。针五分，留七呼，灸三壮。此穴三十岁外方可灸，不然反生疾。

【心传】

足三里穴，胃经合穴，土中之真土。能健脾和胃，扶正培元，疏风化湿，通经活络。临床应用时以脐在上之胃脘部疼痛诸症为主。还可治中焦痰热攻心之神志病，湿热下注之痹痛痿症。一切病症，若因中焦升降失司，清阳不升，浊阴不降，或兼上吐下泻，或有中气不足，俱可先用足三里。因其是全身强壮穴之一，三十岁以后灸之可益气血，强壮身体。

【原文】

　　　　解溪主治风水气，面腹足肿喘嗽频，
　　　　气逆发噎头风眩，悲泣癫狂悸与惊。

【注解】

解溪穴，主治风气面浮、腹胀、足肿，及喘满、咳嗽、气逆、发噎、头痛、目眩、悲泣、癫狂、惊悸、怔忡等证。针五分，留五呼，灸三壮。

【心传】

解溪穴，足阳明胃经之经穴。健脾化湿，清胃化痰。诸如中焦痰热攻心而致癫狂、惊悸者可选解溪。又为治脚背红肿疼痛、足腕关节疼痛的常用穴。面目浮肿，可用解溪、合谷、中脘、天枢、头维、风池行气祛湿消肿。

【原文】

　　　　陷谷主治水气肿，善噫痛疝腹肠鸣，
　　　　无汗振寒疟疾病，胃脉得弦泻此平。

【注解】

陷谷穴，主治面目浮肿，及水病善噫，疝气少腹痛、疟疾振寒无汗、胃脉得弦等证。皆宜针五分，留七呼，灸三壮。

【心传】

陷谷穴，足阳明胃之输穴。能解表清热，散风行水。可治面目浮肿、足背红肿。治腹胀肠鸣常用陷谷、下脘、三阴交。胃脉得弦是肝气犯胃、肝胃不和。肝在五行属木，陷谷在五行亦属木，针陷谷即调肝气，五行同属木之故。木气太过则犯胃，故泻木也。意仿"痛泻要方"补土泻木理肝脾。

【原文】

　　　　内庭主治痞满硬，左右缪灸腹响宽，
　　　　兼刺妇人食蛊胀，行经头晕腹疼安。

【注解】

内庭穴，主治痞满坚硬。针三分，留十呼，灸三壮，患左灸右，患右灸左。但觉腹响是其效验。兼治妇人食蛊、行以头晕、少腹痛等证。

【心传】

内庭穴，足阳明胃经的荥穴。能清肠胃湿热，理气止痛。可治牙痛、口眼㖞斜、鼻衄、足背红肿。另经验用穴，目胀痛，针泻内庭有立竿见影之效。

【原文】

厉兑主治尸厥证，惊狂面肿喉痹风，

兼治足寒膝膑肿，相偕隐白梦魇灵。

【注解】

厉兑穴，主治尸厥口噤气绝，状如中恶，及面肿喉痹惊狂、好卧足寒、膝膑肿痛等证。针一分，留一呼，灸一壮。此穴合隐白穴同时针，治梦魇不宁。针一分，灸三壮。

【心传】

厉兑穴，足阳明胃经之井穴。能和胃化痰，清热安神。可治阳明热邪攻心而致之癫狂。针厉兑、隐白，可清热安神治失眠多梦。配百会、水沟、中冲，可治中风、中暑之晕厥不省人事。

【原文】

飞扬主治步艰难，金门能疗病癫痫；

足腿红肿昆仑主，兼治齿痛亦能安。

【注解】

飞扬穴，主治步履艰难。针三分，灸三壮。

金门穴，主治癫狂羊痫风。针一分，灸三壮。

昆仑穴，主治腿红肿，牙肿疼痛。针三分，灸三壮。

【心传】

飞扬穴，膀胱经络穴，能舒筋通络。笔者用时常在有肾虚而又兼膀胱经之病时选用。腿脚疲软无力，针承山、飞扬。

金门穴，足太阳膀胱经之郄穴。可舒筋，清神，开窍。治癫痫、小儿惊风。若系太阳头痛，可用申脉、金门。

昆仑穴，足太阳膀胱经之经穴。能舒筋利腰膝，降逆清头目。主治头项强痛、腰背疼痛。此穴有缓解痉挛之作用。若属筋脉之疼痛，即可使用。

【原文】

　　　　昼发痉证治若何，金针申脉起沉疴。
　　　　上牙疼兮下足肿，亦针此穴自和平。

【注解】

申脉穴，主治昼发痉症，足肿牙痛。针三分，留七呼，灸三壮。灸不及针。

【心传】

申脉穴，八脉交会，通于阳跷脉。能利腰腿，清头目。治腰腿疼痛。癫痫昼发，常与后溪同用。若足腕内收，常用申脉再配照海。

【原文】

　　　　环跳主治中风湿，股膝筋挛腰痛疼，
　　　　委中刺血医前证，开通经络最相应。

【注解】

环跳穴主治腰胯股膝中受风寒湿气，筋挛疼痛。针一寸，留十呼，灸三壮。

委中穴，治证同环跳穴，但此穴禁灸，针五分。

【心传】

环跳穴，祛风湿、强腰腿。主治风湿痹痛、下肢瘫痪、腰连胯痛。依下病下取，同名经取穴，对肩疼常用同侧环跳穴取效。

委中穴，治腰背及腿痛时，常以足太阳膀胱经循行部位为主。笔者治膝痛不能下蹲常用阴陵泉、阳陵泉、委中。委中放血可活血止痛，配尺泽可治中暑吐泻腹痛。

【原文】

　　　　阳陵泉治痹偏风，兼治霍乱转筋疼；
　　　　承山主针诸痔漏，亦治寒冷转筋灵。

【注解】

阳陵泉穴，主治冷痹偏风、霍乱转筋，针六分，灸三壮。

承山穴，主治痔瘘疼痛、寒冷转盘。针七分，灸五壮。灸不及针。

【心传】

阳陵泉穴，足少阳胆经之合穴，又为筋会穴。能利肝胆，疏经络，利关节，其主治，第一，身体两侧之病。第二，肝胆疾患。第三，痉挛疼痛，膝关节痛。为中风半身不遂之主穴。笔者治血压偏高，用曲池、阳陵泉；膝关节痛，用阳陵泉、阴陵泉、足三里；肋下疼痛，用阳陵泉配支沟。腰背肋疼痛，若咳嗽则疼增，用阳陵泉有立竿见影之效，屡用屡效。

承山穴，舒筋骨，利腰腿，主治痔疮。常用治腰痛、腿痛转筋。笔者常用于治疗患者饮食不香。《染病穴法歌》：针到承山饮食美。因承山可祛湿，祛湿即有健脾增进饮食之作用。

【原文】

　　　　阳辅主治膝酸痛，腰间溶溶似水浸，
　　　　肤肿筋挛诸痿痹，偏风不遂灸功深。

【注解】

阳辅穴，主治膝腿酸痛、腰间寒冷、肤肿筋挛、百节酸疼、痿痹、偏风不遂等证。针三分，留七呼，灸三壮。

【心传】

阳辅穴，足少阳胆经之经穴。能清利肝胆疏通经络。可治偏头痛、脚气。治偏头痛配风池、太阳、外关。常灸此穴可治半身不遂。

【原文】

　　　　风市主治腿中风，两膝无力脚气冲，
　　　　兼治浑身麻瘙痒，艾火燃针皆就功。

【注解】

风市穴，主治腿中风湿，疼痛无力、脚气、浑身瘙痒麻痹等证。针五分，灸五壮。

【心传】

风市穴，可祛风湿，通经络，故治全身一切风证。如系外风，可配大椎、风池等穴。若系血虚生风，可配肝俞、脾俞、三阴交、内关。对荨麻疹、全身瘙痒，可用大椎、曲池、外关、血海、三阴交、风市、风池。风市也是治半身不遂、痿证、痹证之主穴。

【原文】

悬钟主治胸胁痛，腹胀胁痛脚气疼，
兼治脚胫湿痹痒，足趾疼痛针可停。

【注解】

悬钟穴，主治胃热、腹胀、胁痛、脚气、脚胫湿痹、浑身瘙痒、趾疼等证。针六分，灸五壮。

【心传】

悬钟穴，又名绝骨，又为髓会穴。有祛除风湿、通利筋骨作用。可治脚气、半身不遂，又为治颈项强痛之常用穴。

【原文】

丘墟主治胸胁痛，牵股腰腿髀枢中，
小腿外肾脚腕痛，转筋足胫不能行。

【注解】

丘墟穴，主治胸胁满痛不得息，牵引腰、腿、髀枢中疼痛，少腹外肾痛，脚腕转筋痛，足胫难行等证。针五分，灸三壮。

【心传】

丘墟穴，足少阳胆经之原穴。能清泄肝胆，通利关节。主治胸胁满、肝胆疾患、足腕疼痛。治足踝痛配解溪、商丘、昆仑。治胸胁痛常阳陵泉、丘墟、太冲、支沟并用。

【原文】

　　　　　颈漏腋下马刀疮，连及胸胁乳痈疡，
　　　　　妇人月经不利病，足临泣穴主治良。

【注解】

临泣穴，主治颈漏、腋下马刀连及胸胁、妇人乳痛、月经不调等证。针二分，灸三壮。

【心传】

足临泣穴，足少阳胆经之输穴，八脉交会，通于带脉，能清头明目、利胸胁。可治头目痛、胸胁痛、乳房胀痛、月经不调。常与外关配合。目赤可迎香出血配针临泣、太冲。

【原文】

　　　　　侠溪主治胸胁满，伤寒热病汗难出，
　　　　　兼治目赤耳聋痛，颔肿口噤疾堪除。

【注解】

侠溪穴，主治胸胁支满、伤寒热病汗不出、目赤、耳聋、胸痛、颔肿、口噤等证，针三分，灸三壮。

【心传】

侠溪穴，足少阳胆经之荥穴。能清头目，利胸胁。治头眩颌肿，耳聋耳鸣，常配翳风、耳门、听会、风池。

【原文】

　　　　　窍阴主治胁间痛，咳不得息热躁烦，
　　　　　痈疽头痛耳聋病，喉痹舌强不能言。

【注解】

窍阴穴，主治胁痛、咳逆不得息、发热躁烦、痈疽口干、头痛喉痹、舌强耳聋等证。针一分，灸三壮。

【心传】

窍阴穴，足少阳胆经之井穴。能清热，利胁，通窍。配心俞、内关、神门治失眠多梦。

传统灸法心传

【原文】

灸难产穴歌

横逆难产灸奇穴，妇人右脚小指尖，
炷如小麦灸三壮，下火立产效通仙。

【注解】

妇人横产，子手先出，诸符约不效者，灸此。其穴在右脚趾爪甲外侧尖上，即至阴穴也。灸三壮，艾炷如小麦，下火立产。

【心传】

今用艾灸矫正胎位，已为临床与实验研究证实。在505例妊娠28～32周的臀位孕妇中，241例接受艾灸至阴穴治疗7天，其中195例胎位转正（成功率80.91%）。264例未接受治疗的对照组，在同时期内仅有130例自然转正（自转率为49.24%）。二者比较有明显差异（$P<0.005$）。临床可用艾条灸，也可用艾炷灸。灸时胎动次数增多。按此因至阴为膀胱经井穴，灸可增强膀胱经气。因膀胱与肾相表里，进而增强肾气。肾气充足，可增强子宫活动及胎动，引起转胎。

【原文】

针子户穴歌

子户能刺衣不下，更治子死在腹中，
穴在关元右二寸，下针一寸立时生。

【注解】

胞衣不出，子死腹中，宜刺子户穴，针入一寸。其穴在任脉经之关元穴旁右二寸处。

【心传】

子户穴，相当于今之右水道，左水道为胞门穴。按记载可治白带过多，不孕症，滞产等。关于子户穴下胞衣，下死胎，笔者无此经验。

【原文】

灸遗精穴歌

精宫十四椎之下，各开三寸是其乡，
左右二穴灸七壮，夜梦遗精效非常。

【注解】

遗精灸精宫穴，其穴在脊之十四椎下，左右傍开各三寸，灸七壮。

【心传】

精宫即志室穴，可补肾强腰。可治遗精、阳痿、小便不利。水肿、腰脊强痛。若用灸者，必以阳气虚为主，如有腰膝冷痛等肾阳不足症状，灸之则可。否则鼓动肾阳，相火亢盛，反易遗精。

【原文】

灸痨虫穴歌

鬼眼一穴灸痨虫，墨点病人腰眼中，
择用癸亥亥时灸，勿令人知法最灵。

【注解】

痨瘵日久不愈，互相传染。因内有痨虫，宜灸鬼眼穴。穴在腰间两旁，正身直立，有微陷处，用墨点记。合面而卧，以小艾炷灸七壮，或九壮、十一壮，多寡量人，虫即泻而出，急取燃毁远弃，可免复传。择癸亥日夜半，六神皆聚，亥时灸之，勿使病人预知，恐尸神有觉也。

【心传】

腰眼又叫鬼眼，即直立时脊柱两侧微陷处，约当第四腰椎棘突旁三寸八分。主治痨瘵病、肾虚腰痛。痨瘵是一种气血衰败、身体虚弱、且有传染性的疾病，如今之结核病则是其中之一。如肺结核，又叫肺痨，今有结核菌可传染也。灸腰眼可助肾以清热。以上注解可见古人已认识到，痨瘵是一种全身亏损至极的病症，也是一种有传染性的疾病。因此，对其排泄物应作为消毒处理。至于择日灸，可以进一步研究。但在安静情况下，进行灸治尚可取也。

【原文】

灸痞根穴歌

十二椎下痞根穴，各开三寸零五分，
二穴左右灸七壮，难消痞块可除根。

【注解】

有痞块则灸痞根穴。其穴在十二椎下，旁开三寸半。痞块在左则灸右，在右则灸左，在左右俱有，则左右具灸之。

【心传】

痞根穴，今依《医经小学》多订为十三椎下，各开三寸半。多为肓门穴外侧0.5寸取穴，可治痞块、肝脾肿大、疝痛、腰痛、翻胃。灸痞块时，左病灸右，右病灸左。

【原文】

灸肘尖穴歌

肘尖端处是奇穴，男女瘰疬堪灸也，
左患灸右右灸左，并灸风池效更捷。

【注解】

肘尖奇穴灸瘰疬，左患灸右，右患灸左。如初起时，男先灸左，妇先灸右，兼灸风池穴尤效。风池穴在脑后颞颥穴后发际陷中。

【心传】

肘尖穴，在肘头肱骨处。正坐两手叉腰，屈肘90度角，于尺骨鹰嘴突起之尖端取穴。可治瘰疬、痈疽、疔疮、肠痈、霍乱等。《疮疡经验全书》：治瘰疬已成未成，已溃未溃。以手置肩上，微举起，则肘骨自现，是灸处。如患左灸右肘，患右灸左肘，左右俱患者，两肘皆灸。以三四十壮为期，更服补剂。一年灸三次，三灸其疾自除。灸左灸右之说，笔者常初起灸患侧。久病灸健侧。此供参考，可待考证。

【原文】

灸鬼哭穴歌

中恶振噤鬼魅病，急灸鬼哭神可定，

两手大指相并缚，穴在四处之骑缝。

【注解】

鬼哭穴，灸治鬼魅狐惑，恍惚振噤等证。取穴时，将两手大指相并缚定，用艾炷于两甲角后肉四处骑缝，着火灸之。

【心传】

鬼哭穴应在手大拇指爪甲后如"少商"处，两指共四处。针灸《资生经》中秦承祖灸狐魅神邪及癫狂病，医治不差者，并两手大指，用软丝急缚，灸三壮。艾炷着火四处，半在甲上，半在肉上，四处烧尽。一处不烧，其疾不愈。小儿胎痫、奶痫、惊痫，依此灸一壮，炷如麦。此可供参考。

【原文】

灸中恶穴歌

尸痊客忤中恶病，乳后三寸量准行，

男左女右艾火灸，邪祟驱除神自宁。

【注解】

灸尸痊、客忤、中恶等证。其穴在乳后三寸，男左女右灸之。

【心传】

乳后一寸为天池，属心包经。灸中恶穴在天池后二寸，即乳后三寸。灸可治客忤、中恶而致精神疾患，心包代心用事，故灸此穴。因心主神明。

【原文】

灸疝气穴歌

疝气偏坠灸为先，量口两角折三尖，
一尖向上对脐中，两尖下垂是穴边。

【注解】

灸疝气偏坠奇穴法，用秆心一条，量患人口两角为则，折为三段如△字样，以一角安脐中心，两角安脐下两旁，尖画处是穴。左患灸右，右患灸左。左右俱患，左右俱灸。艾炷如粟米大，灸四壮。

【心传】

灸疝气今名三角灸，取穴同上，主治疝气、奔豚、绕脐疼痛、妇人不孕。此处别名脐旁，只灸不针。

【原文】

灸翻胃穴歌

翻胃上下灸奇穴，上在乳下一寸地，
下在内踝之下取，三指稍斜向前是。

【注解】

灸翻胃奇穴，上穴在两乳下一寸；下穴在内踝下用手三指稍斜向前排之，即是穴也。

【心传】

翻胃者，胃气上逆甚至呕吐。但凡呕吐、翻胃常与肝脾有关。上穴在两乳下一寸，其下则为肝经期门穴。下穴在内踝下手三指稍斜向前排之，此亦是肝经与脾经之分野。因此，灸此二穴有调理肝脾、降逆和胃之功能。

【原文】

灸肠风穴歌

肠风诸痔灸最良，十四椎下奇穴乡，
各开一寸宜多灸，年深久痔效非常。

【注解】

灸肠风诸痔奇穴,其穴在脊之十四椎下,旁各开一寸。年深者,灸之最效。

【心传】

灸肠风诸痔奇穴,在脊十四椎下,旁各开一寸。再旁开半寸即肾俞穴。肾司二阴,肾与膀胱相表里,膀胱经有络脉通于肛。故灸奇穴可助肾气,通膀胱经络,则瘀滞消除,肠风诸痔可愈。

【原文】

灸暴绝穴歌

鬼魇暴绝最伤人,急灸鬼眼可回春,

穴在两足大趾内,去甲韭叶鬼难存。

【注解】

凡一切鬼魇暴绝,当灸奇穴。在足两大趾的内侧,去爪甲如韭叶许,名鬼眼穴。灸之则鬼邪自去,上病可愈也。

【心传】

灸暴绝穴,名鬼眼。考所述部位及《医灯续焰》,此即隐白穴。为脾之井穴。脾经交于心,隐白可调理心脾,故可治心脾疼痛、暴绝、癫狂、多梦、慢惊风等证。

【原文】

灸鬼眼穴歌

肿满上下灸奇穴,上即鬼哭不用缚,

下取两足第一趾,趾尖向后寸半符。

【注解】

灸肿满奇穴,上穴即手大指缝,鬼哭穴也;下穴在两足第二趾趾尖向后一寸五分处。

【心传】

肿满多与肝脾胃有关,鬼哭穴在近少商处,灸可行肺气,气行则水行。下穴在足第二趾趾尖向后一寸五分,此为肝、胃经络分布之处。灸可疏肝、理脾、调胃、祛湿，故可治肿满也。
【原文】

灸赘疣穴歌

赘疣诸痣灸奇穴，更灸紫白二癜风，
手之左右中指节，屈节尖上宛宛中。

【注解】

灸癜风及赘疣痣奇穴，其穴在左右手中指节宛宛中，俗名拳尖穴。

【心传】

拳尖穴，取穴时握拳，掌心向下，于手背侧第三掌骨小头之高点处取之，即在手中指本节头。除治癜风、赘疣、诸痣，尚可治目翳、睛痛。《神应经》：卒生翳膜，两目疼痛不可忍者，睛明，手中指本节间尖上三壮。

【原文】

灸瘰疬穴歌

瘰疬隔蒜灸法宜，先从后发核灸起，
灸至初发母核止，多着艾火效无匹。

【注解】

瘰疬隔蒜灸用，用独蒜片先从后发核上灸起，至初发母核而止，多灸自效。

【心传】

灸时先灸后发者，次灸先发者，隔蒜灸，可艾炷灸，也可用艾条灸。多灸者，多次灸。

【原文】

灸腋气歌

腋气除根剃腋毛，再将淀粉水调膏，
涂搽患处七日后，视有黑孔用艾烧。

【注解】

凡腋气先用快刀剃去腋毛，乃用好淀粉调膏搽患处。六七日后，看腋下有一点黑者，必有孔如大针大，或如簪尖，即气窍也。用艾炷如米大者灸之，三四壮俞，永不再发。

【心传】

此灸部多在极泉穴部位来灸，灸可祛腋气，但要灸黑孔处为佳。

【原文】

灸疯犬咬伤歌

疯犬咬伤先须吮，吮尽恶血不生风，

次于咬伤灸百壮，常食灸韭不须惊。

【注解】

疯犬咬伤之处，急急用大嘴沙酒壶一个，内盛干烧酒，烫极热，去酒以酒壶嘴向咬处，如拔火罐样，吸尽恶血为度，击破自落，上用艾炷灸之，永不再发。灸韭，炒韭菜也。

【心传】

如上法操作，也可用火罐急拔咬伤处，再用艾炷灸之。由痛灸至不痛，或由不痛灸至痛。可做参考。有条件要急作注射治疗。

【原文】

灸蛇蝎蜈蚣蜘蛛咬伤歌

蛇蝎蜈蚣蜘蛛伤，即时疼痛最难当，

急以伤处隔蒜灸，五六十壮效非常。

【心传】

凡蛇、蝎、蜈蚣、蜘蛛咬伤，痛急势危者，急用艾火于伤处灸之，拔散毒气即安；或用独头蒜片隔蒜灸之，二三壮换一片，毒甚者，灸五六十壮。

【心传】

以上蛇、蝎、蜈蚣、蜘蛛等咬伤，目前已少见。但若被咬伤，多痛急势重，应急救减轻病之毒邪攻心。有条件要西医注射，条件差时也可用上方试用，并内服牛黄解毒丸。

【原文】

灸法早晚次序歌

灸法温暖宜于午，上下阴阳先后分，
脉数新愈不宜灸，欲灸三里过三旬。

【注解】

凡灸百病，原为温暖经络，宜在午时阳盛时，火气易行。必分上下先后，上下经皆灸者，先灸上，后灸下；阴阳经皆灸者，先灸阳，后灸阴。若脉数有热，新愈气虚，俱不宜灸，恐伤气血。但人有病，欲灸足三里者，须年三十以上，方许灸之。恐少年火盛伤目。故凡灸头，必灸足三里，以足三里能下火气也。

【心传】

灸可助阳，可温脏腑，通经络。借自然界之阳气，以发挥灸之作用，此意可取。先灸上，后灸下；先灸阳，后灸阴。此以人身阴阳俱虚者可以，或阳虚阴盛亦可，对阳盛，或阴虚阳盛者慎灸。灸足三里者可在三十岁以后，凡灸头，必灸足三里亦可参考。笔者灸结核病，灸肺俞后，必于足三里点刺出血，方可泻血中之热，以防热伤血络，反致咳血等。

【原文】

灸法大小多少歌

头骨手足皮薄瘦，巨阙鸠尾小少宜，
背腹脐下皮肉厚，大多方能起痼疾。

【注解】

凡灸诸病，必火足气到，始能求愈。然头与四肢，皮肉浅薄，若并灸之，恐骨气血难堪。必分日灸之，或隔日灸之。其炷宜小，壮数宜少。有病必当灸巨阙、鸠尾二穴者，必不可过三壮，艾炷如小麦，恐火气伤心也。背腹下皮肉深厚，艾炷宜大，壮数宜多，使火气到，始能去痼冷之疾。

【心传】

以上灸法大小多少歌，言之有理。应分头、四肢、皮肉、筋骨、气血、背腹等不同部分，用大小不同，壮数各异，分日灸之，或隔日灸之等法，方能火足气到而愈病。

【原文】

灸法调养歌

灸后风寒须谨避，七情过极慎起居，

生冷醇酒诸厚味，惟茹蔬淡适其宜。

【注解】

凡灸后，须谨避风寒，慎其起居，养其气血。其喜、怒、忧、思、悲、恐、惊不可过极，禁食生冷、醇酒、厚味等物。即食蔬淡，亦当适宜，不可过度，以调养脾胃。

【心传】

针灸治病本是通经络、调气血，尤其灸法更是温通经络。所以灸后不宜食生冷厚味，以免伤胃气。不宜七情过极，以免火伤营阴。灸后避风寒、慎起居、节饮食、调情志，方可发挥灸法作用，提高治疗效果。

【原文】

灸疮调治歌

灸疮不发气血竭，七日发脓病必除，

发后膏贴防外袭，薄连葱荽净疮污。

【注解】

凡灸诸病，灸疮应发不发，是其气血大亏，不必复灸，即灸亦多不能愈。过七天之后，艾疤发时，脓水稠多，其病易愈，以其气血充畅，经络流通也。发后贴膏药者，防其六淫外袭也。如灸疮黑痛、脓液污秽，乃艾火毒盛，必用薄荷、黄连、葱皮、芫荽煎汤，洗之自愈也。

【心传】

对灸疮调治可参考。调治灸疮一要其发，二防六淫外袭，三防艾火毒盛，当用药煎汤洗之。

【原文】

灸疮膏药歌

芩连白芷金星草，乳香淡竹当归好，

薄荷川芎与葱白，香油煎药粉成膏。

【注解】

以上药味各等份，用香油煎药去渣，去渣以后再下铅粉熬成膏，专贴灸疮。

【心传】

贴灸疮膏防六淫外袭也。

【原文】

行针避忌歌

行针避忌雨大风，饥饱醉怒渴劳惊，

男内女外犹坚守，更看人神不可逢。

行针避忌虽如此，还推病之缓急行，

缓病欲针择吉日，急病行针莫稍停。

【注解】

按行针避忌，于未刺之先，如风雨晦冥，人之血气，即凝滞而不调。大饥者气虚，新饱者气盛，大醉者气乱，大怒者气逆，大渴者液少，大劳者气乏，大惊者气散。凡此者脉乱气散，行针须当避忌。俟其必清必静，聚精会神，方保无误也。即刺之后，尤当戒慎。男子忌内，女子忌外。忌外者坚拒勿出，忌内者谨守勿内，则邪气必去，正气必复，是谓得气，理固然也。犹有达变之法存焉，缓病须择神吉，急病岂可待时哉。

【心传】

风雨晦冥，人之气血，即凝滞而不调。大饥气虚，大饱气盛，大醉气乱，大怒气逆，大渴液少，大劳气乏，大惊气散。凡此脉乱气散，行针须当避忌。此意临床确有意义，如大饥者针易晕针，大怒者，针易疼痛。因此应当俟其必清必静，聚精会神之时，针刺方可取得较好效果，故有此避忌，缓病可依此。对急病者不可以待时而贻误治疗。这是极重要的。

【原文】

四季人神所在禁忌针灸歌

四季人神所在处，禁忌针灸莫妄施。
春在左胁秋在右，冬在于腰夏在脐。

【注解】

四季人神所在之处，谓人之神气初动之处，同乎天之流行也。禁针灸者，恐伤生气也。人神常在心，春在左胁者肝主升也，秋在右胁者肺主降也，冬在腰者肾主藏也，夏在脐者脾主化也。

【心传】

此四季人神禁忌针灸，可做参考。按四季人神所处而禁针灸，以防伤人生气。另有意义是针刺时该升者勿降，保护肝气；该降者勿升，保护肺气；该藏者勿泄，保护肾气；该运化者勿停滞以利脾气。此乃针灸辨证论治之原则也。

【原文】

逐日人神所在禁忌针灸歌

一是足大二外踝，三日股内四在腰，
五口六手七内踝，八腕九尻入背腰，
十一鼻柱二发际，三牙四胃五遍身，
六胸七气八股内，九足二十内踝寻，
廿一手小二外踝，三日肝足四手明，

五日六胸七在膝，八阴九胫晦跌停。

【注解】

足大，足大趾也。气，气冲也。手小，手小指也。手明，手阳明也。足，足阳明也。阴，男女前阴中也。晦，月尽也。跌，足十趾岐骨也。

【心传】

逐日人神所在：一日，足大趾。二日，外踝。三日，股内。四日，腰。五日，口。六日，手。七日，内踝。八日，腕。九日，尻。十日，背腰。十一日，鼻柱。十二日，发际。十三日，牙。十四日，胃。十五日，遍身。十六日，胸。十七日，气（气冲）。十八日，股内。十九日，足。二十日，内踝。二十一日，手小指。二十二日，外踝。二十三日，肝与足阳明。二十四日，手阳明。二十五日，足阳明。二十六日，胸。二十七日，膝。二十八日，前阴。二十九日，胫。月尽，足十趾岐骨。下附另一歌易记：

    初一十一廿一起，足拇鼻柱手小指；
    初二十二二十二，外踝发际外踝位；
    初三十三二十三，股内牙齿足及肝；
    初四十四廿四又，腰间胃脘阳明手；
    初五十五廿五并，口内遍身足阳明；
    初六十六廿六同，手掌前胸又在胸；
    初七十七二十七，内踝气冲及在膝；
    初八十八廿八辰，腕内股内又在阴；
    初九十九二十九，在尻在足膝胫后；
    初十二十三十日，腰背内踝足趾觅。

【原文】

十二时人神所在禁忌针灸歌

子踝丑头寅耳边，卯面辰项巳乳肩，

午胁未腹申心主，酉膝戌腰亥股端。

【注解】

子踝，左、右内踝、外踝也。寅耳边，左右两耳也。辰项，颈项也。巳乳肩，两乳两肩也。午胁，左右胁也。未腹，大腹少腹也。申心主，胸膈也。酉膝，左右两膝也。戌腰，腰背也。亥股，两股内外心也。

【心传】

《针灸大成》：十二支人神：子目，丑耳，寅胸，卯齿，辰腰，巳手，午心，未足，申头，酉膝，戌阴，亥颈。

【原文】

禁针穴歌

禁针穴道要先明，脑户囟会及神庭，
络却玉枕角孙穴，颅息承泣随承灵，
神道灵台膻中忌，水分神阙并会阴，
横骨气冲手五里，箕门承筋及青灵，
乳中上臂三阳络，二十三穴不可针。
孕妇不宜针合谷，三阴交内亦通论。
石门针灸应须忌，女子终身无妊娠。
外有云门并鸠尾，缺盆客主人莫深。
肩井深时人闷倒，三里急补人还平。
刺中五脏胆皆死，冲阳出血投幽冥。
海泉颧髎乳头上，脊间中髓伛偻形。
手鱼腹陷阴股内，膝膑筋会及肾经。
腋股之下各三寸，目眶关节皆通评。

【心传】

禁针穴位考查：多在重要脏腑和器官附近，多在血管丰富之处，多是针感较强烈的穴位。古代因针具、病人体质、针刺方法等不同，因而出现了某些穴位针后引起不良反应，甚至出现死亡。因此今日若改进方法，有些穴位还是可以针刺的。

【原文】

禁灸穴歌

禁灸之穴四十七，承光哑门风府逆，
睛明攒竹下迎香，天柱素髎上临泣，
脑户耳门瘈脉通，禾髎颧髎丝竹空，
头维下关人迎等，肩贞天牖心俞同，
乳中脊中白环俞，鸠尾渊液和周荣，
腹哀少商并鱼际，经渠天府及口冲，
阳池阳关地五会，漏谷阴陵条口逢，
殷门申脉承扶忌，伏兔髀关连委中，
阴市下行寻犊鼻，诸穴休将艾火攻。

【心传】

上述禁灸之穴，多在血管丰富或重要器官处。故火毒内攻，伤筋伤骨，或血热过盛，必心主失司，神明失常，易致狂症，故要慎重使用灸法。

【原文】

制针法歌

制针须用马衔铁，惟有金针更可嘉，
锻炼涂酥衔腊肉，煮针之药有多法。

【注解】

制针用马铁者，以马属火，午为火，火克金，取克制之义也。若以真金制针，用之更佳。其锻炼之法；将铁丝于火中煅红，截为二寸，或三寸，或五寸，长短不拘。次以蟾酥涂针上，入火中微煅，取起。复照前涂酥，炼三次，乘热插入腊肉皮之里，肉之外。将后药用水三碗煎沸，次之针匆在内，煮干，倾于水中。待冷将针取出，于黄土中插百余下，以去火毒。其针要光圆，不可用尖锋，次以钢丝缠其柄。

煮针药方：

麝香五分、胆矾一钱、石斛一钱、穿山甲三钱、朱砂三钱、没药三钱、郁金三钱、川芎三钱、细辛三钱、甘草节五钱、沉香五钱、磁石一两。以上诸药气味，能引入针内。

【心传】

此乃古人制针之法，今已有更好方法，多以不锈钢为原料，坚韧、耐用。制针法虽不同，针要光圆、挺直则一。针尖不可过于尖锐锋利，仍有利临床应用，故今日制针仍可参考，至于煮针法，尚可进一步考证。

九针·行针手法次第心传

一、九针原始歌

九针因何而有名，原于天地大数生，
始于一而终于九，天地人时音律星，
风野九九八十一，针应其数起黄钟，
皮肉筋脉声阴阳，齿气九窍关节通。

【注解】

九针是指古代的九种针：一镵针，二员针，三锓针，四锋针，五铍针，六员利针，七毫针，八长针，九大针。有时也作针刺的总称讲，如高世栻注：刺法不外九针，九针必因虚实，故愿闻九针之解，虚实之道。此歌讲九针上应天地四时阴阳之理，以说明九针的命名。古人认识自然界的事物现象分为：一天、二地、三人、四时、五音、六律、七星、八风、九野。人是有形之物，亦反映出各种现象，故和自然界事物现象有相应之处，即天人相应的思想。如：人的皮肤在外，庇护全身，犹如天覆盖万物一样。张志聪注:'夫一者天也,天者阳也,五脏之应天者肺,肺者五脏六腑之盖也,皮者肺之合也,人之阳也,故人皮以应天"。肌肉柔软安静,犹如土地厚载万物一样。张志聪注:"二者地也,人之所以应土者肉也,故人血应地"。人有动静,而脉搏亦有盛衰。张志聪注:"三者人也,人之所以成生者血脉也,故人脉应人"。人的筋约束周身,而各部的功用不同,犹如一年四季气候各异。张志聪注:"四时之气,皆始于春,筋乃春阳甲木之所生,故人筋应时"。这是言筋之分束,言筋与四时之合而注释的。人的发声,可以和五音相应。高世栻注:"人声清浊高下不同,一如五音分五行,故人声应音"。人的五脏六腑的阴阳相互协调,犹如六律六吕的高低有节。张志聪注:合气者,"五脏六腑,阴阳相合而为六也,以六气之相合而应六律"。人的面目位置和牙齿的排列,犹如天上的星辰一样。王冰注:"人面应七星者,所谓面有七孔应之也";张介宾:"森罗布列,星之象也"。人之呼气和吸气,犹如自然界的风一样。王冰注:"动出往来,风之象也"。张介宾云:"呼吸出入,风之象也"。九窍以三百六十五络,分布全身,犹如地上的百川万水,纵横灌注于九野一样。张志聪云:"《阴阳应象大论》曰:地有九野,人有九窍。九野者,九州之分野也,人之三百六十五络,犹地之百川流注,通会于九州之间"。人与自然界相适应,分为九种现象,出现九种不同情况的症状,为适应相应的治疗制成不同式样的针,故有九针之名。

数	自然界	人体	九针
一	天	皮	镵针
二	地	肉	员针
三	人	脉	锃针
四	时	筋	锋针

五	音	声（骨）	铍针
六	律	阴阳（气）	员利针
七	星	齿（目）	毫针
八	风	气（呼吸）	长针
九	野	三百六十五络	大针
		九窍（关节）	

张志聪注："一至五，刺形层浅深之次序。人之声音，由肾之所发，故五针骨也。阴阳二气，分而焉三阴三阳，故六针调阴阳气。阴精七损，故当益之；八风为邪，故当除之。节之交，三百六十五会，络脉之渗灌诸节者也。故九窍节气，闭者通之，实者除而去之。此之谓九针之各有所主也"。

【心传】

从此歌诀想到三方面：①古人认识大自然时具从多方去认识的，如：天、地、人、时、音、律、星、风、野。且配合数；一、二、三、四、五、六、七、八、九。数和数之间是有联系的，而且用九九演变出八十一。说明自然界各种事物现象之间是互相联系的，经常运动演变的。②人与自然界相应，实际人即是自然界的一部分。因此，一、天、皮、肺；二、地、肉、脾；三、人、脉、心；四、时、筋、肝；五、音、声（肾、骨）；六、律、六脏六腑的阴阳之气。七、星、齿、目（肝、肾）；八、风、呼吸之气（心、肺、肝、肾、脾）；九、野、三百六十五络、九窍、关节（脏腑、经络）。常用自然的正常与反常来解释说明人体的生理、病理，即取类比象之意。③我们应研究九针的式样作用与自然界相应的道理，及治疗人体相应部位、组织、器官和阴阳气血、动静出入的原理。这样，才能发挥祖国医学整体观念及辨证论治的思想，发展祖国医学，提高祖国医学。

二、九针式图并九针主治法歌

一曰：镵针式图

针长一寸六分，末端一分尖锐，欲浅刺不令深入也。

镵针主治法歌
镵针即今箭头针，主刺皮肤邪内侵，
毋令深入泻阳气，邪正相安荣卫均。

【注解】
镵针说法是箭头针，主刺邪热病在头身肤之证。浅刺皮肤泻血，以治头身热证。要在勿令深入，深则伤人阳气。故邪去而正不伤，荣卫得和，则病祛除。

【心传】
此节虽谈镵针样式及主治，但示人以浅刺法，及泻血热祛邪，使邪去而正不伤，荣卫得和，疾病自愈。今之梅花针、滚刺筒，及点刺出血，皆属此类浅刺法。笔者临床常遇突然头皮疼痛如触电，不能碰触抚摸疼痛局部头皮，摸则更痛，用毫针局部点刺破皮，则疼痛立止。此即是浅刺法之一。

二曰：员针式图

针长一寸六分，针身圆柱形，针头卵形。

员针主治法歌
员针取法于絮针，主治邪气侵肉分，
筒身卵锋不伤正，利导分肉邪自平。

【注解】

员针取法于絮针,即员针仿照絮针。针身筒状为圆柱形,针形如卵,针尖圆钝。用以按摩分肉,既不损伤肌肉,又能疏泄利导分肉间的邪气,所以是分利疏导邪气不伤肌肉正气法。

【心传】

此歌是刺邪在肌肉之法,示人以刺肌肉之邪又不伤正气,即却邪不伤正也。在针刺时用左手先重而多揉按腧穴,再行进针治疗即是此意。又如刺法中卧针,亦刺肌肉利导邪气而不伤正气。

三曰:鍉式针式图

针身长三寸半,针头如黍粟状,针尖圆而微尖。

鍉针主治法歌

鍉针之锐如黍粟,恐其深入伤肌肉。
按脉勿陷以致气,刺之邪气使独出。

【注解】

鍉针之锋,如黍粟之锐,主治邪在血脉之中。针时不欲过深,恐伤肌肉。此法手按压至脉,刺脉中之邪气,使其独出。但按过深陷至肌肉,则邪虽出,而肌肉之正气必伤,则伤人之脾气也。

【心传】

此法刺血脉中之邪,示人勿过深而致邪去而正伤。反之,亦不能过浅而伤肌肉之正气。不及血脉,又不能祛邪。故邪在血脉要刺适中,以达祛邪不伤正之目的。不伤肌肉之正气者,不伤后天之本脾胃之气也。

四曰：锋针式图

针长一寸六分，上去八分，下留八分。针身是圆柱形，针头锋利，呈三角形，可泻热出血。

锋针主治法歌

锋针即今三棱名，主刺瘤邪时气壅，

发于经络痼不解，泻热出肉荣卫通。

【注解】

锋针即今三棱针，主刺四时不正之气，及温热之邪致成壅肿。凡是发于经络中壅塞痼疾不解之病，用三棱针之锋利，以泻热出血，使经络开通、荣卫气血调和，而壅痼之疾可愈。

【心传】

此刺脉放血之法，泻血以治痈肿、热病。目赤、耳后经脉出血；咽喉肿痛、少商、商阳放血；中暑、腹痛、尺泽、委中放血，俱此法也，但总以邪盛正尚不虚为治疗准则。

五曰：铍针式图

针身长四寸，宽二寸半，形如剑，能开通。

铍针主治法歌

铍针之锋末如剑，主刺寒热两相搏，

合而为痈脓已成，大脓一泻即时和。

【注解】

铍针之锋末尖锐如剑，主刺寒热相搏，邪气郁于荣卫，凝滞不通，而成痈肿成脓者。用此开泻排脓者，脓去则阴阳和，痈热自愈。

【心传】

此刺疡疮痈疖而成脓者，用此可排脓泻热，今多用于外科，但用于痈疖阳证有寒热，且已化脓者。

六曰：员利针式图

针长一寸六分，针头微大，针身反细小，圆而且利，尖如牦。毛之强者，为牦，用其细而健强硬可刺稍深也。

员利针主治法歌

员利针形尖如牦，主治虚邪客于经，
暴痹走注历节病，刺之经络即时通。

【注解】

员利针，针尖形如牦，其圆而且尖锐，主治虚邪客于经络而成暴痹与走注历节疼痛等病。此是祛除虚邪，疏通经络、宣痹止痛之法。

【心传】

针圆而锐利，针尖形如牦，取其圆锐而可刺较深，通经络，祛虚邪，以除暴痹、走注历节、疼痛诸病。本法要在深刺，而治痈肿、痹证。

七曰：毫针式图

针长三寸六分，针细如毫毛，取其微细徐缓之意。此针今是多用，记载长度有不同。《医宗金鉴》曰；一寸六分长。《灵枢·九针十二原》曰：长三寸六分，尖如蚊虻喙。诸家多从后者，今之毫针长短俱有。

毫针主治法歌
毫针主治虚痹缠，养正除邪在徐缓，
寒热痛痹浮浅疾，静入徐出邪正安。

【注解】
毫针的命名，是因取法于毫毛，主要刺邪客经络而成的痛痹。凡是人体正气不足，邪犯肌表而致痹症缠身，又有寒热症状的，可用此法。静以徐往，可逐渐驱散外邪。微以久留，能缓慢使正气恢复。其法除治寒热在表的痛痹外，也有治内科杂病、补益精力之功。

【心传】
此乃扶正祛邪之针法。扶正，微以久留。即使医患保持环境、精神安静，针刺较慢微弱，较长时间的留针，以达到缓养正气的目的。驱邪，静以徐入，即在医患保持安静情况下，针刺时静入徐出，慢慢将针刺入，搜索外邪并驱散以通络脉，以起驱邪之作用。

八曰：长针式图

长七寸，其身长，其尖锋，故可深取远痹。

长针主治法歌
长针主治虚邪伤，内舍骨解节腠䐈，
欲取深邪除远痹，刺法得宜始可康。

【注解】
长针针身长达七寸，针尖锋利，故可内入解腰脊节腠之间，心邪内舍于骨致成痹症。欲去此深远疼痛，必得长针。用此长针方能使深邪出，远痹解，而身体安康。

【心传】

此深刺，刺深邪远痹之法，即刺病在骨也。刺此当逐渐引邪外出，且边刺边让患者活动，以使邪外出。笔者刺痹症，如西医之坐骨神经痛，刺时针感传至足部，后再跺足效果很好。

九曰：大针式图

长四寸，仿效于锋针，其锋稍圆，尖形如挺，粗而且大，可以通泄关节。

大针主治法歌

大针主刺周身病，淫邪溢于肌体中，
为风为火关节痹，关节一通大气通。

【注解】

大针，即古人之燔针。凡周身淫邪，或风邪，或水邪流溢肌体，留聚不能通过关节，壅滞而致病的，以此刺之，使关节通利，经气通畅。一切外邪壅于经络，风邪、水邪而致肿毒伤于肌关的，皆可得到治疗。

【心传】

此法可通利关节，消肿祛壅，故后人亦作火针，治瘰疬、乳痈、肿痹等。

根据洛阳金村出土的战国尺实物换算，一周尺等于二百三十一毫米。用此可换算以上尺寸与现代毫米之间的关系，九针出于《灵枢经》中，因大小、长短、粗细、圆锐不同，而成九种古代针具，但亦反映了许多针刺之大法。后世又演变许多针刺法，突破了针灸，亦为外科、按摩等科应用。

三、行针次第手法歌

　　　　行针手法口诀多，撮要编为十二歌，
　　　　取穴持温进指摄，退搓捻留摇拔合。

【注释】

　　行针次第手法歌诀，开始于明朝的杨继洲。以后各家口诀很多，皆较繁杂。今就重要之处，选编成十二首歌诀，简明切当，便于后学。也有就一取穴、二持针、三温针、四进针、五指循、六爪摄、七退针、八搓法、九捻法、十留针、十一摇针、十二拔针，称为行针基本手法。

　　这些手法，就是以手行针和候知"经脉之气"为主要内容。把它分两方面谈。一行针，首先要认识疾病有虚实，针殊有"补泻"，故行针为补虚泻实而设。进针后用手行针，以针行气，气闭行之则开，气聚行之则散，气不至使之来，气有余使之平，就是补针的意义。若气寒使温，气虚使实，气迟缓使急速，气不足使增加，这就是行"补针"的意义。"行"是往来不息，使经气流通不滞；左手不住"循"、"按"，右手不住"搓"、"捻"；既要掌握浅深，又要注意"顺逆"和"息数"。在进行中，手与针一致，心与针吻合；左手不离穴，右手不离针；既要"循按"，又要"提插弩白"；既要手颤飞动，又要闻声；既听病员呼吸，又要辨脉以验邪是否退。

　　其次"候"经脉之气，主要是病人自觉的针下酸、麻、重、胀和疼痛，呈片、条、带向上或向下的感觉，与医者下针后"沉、紧、涩"和"轻、滑、慢"的感觉。"沉、紧、涩"为气已至，如鱼吞钩饵之浮沉。针下"轻、滑、慢"，为气未至，如闲处幽堂之深邃，如针穿豆腐。因此古人亦利用它来作诊断，"气至而有效，效之信，若风之吹云，明乎若见苍天"。"气速至而有效，气迟至而不治"。总的来说，针刺的关键，就在得气与否,一般临床针灸家均有这种体会和经验。为了便于学习与掌握,明代杨继洲把古代流传手法,总结为十二法,成为后世所崇的基本手法。

(一)取穴歌

取穴先将爪切深,须都毋外慕其心,

令彼荣卫无伤碍,医者方堪入妙针。

【注释】

凡下针之前,用左手大指爪甲,重切所针之穴,让气血宣散,使病者心专于内,精神集中于穴下,不要外驰,然后下针。使针不伤荣卫之气,方为妙针。

取穴就是认穴认经,前人谆谆而教的是"针一穴必取五穴"、"治一经必先辨三经"。恐其认穴不真,则针灸错用;经络不清,则阴阳倒置。阳经的穴位,多在筋骨之侧、按之酸、麻为真。阴经的穴位,多在郄腘之间,手摸多有动脉应手。初学针法,不得不多取几穴,以防错误。然熟练者,伸手便得,其法主要用"爪切"和"指揣"。

【心传】

笔者临床体会,爪切取穴有以下几个优点:其一,在穴位处爪切出"十"字形,可辨别左右上下关系,以示穴位是否准确。其二,爪切十字后,气血得以宣散,进针时患者痛轻或不痛。其三,重爪切时,患者之心神,医者之心神都集中在穴位处,行针时医患都集中全身精神,效果较好。用以上方法,方能发挥针灸之妙。

(二)持针歌

持针之士要心雄,手如握虎莫放松,

欲认机关三部奥,须将此理再推穷。

【注释】

凡是要下针时,医生必须心小力雄。心小者,是要小心谨慎，将针对准取好的穴位，如射击一样，要瞄准目标，只有这样才能争取百发百中。力雄者，要有勇气，要战胜疾病，要有一针下去就要把病邪全都消散的雄心壮志，且把这种雄心变为力量集中于针尖。但要集中针尖，必须稳持金针，全神贯注，右手持针对穴上，姿势如握住老虎，不敢放松。这都是让医者心小力雄，否则老虎脱手会吃掉猎人。这样着力旋转，将针刺入应至部位，吸气三口，然后提针，徐徐而用。凡机关三才奥理，欲认于心而行于针。

简言之，这是医者掌握和操纵针应具有的程序。古人把它比做"手如握虎，势若擒龙"，喻人力雄。如临深渊，如履薄冰，喻人心小。必端以正，安以静，喻人聚精会神。如上才能体会到经脉之气的往来，及病邪情况。其法于右手持针，左手按穴，不敢放松，着力旋转插入，直至应至之处。更重要的是，左手（现称押手）能住痛移疼，固定穴位，协助右手（刺手）避开血管等。左手一般常有五种形式：

（1）指切法：左手拇指端，切压于穴眼的近侧，针由爪甲端缘刺入。此法适于短针。

（2）骈指法：左手拇、示指末端压于穴眼的近缘，针由拇、示指夹消毒棉球，扶针体尖端部，协助针体刺入。此法多适于长针。

（3）舒张法：左手拇、示两指按穴两侧，向穴两侧撑开，使皮肤紧张，针易刺入。此法多适于皮肤松弛的腹部。

（4）挟持法：左手拇、示两指，捏紧欲刺该穴之部，针对准该穴斜向刺入，此法多用于面部。

（5）手掌法：左手五指和掌压于穴眼经脉上，针从示、中指间部，正当穴之上，由指缝刺入。此法多适用于腰部。

【心传】

此虽言右手持针，实乃描述针刺医生的精神状态，如何左、右手配合，体会针刺三部的奥妙，才能领会心小力雄的道理。关于左右手配合，《标幽赋》记载最妙，如：左手重而多按，欲令气散；右手轻而徐入，不痛之因。笔者多年以此为法，临床病人反应较好，自己收益不少。

（三）温针歌

    温针之理最为良，口内温和审穴方；
    勿令冷热相争搏，荣卫宣通始安详。

【注释】

古时下针前，先将所用之针入于口内，使之温暖。审定穴位，方可与刺。目的是不使针体之冷与患者身体之热，产生冷热相搏。这样气血调和，病愈而人体安详。古代这种口含温针法，现已不采用。这也因当时工业发展水平所限，针体多粗。如今工业发达，工精针细，经过消毒蒸煮，一般针之温度不会过低，而致与人体热度产生相击。

【心传】

此言针体之冷与人体之热相搏之关系。而口内温针之法虽已过时，但要求针的温度与人体温度一致方可进针之理，尚有可取之处。因针刺目的就是调气血、通经络，如果过冷则有血得寒则凝之虑。今日为治寒湿痹痛，非但针刺，而且配合灸法，并有针上加灸的温针法。此法不但对痹症，而且对中风后遗半身不遂也常应用，助人阳气，流通经络。今日之火针、电热针，都是掌握针体温度与治疗的关系。

（四）进针歌

    进针理法取关机，失经失穴最不宜，
    阳经取陷阴经脉，三思已定针之愈。

【注释】

进针就是入针的插针。于进针前要特别注意医生、患者要神气安定、呼吸均匀。更要分清经络，取准穴位，方可进针。如穴位在阳部，必取筋骨侧陷下之处，则不伤于筋骨；如在阴部郄腘之间动脉相应处，则以爪重切经络，少待片时，方可进针，而不伤于荣卫。这些都必须再三思考，针刺才能取得较好的效果。

【心传】

进针前的准备工作是很重要的。医生和患者神气安定、呼吸均匀是首要的。患者急急忙忙而来，不安定片刻，不问情由，动手就针，常致病人晕针。临床体会，病人若因生气而来，不问情况，针每一穴患者都痛，产生不好效果。医生若急急忙忙，常找不到针感。这都是神气不定、呼吸不匀出现的一些现象。针灸另一重要事情就是要分清经络，取准穴位。为此古人常云：阳经取筋骨之侧，下陷为真；阴经取郄腘之间，动脉相应。取三经用一经而可正，取五穴用一穴而必端，这些为取准经穴的教导，我们要细心去体会。另外，将针刺入常有三种方法：（一）半捻刺入法，多适用于四肢部。先浅疾进，次缓捻进，一左一右。静听病员呼吸，作为轻重缓急的标准。呼时手法较重而紧，吸时较轻而慢。随呼进针与随吸进针同一理，但彼疾而此缓，彼猛入而此搓入。猛入多痛，搓入无苦。（二）呼吸刺入法：多适用于胸腹部。随病员呼时进针，吸时停针，入针时用之。若出针时，病员吸气时退针，呼气时停止退针。（三）疾刺法（浅刺法）：多用于指端末梢端，如小儿或当于急救，井穴出血，疾入而拔出。

（五）指循歌（催气法）

    部分经络要指循，只为针头不沉紧，
    推则行之引则止，调和气血使来临。

【注释】

指循就是"运气"、"催气"之法，进针落穴后，要行补泻，先求气至。针下如鱼吞钩，即气至之信。气不至而就行补泻之法，终归无功。病既沉久，气血行涩，气难自至。非用手法循按经脉之气均不至，既至亦迟。用循按之法，必通晓经脉顺行和逆行。但阴阳经脉之道上下不同，用指循补泻顺逆亦异，要在认识经脉顺逆而施迎随补泻之法，必然于进针之后，以左手扶持针柄，右手循按所针之经，或使他人协助循按。如针手三阳，应用泻法时，手三阳是从手走头，则令气由头部走向手而外出，故必先用手指循按所针之经。从头向手按，渐渐按至所针穴边而停手，则气易至而经易通。如针手三阴经亦然，但手三阴是从胸向外走至手，循按内外不同。补法用循，亦如泻法，须注意到顺经气所行循按为补，逆其经气所循按为泻。足三阳经从头走向足，足三阴经是从足走向腹的。总之，循按手法，无非为催动气血而设。泻法用此，则邪易退；补法用此，则正易足。古人专门手法，有通关过节、飞经走气，就指此项。

【心传】

针下沉紧谓之"得气"，又叫"气至"；不沉紧即未得气，也叫气不至。针家常言针刺气至而有效。就是说针刺要取得好的效果，首先要得气。且有气速效速、气迟效缓、气不至而不治之说。这都说明气至的重要性，及气至后再行补泻之法。气至与否有两方面因素：一是病人之正气情况，正气过度虚弱，有时很难得气。二是医生的操作方法。如因针刺角度不准，深浅不符，刺激量不够，应即时调整。如以上合格而气不至，针下不沉紧的，则当用指循之法运气、催气，以使针下沉紧而施行补泻之法。

（六）摄法歌

摄法原因气滞经，大指爪甲切莫轻，
以指摄针待气至，邪气流行针自轻。

【注释】

此言邪气滞于针下而滞针，以致针下疼痛，因此以爪甲重切穴的周围，使邪气不能滞涩，正气能流行，故针下疼痛可止矣。摄法即通过爪甲重切，使正气流行，邪气不滞的无痛针刺方法。

【心传】

摄法又叫爪摄，是住痛法。一般在"进针"、"行针"、"退针"时，使病人大觉痛苦，因而对针灸治疗发生恐惧。非病至不得已，不肯求医针治。甚至延误，病转危急，而终不应针。这都是怕痛所引起的。但疼痛亦不应有，能知疼痛原因，就知住痛之法，分四方面谈谈体会：

（1）未进针前，以爪甲重切穴位，预使气血宣通，不至滞针。

（2）进针时用平捻法，徐徐随呼入吸停搓入。

（3）行针补泻时，针下气滞，捻转疼痛，则用爪摄，切按经络上下左右，不住推切。如捻之过急，则缓慢些。针入过迟时，则变迟。左捻重疼时，则向右松。右捻重疼时，则向左松。

（4）退针时，仍用平捻法，随吸退呼停，徐徐退出。

进针后手法，因病人的虚实寒热不同，施用轻重缓急的方法亦异。病人呼痛，泻针甚于补针，因其邪甚。然痛虽甚，医者不能因其言痛而遂行出针，必须细加审查。如手法促则略为放慢，手法重则略为减轻，以指切其穴边、四旁，令病邪稍微退开。此一法也。

病人言痛，使其吸气一口，再行转针。此二法也。

先慢而轻施，使病邪稍减，再快而重施。此三法也。

紧甚碍针不行，名为滞针。于所针经下面穴位，再进一针，先行泻法，滞气稍退，再行原针。此四法也。

痛之太甚，又遍施诸法不效，必另有它故，改日再针。医生尤当注意，如因大怒、大惊、疲劳等，经云：惊则气乱，怒则气上。勿刺大惊，勿刺大怒，早有明训。

（七）退针歌

　　　　退针手法理要知，三才诀内总玄机，
　　　　一部六数三吸气，须臾疾病自然愈。

【注释】

凡退针应用手法，三才之内皆有要诀元机，不可不知。如欲退针，必须缓缓而出，自地部退至人部，再渐退至天部，俱用少阴之六数泻之。每一部六数，须要少停，三部共行三六一十八数。令病人吸气三口，随吸随提，徐徐退至天部，其疾病自然除矣。

【心传】

退针就是提针和出针，手法施尽，针下气松，则宜出针。仍以左手中、示两指紧按穴边，用右手拇、示两指持针柄左右捻转，用平补平泻法缓缓提退，随起随转，务使病员不觉痛苦而后已。更当注意的有两项：一是弯针，发现后不能强捻提出。多发生在抽搐病人，或体位不当者。须顺其弯曲方向，随弯退出。另一就是肌肉麻痹和老年人，转针过紧，出针过急，则会出现肉纤维缠绕针身，甚至带肉出针等情况。此外，进退包括提插，插进为补、提退为泻。提插多以豆许为标准。合起来则成捣术。总之进针退针都要以慢、稳、准为好。临床扎针时，进针如栽葱，起针如拔草的方法，是不好的，常常引起病人恐惧、出血，以致有不舒适的反应，切记。

（八）搓针歌

搓针泻气最为奇，气至针缠莫就移，
浑如搓线攸攸转，急则针缠肉不离。

【注释】

搓针者，凡进、退、搓、捻，皆催其气至以泻邪气也。如觉针下气紧，切勿移动，须用泻法。但微微将针转动，如搓线之状。若转之太紧，必至肉缠针头，邪气涩滞，而不能除。

【心传】

搓针是下针后施用补泻的一种手法，亦可利用它来运气、催气。但用这法时需要注意的是，在进针后，审定疾病的虚实，持针或内或外的施行补泻，如搓线之状，勿转太紧。否则就会肉缠针身，难以进退。其具体应用分为两点：向左捻转插针为热，向右搓转提针为寒，各停五息，故称"搓以使气"，此其一也。另就是留针的前后搓数，补要气足，泻要邪尽。若驱入驱出，只有补泻之名，而无补泻之法。补泻之道。痼疾久留，久留必藉迎随搓转之功，故留针前后必行捻搓之数，搓分六阴和九阳。泻用六阴数始，如病邪适用"六阴数"来泻，则月初六指，搓一六（右搓），停五息；再搓二次如上，停五息；再搓三六，共十八次，初六之数已足（少阴数为六六，每次六搓，停五息，如此六六等于三十六搓。老阴数为八八，每次八转，停五息，如此八八等于六十四搓）。如病须适于"九阳数"来补，则用初九指，就一九搓（左搓）停五息；又行一九，停五息，如此三九等于二十七搓。"少阳数"以七七，第七搓一停，等于四十九搓。"老阳数"以九九，每九搓一停，九九等于八十一搓。补泻对象有浅深，应用上就有轻重。一般用补法搓轻而慢，泻法搓紧而疾。

（九）捻针歌

    捻针指法不相同，一般在手两般功，
    内外转移行上下，助正伏邪疾自轻。

【注释】

捻针时，虽同样用手，而指法不同，故功有两般。如想治上部的病，则拇指向外捻，外捻能令其气向上也。如想治下部病，则大拇指向内捻，内捻者令其气至下也。内捻为补，外捻为泻。如经络向下者，转针头逆之则为迎，经络向上者，移针头顺之则为随也。指法得宜，则正气自复，而邪气自退矣。

【心传】

搓捻本为同法，但彼重而此轻，它在迎随捻转补泻手法上。亦占与搓法很重要的同等地位。人身经络各有顺逆，手三阳由手走头，足三阳由头走足，手三阴由胸走手，足三阴从足走腹，男女一致，老少相同。阴升阳降，经气之道无异。顺其经气捻针为补、为随，逆其经气捻针为泻、为迎。兹将补泻迎随的手法，分述如下：

手三阳和足三阴这六条经自下（指手足）而上（指头腹）循行。

左侧 右侧 } 补法 { 大指向后 大指向前 } 为随 }
左侧 右侧 } 泻法 { 大指向前 大指向后 } 为迎 } 内补外泻

手三阴和足三阳这六条经自上（指胸、头）而下（指手、足）循行。

左侧 右侧 } 补法 { 大指向前 大指向后 } 为随 }
左侧 右侧 } 泻法 { 大指向后 大指向前 } 为迎 } 外补内泻

此外又有针尖方向，作为迎随之法，如针尖顺其经为随，逆其经为迎。

（十）留针歌

　　　　留针取气候沉浮，出入徐徐必逗留，
　　　　能令荣卫纵横散，巧妙元机在指头。

【注释】

留针时，出针至天部，或入针至地部，须在皮肤肌肉间徐徐容留，令荣卫宣散方可出针入针。若出针太急，则血随针出，反伤荣卫。其巧妙元机，全在指头也。

【心传】

针法的留针，为候经脉之气进退法，需要行这法的有五点。如下述：

（1）当补泻时，气不至时，则留针。

（2）进针时，"无令气忤"，"静以久留"。气速至针紧不行，须爪摄以通之；气至缓，针下松弛，须指循以摧之。

（3）痛剧时，留针以镇之。痉挛时，留针以疏导之。

（4）气闭时，留针以开之。

（5）出针时分阶段逗留以和之（皮、脉、肌、筋、骨）。

古人云：入针贵迟，拔针如提千金。示人用针要慎重的意思，不可猛烈以伤人。后人分为"静止法"（用手法后即停针不动，直到拔针）、"阵动法"（阶段式施用手法，如疼痛、痉挛、作阵动式转针）。

根据个人临床体会和观察针刺麻醉，对某些穴位必须留针到一定时间，才能逐渐出现较好效果。因此，治疗疾病，留针到一定时间，对取得较好效果是很重要的。

（十一）摇针歌

　　摇针三部皆六摇，依次推排在指梢。

　　孔穴在开无窒碍，邪气退除病自消。

【注释】

"摇针"，指出针天、地、人三部欲泻时，每部二、三摇，最多不过六摇。以指捻针，如扶人头摇之状，使孔穴开大，没有窒碍，使邪气退除而疾病愈。

【心传】

摇针亦是补泻手法之一，就是于退针时（多相当于泻法的末期），必须将针摆撼而出之，使穴眼大开的方法，故称"摇以行气"，为出针之法。如专门手法："青龙摆尾"法，如扶船舵，不进不退，一左一右，慢慢拔动的意思。此外，如"白虎摇头"，似手摇铃，退方进圆，兼有左右摇摆而摇之。前者行气多补，后者行血多泻。

（十二）拔针歌

拔针之时切勿忙，闭门存神要精详，
不沉不紧求针尾，此诀须当韫锦囊。

【注释】

当针毕拔针时，切勿轻率忙乱。如欲出针，须待针下气缓，不沉不紧，觉轻动滑快，方以右手指捻住针尾，以左手大指或示指按其针穴及穴外之皮，令针穴门户不开，神气内存，然后拔针，庶不致于出血。这是针家要诀，须当韫于锦囊也。

【心传】

拔针是行针最后一阶段，手法补泻已尽，针下之气缓和，不沉不紧，用手平捻提退，随病人吸退呼停法，切不可太急，否则出血。其亦有补泻二法：

（1）施补法：出针后，须用左手急按穴眼。
（2）施泻法：出针后，不须用手按穴眼。

此十二法，为针灸家应当熟悉，是补泻大法的基础。能掌握这些方法，概括其中，故称"基本手法"。

第二部分

《伤寒论》六经方选针法心传

《伤寒论》397条（法），113方，是张仲景总结了东汉以前的医学理论和临床经验，在《内经》、《难经》等经典著作的基础上，进一步发展确立了六经证治，写成的一部理、法、方、药、穴具备的医学经典著作。使祖国医学"辨证论治"的特有思想体系，更加系统，更为完整，更切合临床应用。

用《伤寒论》的法则、方药、针穴诊治疾病，只要认病确切，多是立竿见影，效如桴鼓。临床报道，历历皆是。《伤寒论》的六经证治法则，不仅对外感病的治疗有卓越效果，而且可用于各种疾病的分析。柯韵伯的《伤寒来苏集》记载："六经分司诸病之提纲，非专为伤寒一症而立"。陈修园的《长沙方歌括》记载："是书虽论伤寒，而百病皆在其中。"徐灵胎的《清代经方派名医》记载："医者之学问，全在明伤寒之理，则百病皆通。"因此学习《伤寒论》不仅学它的一条、一方，更要学习它辨证论治的思想方法，发挥其证治方药穴的指导作用，提高我们的治病能力。

仲景云："太阳病，初服桂枝汤，反烦不解者，先刺风池、风府，却与桂枝汤则愈。"此开《伤寒论》先针后药，针药并用之先河。本人临床治疗依此思想指导效果很好。如冬月治一女子，洗衣服出汗，外出晒衣，突然受寒，头痛、项背疼痛，身紧，无汗，脉紧。断为汗后受寒，即用针刺大椎、后溪，解表散寒；针刺承浆、风府，通调任督，调整阴阳；再服葛根汤原方一剂而愈。又如夏月治一女子，因急骑车去听课，室内人满无座，只好站在走廊教室窗外听讲。走廊风大，因骑车后出汗受风，以致头沉，颈背紧痛，有汗，脉缓。她为独生女，又为升学紧张，家长着急带其去西医院诊治。医生要抽脑脊液检查，家长、患女均因恐惧不应，前来中医针灸治疗。明是汗后受风，先用大椎、风池、悬钟，解肌散风调髓濡筋。当时即轻。再用承浆、风府，颈项后背紧痛顿消。又服桂枝加葛根汤原方，一付而愈。从而体会到，先针后药，针药并用，确实见效快，疗程短，疗效高。某些病还可单针不药，节约药材。

根据多年学习《伤寒论》，并应用于针灸临床的经验，今选《伤寒论》方58首，从方药到证治，进行分析。再从处方研究证治，力求全面深刻理解方证精神。再谈个人对方剂的体会，配以有效针灸穴位，组成针灸处方，申明方义及临床操作法，以发挥其针药并用的思想。我认为，学习《伤寒论》，研究《伤寒论》的理、法、方、药、穴，是针灸医生提高理论与临床水平的一条重要途径。

太阳篇方选针法心传

一、桂枝汤方针法

【方药】桂枝去皮三两　芍药三两　甘草炙二两　生姜切三片　大枣擘十二枚

【功能】解肌发汗，调和营卫。

【主治】头痛，发热，汗出，恶风，脉浮缓。

【方解】桂枝，辛温，温通卫阳，解肌，去在表之风邪。芍药，酸苦微寒，益阴和里，固在内之营阴。生姜，味辛，佐桂枝解表。大枣，味寸，佐芍药和里。甘草，甘平，和中，和大枣和养胃气，以资出汗。

【煎服】水煎服再饮热粥，以助药力。得汗止后服，微似有汗，为佳。

【歌括】

项强头痛汗憎风，桂芍生姜三两同，
枣十二枚甘二两，解肌还藉粥之功。

【心传】

桂枝汤方为《伤寒论》第一方，其配伍得当，煎服有法。临床如对症，效如桴鼓；应用不当，变证丛生。仲景又有"先刺风池、风府，再服桂枝汤则愈"的教导。故从针灸治桂枝汤证，是针灸医生义不容辞的责任。今选手足三阳督脉之会大椎，统阳主表，斡旋营卫。凡外感六淫之邪在表，以大椎喻桂枝、芍药。阳维主阳主表，风池是足少阳、阳维之会，能疏解表邪、镇痛止寒热，又能通鼻窍。肺主皮毛，其脉起于中焦。针胃经之足三里，益胃补气血，土足金生，肺气充足，则可益气固表。曲池，手阳明合穴，用可清热。足三里与曲池合用，调补肠胃，以喻甘草、生姜、大枣。足三里用补法，有饮热粥之意。

斡旋营卫用大椎，散风止痛风池配，
补胃益肺足三里，曲池清热调营卫。

二、桂枝加葛根汤方针法

【方药】桂枝三两去皮　芍药二两　炙甘草三两　生姜三两切　大枣十二枚擘　葛根四两（麻黄）

【功能】解肌和表，宣通经脉。

【主治】桂枝汤主治证，兼见项背强几几者。

【方解】桂枝汤调和营卫，解肌发汗。葛根，辛甘平，气味轻浮，能鼓舞胃气上升以生津液，入走经脉以宣通经脉之气。有云加麻黄三两去节。

【煎服】先煮葛根去上沫，再纳诸药，煮成温服，饮热粥，取微汗。

【歌括】

葛根四两走经输，项背几几反汗濡，

只取桂枝汤一料，加来此味妙相须。

【心传】

太阳病，项背强几几，反汗出恶风者，桂枝加葛根汤主之。项背强几几者，当无汗。今反汗出恶风者，中风表虚也。故用桂枝汤方针穴大椎、风池、足三里、曲池解肌发汗，调和营卫以和表。再加足少阳胆经穴悬钟其又为髓会，经络过颈。悬钟可治项背强，升津以通经，后溪通督脉，散寒通经，疏通太阳经气，以治项背强几几。悬钟、后溪可喻葛根、麻黄。

大椎风池足三里，解肌能调营和卫，

桂枝证见项背强，后溪悬钟妙非常。

三、桂枝加厚朴杏子汤方针法

【方药】桂枝去皮三两　芍药三两　甘草炙二两　生姜切三两　大枣擘十二枚　杏仁五十枚　厚朴炙去皮二两

【功能】解表降逆。

【主治】太阳病　桂枝汤主治证兼见汗出而咳喘者。

【方解】桂枝汤，解肌发汗，调和营卫，厚朴、杏子，下气降逆，止咳定喘。

【煎服】水煎温服。

【歌括】
　　　　下后喘生及喘家，桂枝汤外更须加，
　　　　杏子五十朴加二，一降一宽解衰邪。

【心传】

"喘家作，桂枝汤加厚朴杏子佳。"喘家，言素有喘病已久，又得桂枝汤证兼咳、喘的。也有因表证用下，表不解而又咳喘的。总之既有太阳病桂枝汤证，又见咳喘者，也可进行针灸治疗。用大椎、风池、足三里、曲池，比喻桂枝汤调和营卫、解肌发汗以治表。并用丰隆，胃之别络，别走太阴，其性沉降，和胃化痰，可清肺热，以喻厚朴之降。列缺、喘息，宣肺定喘，以喻杏仁之宽。

　　　　太阳下后邪传里，肺伤有热喘自起，
　　　　大椎风池足三里，平喘丰隆与喘息。

四、麻黄汤方针法

【方药】麻黄去节三两　桂枝二两　甘草炙一两　杏仁七十枚

【功能】发汗解表，开发毛窍腠里，驱散寒邪，治太阳表实无汗。

【主治】太阳伤寒证，邪气在表，发热，头痛，身疼痛，骨节痛，项背强，恶寒恶风，无汗而喘，脉浮而紧。

【方解】桂枝，入营分，升腾阳气。杏仁，利肺降气。麻黄，配合桂枝，走表开毛窍，逐风寒。麻黄配合杏仁入肺，宣肺定喘。甘草，味甘，调和诸药。本方虽为太阳发汗重剂，实为发散肺经火郁之药。

【煎服】水煎服。

（1）先煎麻黄，去上沫，纳诸药。《名医别录》记：沫令人烦。

（2）复取微汗，服药的关键是不须啜粥，余皆同桂枝汤。

【歌括】

　　　　七十杏仁三两麻，一甘二桂逐寒邪，

　　　　喘而无汗头身痛，温服休叫粥到牙。

【心传】

头痛，身疼，腰痛，以至牵连骨节疼痛者，为寒伤荣，太阳经荣血不利。寒邪在表，皮肤闭而为热，肺气上逆而喘，故用麻黄汤发汗解表。针用大椎疏解表邪，曲池为手阳明合穴，清热行气以助大椎之力。后溪通督散寒解表，泻法可出汗，三穴共奏发汗，散寒，解表之功。再用肺经络穴列缺宣肺气，喘息穴降气定喘。此二穴宣肺定喘，又治头痛。

　　　　大椎曲池与后溪，发汗解表祛寒邪，

　　　　再加列缺和喘息，宣肺定喘头痛医。

五、大青龙汤方针法

【方药】麻黄去节六两　桂枝去皮二两　甘草炙二两　杏仁去皮尖五十枚　姜切三两　大枣擘十二枚　石膏碎如鸡子大。

【功能】解表清热，能两解风寒，治不汗出而烦躁。

【主治】发热，恶寒，头痛，身疼，无汗，烦躁；或身但重，乍有轻时，脉浮紧（或浮缓）。

【方解】大青龙汤由麻黄汤加石膏组成。麻黄汤，发散在表之寒邪。石膏，清散内郁之热邪，故此方有清里热兼散表邪的作用，为清热解表，表里双解之方。

【煎服】1. 一服得汗即止后服，取微似汗。

2. 汗出过多，可以温粉扑之。

3. 防汗多亡阳，恶风烦躁，不得眠。

4. 禁忌：脉微细，汗出，恶风，不能用。少阴虚证，四肢沉重，不能用。阴虚躁（烦躁），心悸，肝阴虚，肝阳亢，不能用。

【歌括】

二两桂甘三两姜，膏如鸡子六麻黄，
枣十二枚五十杏，无汗烦而且躁方。

【心传】

大青龙是清里热、解表邪的表里两解之方。针用大椎配上曲池、后溪、列缺，喘息，散外寒、祛疼痛，止喘。大椎配上内关、足三里，三穴共奏清热除烦躁之功。内关为心包经的络穴，清胸膈热邪，足三里清降内热，以上诸穴既可散外寒，又可清内热。刺时若欲散表邪，大椎斜刺，向下或向肩部两侧。欲清内热，大椎直刺，向椎节间，但不能过深入椎管内，以防意外。其他穴俱用泻法。

大椎曲池与后溪，喘息列缺祛寒邪，
内兼郁热烦与躁，再加内关足三里。

六、小青龙汤方针法

【方药】桂枝去皮三两　麻黄去节三两　芍药三两　细辛三两　干姜三两　甘草炙三两　五味子半升　半夏洗半斤

【功能】发汗散寒，驱除寒饮，治表寒且里有水饮的双解之方。

【主治】伤寒表不解，心下有水气，干呕发热而咳，或利，或噎，或小便不利，少腹满或喘者，及杂病腹胀水肿。

《方解》

伤寒表不解，故恶寒、发热、无汗、头痛、身痛……。心下有水气为饮邪水湿内停。内外合邪，寒水相搏，故表证之外，更见饮聚气逆之干呕气喘。这样变麻黄汤的单纯解表法，而成小青龙汤两解表里之沄，治表里皆寒。细辛、干姜消内积之寒饮。半夏，降上冲之逆气。五味子，镇咳平喘。五味子与细辛、生姜同用，开合共济，共奏散寒温里驱饮之功。麻黄、桂枝、细辛，解表发汗散寒。水饮可以引起不少兼证，但只要以上主证明确，即可使用本方。

渴，去半夏加瓜蒌根。噎者，去麻黄加附子。小便不利少腹满，去麻黄加茯苓。喘，去麻黄加杏仁，若表闭而喘者不去麻黄。

【煎服】水煎服，先煎麻黄去上沫，再纳诸药煎之温服。

【歌括】

桂麻姜芍草辛三，夏味半升记要谙，
表不解兮心下水，喘而发热句中探。

【心传】

具有太阳伤寒之主证，兼见咳喘，吐清稀白痰。此是伤寒表不解，内挟水气，内外合邪，肺失宣降所致。今用大椎、后溪、列缺发散外寒，用喘息、肺俞、列缺宣肺气驱除内饮。中脘，胃之募穴，又是腑会，可振阳益胃，利气化痰。用大椎、后溪、列缺，喻桂枝、麻黄、甘草之功；列缺、喘息、肺俞，喻细辛、干姜、芍药、五味子；中脘喻半夏。

渴加照海，噎加上脘，小便不利少腹满加气海、三阴交，喘加膻中。

外寒内饮小青龙，治肺列缺不能空，
大椎后溪散外寒，喘息肺俞驱内饮，
渴加照海噎上脘，气逆喘甚降膻中。
小便不利少腹满，再加气海三阴交。

七、葛根汤方针法

【方药】葛根三两　麻黄去节三两　芍药三两　生姜切三两　甘草炙二两　大枣擘十二枚

【功能】发汗散寒，兼疏经脉。

【主治】太阳病寒邪犯表，项背强几几，无汗，恶风。太阳与阳明合病之下利。

【方解】本方主证，表现在"项背强几几。"无麻黄证之"喘"。故去杏仁。有几几然之筋脉失濡润的症状，故用芍药、甘草、大枣酸甘化阴以生津液，借葛根升津以濡润之，合麻黄之发汗解表邪。

【煎服】同麻黄汤（先煎麻黄汤去上沫）。

【歌括】

　　　　　四两葛根三两麻，枣十二枚效堪加，
　　　　　桂甘芍二姜三两，无汗憎风下痢夸。

【心传】

葛根汤方主要针对有太阳伤寒主证，又见项背强几几的症候。寒邪侵犯太阳，经输为之不利，故见项背拘紧，俯仰困难。较太阳中风的经输不利严重。今用大椎、风池、足三里，拟桂枝、芍药、甘草发汗解肌表；后溪、承浆、风府，拟葛根、麻黄疏散太阳，通调任督以理项强。

　　　　　太阳恶风项背强，大椎风池足三里，
　　　　　后溪承浆与风府，疏散太阳通任督。

八、五苓散汤方针法

【方药】猪苓十八铢　泽泻一两六铢　白术十八铢　茯苓十八铢　桂枝去皮半两

【功能】健脾利水，温通表阳。外解太阳之表，内疏肾与膀胱水邪。

【主治】太阳病，发汗后，脉浮，小便不利，微热消渴者。

【方解】茯苓、猪苓、泽泻，下行利水，通利小便，所谓淡渗利湿。白术，助脾燥湿。桂枝，通阳解表。桂术同用，健脾化气行水作用尤效。本方外解表热，内通水府。

【煎服】暖水频吞，有微汗出。
【歌括】
　　　　　猪术茯苓十八铢，泽宜一两六铢符，
　　　　　桂枝半两磨调服，暖水频吞汗出苏。
【心传】

五苓散宣气化，利小便，兼治表邪。《伤寒论》因为治蓄水证，以烦渴饮水而小便不利为主治证。其口渴是因气化异常，津液不能上承。若气化恢复，小便通利，口则不渴。若津液耗伤之口渴，小便不利，不宜用此方法。此证因气化失常而小便不利，常有少腹里急，为辨证之关键。今用大椎、列缺，通阳解表喻桂枝；足三里助脾祛湿，喻白术；列缺配气海，内通水府喻茯苓、猪苓、泽泻。再加三阴交、阴陵泉，渗湿祛湿之力更大。

　　　　　阳邪八腑蓄水证，大椎列缺足三里，
　　　　　中脘气海三阴交，通阳利水阴陵泉。

九、桃核承气汤方针法

【方药】桃仁五十个　大黄四两　桂枝二两　芒硝二两　甘草二两

【功能】行瘀破血，治下焦热与血结。

【主治】太阳病不解，其人如狂，小便自利，少腹拘急，脉沉涩。

【方解】桃仁，润肠而滑血、行血、通瘀。大黄，行血、推陈致新。芒硝，碱味，软坚润燥。甘草，调胃和中，桂枝，辛温，利血行滞。硝、黄、草是调胃承气汤，逐实攻下，使血热下行。桂枝、桃仁、活血行瘀。

【煎服】水煎服，微利，仅通大便，不一定下血。

【歌括】
　　　　　五十桃仁四两黄，桂硝二两草同行，

膀胱热结如狂证，外解内攻用此方。

【心传】

本方证以神志症状及少腹拘急，小便自利为特点。因邪已入里化热，结于血分，血瘀少腹，故少腹拘急。心主神明，又主血脉。热入血分，上扰神明，故见如狂。血结下焦，不影响膀胱之气化故小便自利，基于这种病机，选大椎、喻桂枝调营卫解在肌表之邪；丰隆、神门，喻大黄、芒硝、甘草清解内热，宁神定志。再用委中出血、间使泻热，活血化瘀、清心安神，以喻桃仁、硝黄清泻血热以安神态。

桃核承气破瘀血，委中间使神门协，

再加丰隆与大椎，清降内热神志明。

十、抵当汤万针法

【方药】虻虫去足翅熬三十个　水蛭熬三十个　桃仁去皮尖二十个　大黄三两酒洗

【功能】攻瘀血之峻剂。

【主治】太阳病热入下焦，与瘀血相搏结，而致少腹硬满、其人如狂等蓄血重证。

【方解】本方为攻瘀血峻剂，药力猛于桃核承气汤。虻虫，水蛭破血，桃仁，苦以散血，甘以缓急；大黄，通以去瘀逐血荡热。本方治蓄血重证。

【煎服】水煎服，不下更服。

【歌括】

大黄三两抵当汤，里指冲任不指胱，

虻蛭桃仁各三十，攻其血下定其狂。

【心传】

抵当汤为攻瘀重剂。用委中、曲泽点刺出血可泻血热；配膈俞是血会可治血病，活血行瘀，以喻虻虫、水蛭、桃仁；丰隆、天枢，喻大黄清泻胃肠，引热下行，以开心窍定神态。

攻瘀峻剂抵当汤，委中曲泽膈俞良，
丰隆天枢清肠胃，引火下行神态安。

十一、芍药甘草附子汤方针法

【方药】芍药三两　甘草炙三两　附子泡去皮切一枚八片

【功能】敛阴扶阳，资助中焦气血，补内外之阳虚。

【主治】发汗后病不解，反恶寒者。

【方解】芍药，酸收敛阴益血。甘草，能甘缓和中。附子，辛热扶阳。甘草能安中补虚，与芍药共用酸甘化阴，与附子相配辛甘生阳，合起益阴扶阳之功。

【煎服】水煎服。

【歌括】

一枚附子胜灵丹，甘草平行三两看。
汗后恶寒虚故训，经方秘旨熟能攒。

【心传】

恶寒本来是太阳表证的特征。今汗后反恶寒，则不是邪盛而是正虚。《内经》阴盛则寒，阳虚则外寒。汗后恶寒多为表阳不固，营卫俱虚，故用芍药甘草附子汤。针用大椎、肾俞喻附子辛热扶阳，灸可温肾阳，固表气；足三里喻甘草甘缓和中，补生化之源，益气生血，三阴交喻芍药，可健脾补肾益肝。

汗后恶寒是阳虚，大椎肾俞温灸行，
足三里和三阴交，温补脾肾气血增。

十二、桂枝加附子汤方针法

【方药】桂枝去皮三两　芍药三两　甘草二两炙　生姜切三两　大枣擘十二枚　附子一枚

【功能】（1）大补表阳，表阳密则漏汗止，恶风自罢。津止阳回，则小便自利，四肢自柔。

（2）此汤为表证未除，阳气已虚而设。

【主治】太阳病发汗，遂漏汗不止，其人恶风，小便难，四肢作急，难以屈伸者。

【方解】此方系桂枝汤加附子而成。桂枝调和营卫，附子回阳止汗。桂枝、甘草、生姜、大枣、附子可辛甘壬阳，助阳固表。芍药、甘草、生姜、大枣，酸甘化阴，救液濡润。

【煎服】水煎服。

【歌括】
　　　　　汗因过多漏漫漫，肢节常愁伸屈难，
　　　　　倘有尿难风又恶，桂枝加附一枚安。

【心传】

由于发汗太过，遂致漏汗不止。心阳虚微，腠理不密，所以其人恶风。津液尽泄于外，不能下输膀胱，故小便玉难。阳虚液脱，筋脉失濡养而四肢微急，难以屈伸。究其机转，系汗漏——阳虚——液脱。阳虚先病为本，液脱后显为标。因是阳虚，尚未亡阳，故不用四逆汤，但以桂枝加附子汤复阳固表。今用足三里、大椎、风池，喻桂枝汤调和营卫；肾俞用灸法，气海用灸法，回阳止汗以喻附子。

　　　　　汗医过发阳气伤，肢节屈伸小便难。
　　　　　大椎风池足三里，调和营卫祛表寒。
　　　　　加灸气海与肾虚，回阳止汗病自痊，
　　　　　耗伤阴津得恢复，肢节屈伸不发愁。

十三、桂枝加芍药生姜人参新加汤方针法

【方药】桂枝去皮三两　芍药四两　甘草二两炙　人参三两　大枣擘十二枚　生姜四两

【功能】祛邪扶正，和营助卫。

【主治】发汗后，身疼痛，脉沉迟者，及一切两伤气阴，营卫不和，而身痛、脉沉者。

【方解】桂枝汤解未尽之邪，调和营卫。芍药、人参，敛阴益血以两补气阴。

【煎服】水煎服。

【歌括】

    汗后身痛脉反沉，新加方法轶医林，
    方中姜芍还增一，三两人参义蕴深。

【心传】

两伤气阴，汗后身痛、脉沉者，用桂枝汤调和营卫。脉沉迟，营中虚寒，故用生姜、芍药，尤贵在加人参以补气阴。前人有谓：桂枝得人参，大气周流，气血足而百赅理。人参得桂枝，通行内外，补营阴而益卫阳。气虚与阳虚有别，故用人参补气，不同附子补阳。营阴虚与血虚有差异，故加生姜、白芍益营阴，而不用补血之品。今用大椎、风池、足三里喻桂枝汤调和营卫，止痛复脉，再用肝俞、脾俞、肾俞两补气阴而喻人参。

    汗后身疼脉反沉，气阴两虚是其原，
    大椎风池足三里，调和营卫除身疼，
    肝俞脾俞与肾俞，补气益血脉不沉。

十四、苓桂术甘汤方针法

【方药】茯苓四两　桂枝去皮三两　白术二两　甘草二两炙

【功能】利水助心脾之阳。

【主治】伤寒若吐、若下后，心下逆满，气上冲胸，起则头眩，脉沉紧，发汗则动经，身为振振摇者。

【方解】桂枝、甘草，通阳和中以助阳。茯苓、白术，利水健脾以消饮。

【煎服】水煎服。

【歌括】
　　　　　病因吐下气冲胸，起则头眩身振摇，
　　　　　茯苓桂三术草二，温中降逆效从容。

【心传】
胃阳受伤而饮蓄于中，凡心下逆满、气上冲胸、起则头眩，是胃饮上逆的征象。特别是身体振振摇，尤为阳虚水动的特征。今用百会、大椎、足三里，喻桂枝、甘草和工助阳；内关、中脘、公孙，喻茯苓、白术健脾蠲饮。

　　　　　心脾阳虚饮为患，助阳蠲饮理当然，
　　　　　百会大椎足三里，公孙内关和中脘。

十五、真武汤方针法

【方药】茯苓三两　芍药三两　白术二两　生姜切三两　附子一枚泡去皮破八片

【功能】温肾阳，驱寒而利水邪。

【主治】太阳病，发汗、汗出不解，其人乃发热、心下悸、头眩、身𣇃动，振振欲擗地者。

【方解】附子、生姜，回阳益火，以除虚寒。芍药，敛阴和营。白术、茯苓，补土利水。

咳加五味子、干姜、细辛。小便利者，去茯苓。小便不利者，去芍药加干姜，呕者，去附子加生姜。

【煎服】水煎服。

【歌括】
　　　　　生姜芍茯数皆三，二两白术一附探，
　　　　　便短咳频兼腹痛，驱寒镇水与君谈。

【心传】
此是肾阳伤而水动，故见头眩、身𣇃，因眩极动甚而振振动摇，不能支持，甚至欲擗地的状态，用真武汤方。穴用中脘、足三里、列缺，喻茯苓、白术、白芍健脾行气祛水邪；肾俞、京门俞募配穴灸之，喻附子、生姜温肾阳，镇水邪。

　　　　　肾伤水动头眩晕，眩极身摇不能行，
　　　　　温肾肾俞与京门，中脘列缺祛水饮。

十六、大陷胸汤方针法

【方药】大黄六两　芒硝一升　甘遂一钱匕

【功能】破坚结、泻水热。水热结胸攻下峻剂。

【主治】太阳病，重发汗而复下之，不大便五、六日，舌上燥而渴，日晡所小有潮热，从心下至少腹硬满而痛，不可近，脉沉紧者。

【方解】大黄、芒硝，泄热软坚散结。甘遂，苦寒有毒，利水圣药。

【煎服】先煎大黄去渣，纳芒硝煮一、二沸，纳甘遂末。温服，得快利，止后服，体壮实者宜用。

【歌括】
　　　　　一钱甘遂一升硝，六两大黄力颇饶，
　　　　　日晡潮热腹满痛，胸前结聚此方消。

【心传】

水热互结于胸脘，故硬满痛，手不可近。邪热内结，则便秘。阴液耗伤，则舌燥而渴、傍晚潮热。沉为在里，紧为邪结、痛甚。本症特点，心下至少腹硬满而痛不可近。这与阳明腑实证只是腹痛绕脐不同，结胸比腑实证病情要重。针刺用大椎、列缺，行气利水喻甘遂；丰隆、内关，清泻胸热；支沟、阳陵泉，利气通便。六穴共奏，利气、清热、通便、行水之功，以破坚结、泻水热。

　　　　　水热结胸大陷胸，大椎列缺利水行，
　　　　　丰隆内关清胸热，利气支沟与阳陵。

十七、大陷胸丸方针法

【方药】大黄半斤　葶苈子熬半斤　杏仁去皮尖炒黑半斤　芒硝半斤

【功能】治水热结于上，为缓攻之方。

【主治】结胸证病位偏上，项亦强如柔痉状。下之则和。

【方解】大黄、芒硝，清热软坚。葶苈子、杏仁，泻下润燥利肺。

【煎服】大黄、葶苈子捣末，纳杏仁，芒硝，别捣甘遂以白蜜合丸。服如不下更服之，取下为效。

【歌括】
　　　　大陷胸丸法最超，半斤葶苈杏硝调，
　　　　项强柔症君须记，八两大黄取急消。

【心传】
如结胸症状较轻，且病位偏上，症见胸部紧张、项部强紧，可用大陷胸丸缓下之法。针用大椎、后溪、内关、列缺、足三里、天枢，以行缓下之法，治胸紧项强。

　　　　大陷胸丸缓下方，天枢列缺足三里，
　　　　胸部发紧与项强，大椎后溪配内关。

十八、小陷胸汤方针法

【方药】黄连一两　半夏洗半升　瓜蒌实大者一枚

【功能】清热涤痰，润下开结。

【主治】小结胸病，正在心下，按之则痛，脉浮滑者，以及心下结痛，气喘胸闷者。

【方解】黄连，除心下之痞实。半夏，祛痰，清心下痞结。瓜蒌实，助黄连之苦泄热，润半夏之燥而散结。

【煎服】先煎瓜蒌去渣，纳诸药，服后下黄痰为安。

【歌括】
　　　　　按之治痛病犹轻，脉络凝邪心下成，
　　　　　夏取半升连一两，瓜蒌整个要先煎。

【心传】
此与大结胸病因相同，只是病势较轻，病变局限于胃脘，不按不痛。此是邪热尚未结深。故用内关清热，丰隆消痰，中脘、梁门、梁丘开结止痛。
　　　　　小陷胸汤清痰热，内关丰隆可开结。
　　　　　中脘梁门与梁丘，清理阳明痛可截。

十九、三物白散方针法

【方药】桔梗二分　巴豆二分去皮心熬黑破如脂　贝母三分

【功能】化水寒，破结实。

【主治】寒实结胸无热证者。

【方解】巴豆，攻寒逐水。贝母，祛寒，开胸中之结。桔梗载巴豆搜逐胸中邪气，为舟楫之药。

【煎服】白饮和服。服后不利者，进热粥一杯；利不止者进冷粥一杯。

【歌括】
　　　　　巴豆熬来研似脂，只须一分守成规，
　　　　　更加桔贝均三分，寒实结胸细辨医。

【心传】
灸膻中穴攻寒逐水以喻巴豆，内关、脾俞祛痰开胸。桔梗为舟楫之药，用气海、足三里益气健脾祛痰以喻桔梗。
　　　　　三物白散寒结实，内关攻寒逐水邪，
　　　　　脾俞膻中活心胸，行气气海足三里。

二十、大黄黄连泻心汤方针法

【方药】大黄二两　黄连一两（又方有黄芩）

【功能】清热，泄痞，开结。

【主治】胃脘痞满，按之柔软，烦躁，口干渴，舌红苔黄，关脉见浮。

【方解】大黄，苦寒泄热，下气开结。黄连，消除热痞。二药荡实清热。

【煎服】本方苦泻之力较强，似对虚证不利。然而，由于给药方法不同，而药效也就不同。此方不用煎剂，却用麻沸汤（即白开水）浸服。浸泡使药的气味皆薄，轻扬清淡，一变攻坚荡实之剂而为清泄痞热之妙品。

【歌括】

　　　　痞证分歧辨向趋，关浮心痞按之濡，
　　　　大黄二两连黄一，麻沸汤调病缓驱。

【心传】

大黄黄连泻心汤，为泻热痞之方。今用丰隆降下，尺泽放血可清热，二穴喻大黄开结散热。中脘、内关喻黄连清心胸热以除痞。

　　　　大黄黄连泻心汤，专清热邪在胸脘，
　　　　丰隆尺泽泄热结，中脘内关消痞满。

二十一、附子泻心汤方针法

【方药】附子一枚　炮去皮别煎取汁　大黄二两　黄芩二两　黄连二两

【功能】扶阳泻痞，温经清热。

【主治】胃脘痞满，恶寒，自汗。

【方解】大黄、黄芩、黄连，苦寒泄热消痞。附子，辛热，温经回阳。药物生熟异性，寒热异气，药虽同行，各奏其功。

【煎服】麻沸汤渍三黄，附子别煎分温和服。

【歌括】

一枚附子泻心汤，一两芩连二大黄，

汗出恶寒心下痞，专煎轻渍要参详。

【心传】

此痞满，原因与热痞相同，只是兼有怕冷、出汗的症状。这是邪热有余而阳不足，其证邪实而正虚。如果治邪遗正，则恶寒益甚；补正遗热，则痞满愈增，今用上脘、中脘、下脘、天枢、气海、丰隆，喻大黄、芩、连泄热消痞；灸大椎、肾俞、气海，温经回阳喻附子。

附子泻心阳虚痞，三脘天枢丰隆议，

气海大椎加肾俞，助阳清热治虚痞。

二十二、生姜泻心汤方针法

【方药】生姜四两　甘草三两　人参三两　干姜一两　黄芩三两　半夏半升　大枣十二枚　黄连一两

【功能】健脾和胃，消痞化水。

【主治】胃脘痞硬，干噫食臭，胁下有水气，腹中雷鸣，下利。

【方解】生姜，散水气以和胃。人参、甘草、大枣，健脾和中。上四味，可以健胃益气。半夏、干姜，辛散化痞，温胃化水。黄芩、黄连，泄热散痞。上四药泄痞。此方为寒热互用、消补兼施之剂，后世用于大病新瘥，脾胃尚弱，谷气未复，强食过多，停积不化，所致心下痞硬、干噫食臭、胁下有水气、腹中雷鸣、下利、发热之食复证效好。

【煎服】水煎服。

【歌括】
　　　　汗余痞症四生姜，芩草人参三两行，
　　　　一两干姜枣十二，一连半夏半升量。

【心传】
此方治胃虚水热痞。用中脘、内关、足三里、阴陵泉，补益脾胃、行气化水喻生姜、甘草、人参、干姜、大枣。用脾俞、胃俞穴，用泻法清热、和胃，散痞喻黄芩、黄连、半夏。
　　　　脾虚伤食水不化，益气脾俞胃俞佳。
　　　　中脘内关足三里，健脾祛湿阴陵夸。

二十三、甘草泻心汤方针法

【方药】甘草四两　黄芩三两　干姜三两　半夏半升　黄连一两，大枣十二枚

【功能】补胃降逆，消痞除烦。

【主治】心下痞硬，干呕，心烦不得安。

【方解】甘草、大枣，补中益胃。干姜，辛温助阳止利。半夏，辛散温化，降逆止呕和脾。黄芩、黄连泄热散痞除烦。

【煎服】水煎服。

【歌括】
　　　　下余痞作腹雷鸣，甘四姜芩三两平。
　　　　一两黄连半升夏，枣枚十二效同神。

【心传】
此方治胃虚痞证。用中脘、内关补益胃气，喻甘草、大枣、干姜；足三里、攒竹，降逆止呕喻半夏；内庭用泻法，泄胃除烦喻芩连。
　　　　补胃降逆草泻心，消痞除烦功效奇。
　　　　中脘内关足三里，攒竹内关能降逆。

二十四、半夏泻心汤方针法

【方药】半夏半升　黄芩　干姜　人参　甘草各三两　黄连一两　大枣十二枚擘

【功能】辛开苦降，和中开痞。

【主治】胃脘痞满，心烦，恶心，呕吐，噫气，肠鸣，大便不调，舌红苔白腻。

【方解】半夏，降逆止呕散结。黄芩、黄连，泄痞热。人参甘温，干姜辛热，甘草甘平，大枣甘温，可补益脾胃。

【煎服】一斗煮六升，去滓，再取三升浓缩，分三次服。

【歌括】
　　　　三两姜参灸草芩，一连痞症呕多寻，
　　　　半升半夏枣十二，去滓重煎守古箴。

【心传】
此方治胃虚呕逆痞证。用足三里、内庭泻法，降逆止呕喻半夏，公孙、内关泻痞热，喻黄芩、黄连；灸中脘、气海补脾胃，喻人参、干姜、甘草、大枣。
　　　　半夏泻心呕逆痞，降逆内庭足三里，
　　　　泻热公孙与内关，补胃气海中脘灸。

二十五、旋复代赭汤方针法

【方药】旋复花三两　代赭石一两　人参二两　甘草三两炙　半夏半升　生姜五两　大枣十二枚

【功能】和胃降逆，益气镇肝。

【主治】心下痞硬，噫气不除。

【方解】旋复花、代赭石，降气镇逆。半夏、生姜，和胃利气消痰。四味共用以降浊气。人参、甘草、大枣，补虚和中益胃气。

【煎服】水煎服。

【歌括】
　　　　　五两生姜夏半升，草旋三两噫堪凭，
　　　　　人参二两赭石一，枣十二枚功力胜。

【心传】
此方多用于胃虚痰浊气阻之嗳气，恶心呕吐。常用治疗慢性胃炎、胃下垂、溃疡病、胃神经官能症，及幽门痉挛而致的嗳气、恶心，呕吐等。穴用上、中、下三脘，及内关、丰隆、攒竹，和胃降逆、止呕。

　　　　　和胃上中下三脘，降逆祛痰丰隆专，
　　　　　防止呕吐内关用，嗳气频用攒竹先。

二十六、桂枝附子汤方针法

【方药】桂枝四两　附子泡三枚　大枣十二枚　生姜三两　甘草二两

【功能】祛风胜湿，从表解邪。

【主治】伤寒八、九日，风湿相搏，身体疼烦，不能自转侧，不呕不渴，脉浮虚而涩者。

【方解】桂枝，祛在表之风。附子，辛热以除湿。甘草、生姜、大枣，缓中和营气。共奏祛风胜湿之功。

【煎服】水煎服。

【歌括】
　　　　　三姜二草附枚三，四桂同投是指南，
　　　　　大枣方中十二枚，痛难转侧此方探。

【心传】
此方主治风湿留于肌肉，风胜于湿之疼痛。穴用大椎、风池，解肌、通经、调营卫喻桂枝；灸脾俞、肾俞，温补脾肾喻附子；足三里、三阴交、承山，健脾祛湿喻甘草、生姜、大枣；风市、阴市，祛风通络止痛。

　　　　　　　祛风胜湿解表邪，大椎风池二市佳，
　　　　　　　三里承山三阴交，健脾祛湿要记牢，
　　　　　　　温补脾肾是根本，脾俞肾俞灸自好。

二十七、桂枝附子去桂加白术汤方针法

【方药】白术四两　甘草炙三两　附子七枚去皮破　生姜三两切　大枣十二枚

【功能】扶阳行痹，补土祛湿。

【主治】伤寒八、九日，风湿相搏，身体疼烦，不能自转侧，不呕不渴，脉浮虚而涩者，桂枝附子汤主之。其人大便硬，小便自利者，去桂加白术汤主之。

【方解】白术健脾，附子扶阳行痹气，甘草益气缓中虚。生姜、大枣和营卫散湿邪，湿化而营气调和。

【煎服】水煎服。

【歌括】
　　　　　　　大便若硬小便通，脉涩虚浮湿胜风，
　　　　　　　即用前方须去桂，术加四两有神功。

【心传】

风湿留于肌肉，湿胜于风者，用此方。以大便硬、小便通、周身疼痛为辨证要点。今用脾俞、肾俞扶土祛湿。足三里、三阴交，可健脾祛湿，以喻生姜、甘草、大枣；阴陵泉、阳陵泉、承山，可祛湿通络止痛以喻白术。

　　　　　　　痹痛若因湿胜风，脾俞肾俞艾灸灵，
　　　　　　　二陵三里三阴交，祛湿再加承山好。

二十八、甘草附子汤方针法

【方药】甘草二两　白术二两　桂枝四两　附子二枚炮

【功能】除湿调气，散风邪，振阳气。

【主治】风湿相搏，骨节掣痛，不得屈伸，近之则痛剧；汗出短气，小便不利，恶风不欲去衣，或身微肿。

【方解】桂枝，理上焦而散风邪。白术、甘草、附子，除湿而调气。

【煎服】水煎服。

【歌括】

术附甘兮二两平，桂枝四两亦须明，
方口主药推甘草，风湿同驱要缓行。

【心传】

此为风湿侵犯关节，风湿俱等的治疗方。用大椎、风池，解肌通络调营卫；脾俞、肾俞灸可温补脾肾；足三里、三阴交、阴陵泉、阳陵泉健脾祛湿。

湿流关节风湿痛，二陵三里三阴交，
大椎再配风池穴，脾俞肾俞灸效高。

阳明篇方选针法心传

二十九、白虎汤方针法

【方药】知母六两　石膏碎棉裹一斤　甘草炙二两　粳米六合

【功能】清热保津，治疗阳明经证。

【主治】热结在里，表里俱热。口渴引饮，舌干口燥，自汗出，脉洪大或浮滑。

【方解】石膏，清肺胃无形之热。知母，清热生津，滋阴清热，以助石膏。粳米、甘草养胃生津。

【煎服】先煮石膏数十沸，再投诸药，米熟汤成、温服。

【歌括】
　　　　阳明白虎辨非难，难在阳邪背恶寒，
　　　　知六膏斤甘二两，米加六合服之安。

【心传】
阳明经证，见身大热、大汗出、大烦渴、脉洪大等四大症状，或见手足厥冷，可用此方。穴用大椎、内关、十宣放血，清泻内热喻石膏；曲池、照海，清热生津喻知母；足三里、内庭，养胃生津喻甘草、粳米。

　　　　内热炽盛白虎汤，十宣放血椎内关。
　　　　曲池照海能清热，三里内庭和胃安。

三十、栀子豉汤方针法

【方药】栀子生用劈十四枚　豆豉四合

【功能】宣透解郁，清热除烦。

【主治】发汗吐下后，虚烦不得眠，反复烦恼懊侬。

【方解】栀子苦泻内热，豆豉轻浮化浊。

【煎服】水煎服，先煮栀子，后遭香豉。

【歌括】
　　　　山栀香豉治何为，烦恼难眠胸窒宜，
　　　　十四枚栀四合豉，先栀后豉法煎奇。

【心传】
栀子豉汤治热邪尚未完全离表，且热郁胸膈之间的病症。因未至燥热亢盛，传入胃腑和宿食相结，不是实，故名虚烦。针灸用大椎、曲池、外关，清三焦热邪喻栀子；内关、中脘，消内热除烦喻豆豉。

　　　　清热除烦栀子豉，大椎外关和曲池，
　　　　再加中脘与内关，除热又能解内郁。

三十一、猪苓汤方针法

【方药】猪苓一两　茯苓一两　泽泻一两　滑石一两　阿胶一两

【功能】育阴，清热，利水。

【主治】渴欲饮水，小便不利，脉浮发热。

【方解】阿胶，育阴清热。猪苓、茯苓、泽泻、滑石，利水清热。

【煎服】水煎服，先煮四味，后纳阿胶烊化。

【歌括】
泽胶猪茯滑相连，咳呕心烦渴不眠，
煮好去渣胶后入，育阴利水法兼全。

【心传】

猪苓汤证是热结在下焦，水气不行所致。今用大椎、内关、照海育阴清热；列缺、关元、三阴交、阴陵泉共用，清利下焦湿热。

热结下焦尿不通，阴虚虚热烦不眠，
大椎内关配照海，育阴清热下焦通，
列缺关元三阴交，利湿清热加阴陵。

三十二、大承气汤方针法

【方药】芒硝三合（内应三两）　大黄四两酒洗　枳实五枚炙　厚朴半斤去皮炙

【功能】开塞通闭，治痞满燥实。为急下存阴之法。

【主治】潮热，谵语，腹满痛，不能食，不大便，或大便难，脉实；病重者，独语，如见鬼状，不省人事，循衣摸床，惕而不安。

阳明病大实，大满，大便不通，腹满，大热，其脉须实者。

【方解】大黄泻实，芒硝润燥软坚，枳实泄痞，厚朴除满。共奏开塞通闭、攻坚泻实之功。

【煎服】以水一斗，先煮枳朴，取五升去滓；纳大黄，煮取三升，去滓；纳芒硝，更上微火，一、二沸。分温再服，得下余勿服。

【歌括】
    大黄四两朴半斤，枳五硝三急下云，
    朴枳先熬黄后入，去滓硝入火微薰。

另歌：
    阳明满痛脉沉实，三合芒硝黄四两，
    枳朴先煎黄后入，去滓硝入下为津。

【心传】
大承气汤为急下存阴、泻腑通肠之方。故用上脘、中脘、下脘、天枢、足三里，攻下积滞，泻热除燥实喻大黄；气海、内关，破满泄痞喻枳实、厚朴；支沟、阳陵泉、大肠俞，软坚通便喻芒硝。

    潮热谵语腹满秘，燥尿内结大承气，
    三脘天枢并气海，内关间使足三里，
    支沟阳陵大肠俞，软坚行气通便秘。

三十三、小承气汤方针法

【方药】大黄四两 厚朴二两去皮炙 枳实三枚炙

【功能】通便，消痞，除满。

【主治】阳明病，潮热，大便难，脉沉而滑，及内实腹痛者。

【方解】大黄通肠胃，厚朴除胀痛，枳实消痞实。

【煎服】水煎分温二服，初服更衣，后勿服。

【歌括】

朴二枳三四两黄，小承微结好商量。
长沙下法分轻重，妙在同煎切勿忘。

【心传】
小承气汤方是缓下方。大肠俞、天枢、下巨虚，攻下喻大黄；支沟、阳陵泉，行气通便喻枳实、厚朴。

攻下天枢上巨虚，支沟阳陵行气滞，
燥屎将结痞满胀，义仿方药小承气。

三十四、调胃承气汤方针法

【方药】大黄四两　甘草二两炙　芒硝半升

【功能】和胃泄热，软坚荡实。

【主治】肠中有燥热，胃气不和，而致蒸蒸发热、心烦、不大便，甚至谵语、腹满等证。

【方解】芒硝咸寒以除热，大黄苦寒以荡实。甘草助二物，推陈而缓中。

【煎服】黄、草咬咀，以水三升，煮取一升去滓。纳芒硝，微煮沸。少少温服之。

【歌括】
调和胃气炙甘功，硝用半斤地道通，
草二大黄四两足，法中之法妙无穷。

【心传】
此为和胃泄热之方。天枢、大肠俞泻热喻大黄；支沟、阳陵泉，软坚喻芒硝；中脘、足三里，和胃喻甘草。

泻热天枢大肠俞，行气支沟阳陵泉，
和胃中脘足三里，调胃承气汤比拟。

三十五、麻子仁丸方针法

【方药】麻仁二升　芍药半斤　枳实半斤炙　大黄一斤去皮

厚朴一斤去皮炙　杏仁一升去皮尖熬研作脂

【功能】养液润燥，清热通幽，为润下之法。

【主治】由于津液亏乏，而致大便鞭结的脾约证。

【方解】麻仁、杏仁，润肠通便。枳实、厚朴，行气散结。芍药，益阴和脾。大黄，攻下泄热。

【煎服】上六味炼蜜为丸。

【歌括】

　　　　一升杏子二升麻，枳芍半斤效也夸，
　　　　黄朴一斤丸饮下，缓通脾约是专家。

【心传】

由于津液亏乏，而大便鞭结的脾约证，用此润下之法，不宜攻下。现常用开塞露、甘油栓、肥皂水灌肠亦是此意。针灸，可用尺泽润肠清肺热，天枢、大肠俞、上巨虚，行气散结泄下，三阴交敛肝和脾。

　　　　大肠俞募上巨虚，敛阴和脾三阴交。
　　　　润肠通便尺泽宜，麻子仁丸比功劳。

三十六、茵陈蒿汤方针法

【方药】茵陈蒿六两　栀子十四枚　大黄去皮二两

【功能】清利湿热。

【主治】阳明湿热发黄，伤寒七、八天，身黄如橘子色，小便不利，腹微满者。用此方。

【方解】茵陈，治疸，利小便。栀子，泻三焦火，清胃热，利小便。大黄，苦寒下泄，逐泄湿热。

【煎服】上三味，先煮茵陈，后纳二味，水煎。分温三服。

【歌括】

　　　　二两大黄十四栀，茵陈六两早煎宜。
　　　　身黄尿短腹微满，解自前阴法最奇。

【心传】

此为《伤寒论》中治湿热郁里发黄之方。用胆俞、气海、三阴交,清热利湿祛黄;内关,清心胸及三焦之热;天枢、气海、上巨虚,泻肠中热;至阳穴,有退黄作用,亦可参考应用。

湿热郁里实热黄,清利湿热茵陈汤。
脾俞气海三阴交,再加内关清心包。
至阳天枢上巨虚,清泄湿热治黄好。

三十七、栀子柏皮汤方针法

【方药】栀子十五枚　甘草一两　黄柏一两

【功能】清利湿热。

【主治】湿热内阻而发黄。无表证及腑气为滞。

【方解】栀子、黄柏,清利湿热,利小便。甘草和中。

【煎服】水煎服。

【歌括】

里郁已经向外驱,身热发黄四言规,
草须一两二黄柏,十五枚栀不去皮。

【心传】

本方用于有湿热,而无里实的黄疸,故用内关、中脘清热喻栀子,足三里和中喻甘草,三阴交、阴陵泉利湿清热比黄柏。

发黄湿热无实滞,可用栀子柏皮汤,
中脘内关足三里,阴陵三阴交共施。

三十八、麻黄连翘赤小豆汤方针法

【方药】麻黄去节二两　连翘二两　赤小豆一升　甘草二两　生梓白皮一升　杏仁四十枚　大枣十二枚　生姜二两

【功能】发表,清热,利湿。

【主治】伤寒郁热在里,身发黄。

【方解】麻黄、杏仁、甘草，发表开肺。大枣、生姜，和中益脾。连翘、赤小豆、梓白皮，清热利湿。

【煎服】上八味，以潦水，先煮麻黄去上沫，纳诸药，分温三服。

【歌括】
　　　　黄疸姜翘二两麻，一升赤豆梓皮夸，
　　　　枣须十二能通窍，四十杏仁二草佳。

【心传】

本方主治湿热发黄，兼有点表证。穴用后溪、喘息、足三里，喻麻黄、杏仁、甘草发表开肺；中脘、胆俞，喻大枣、生姜和中益胃；内关、阴陵泉、三阴交，喻连翘、赤小豆、梓白皮清热利湿。

　　　　湿热发黄兼肺表，麻黄连翘赤小豆，
　　　　中脘胆俞阴陵泉，内关后溪足三里，
　　　　兼见肺表气喘证，奇穴喘息可以用。

少阳篇方选针法心传

三十九、小柴胡汤方针法

【方药】柴胡半斤　黄芩三两　人参三两　生姜三两　半夏洗半斤　大枣擘十二枚　甘草三两炙

【功能】和解少阳。

【主治】往来寒热，胸胁苦满，心烦喜呕，默默不欲饮食，口苦，咽干，目眩，脉弦。

【方解】柴胡、黄芩，和解少阳。半夏，降逆止呕。人参、大枣、生姜，助正气以驱邪。柴胡疏肝木，使半表之邪从外解。

黄芩清火邪、使半里之邪从内撤。半夏，豁痰饮，降里气之逆。人参，补虚，助生发之气。甘草佐柴、芩调和内外，姜枣佐参夏通达营卫，使邪不内陷。

胸中烦而不呕，去半夏、人参，加瓜蒌。渴，去半夏加人参、瓜蒌根。腹中痛，去黄芩之凉，加芍药。胁下痞鞕，去大枣，加牡蛎。心下悸、小便不利，去黄芩，加茯苓。

【煎服】水煎服，去滓再煮。

【歌括】

柴胡八两少阳凭，枣十二枚夏半斤，
三两姜参芩与草，去滓重煮有奇能。

【心传】

小柴胡汤是和解少阳之剂。其应用范围：

（1）病情变化，只要见到半表半里之少阳证以寒热往来为主症中的主症，便可应用。即所谓"伤寒、中风，有柴胡证，但见一证便是，不必悉具。"

（2）凡病情进退，自表入里，或由里出表的阶段，而须扶正达邪，使表邪不致内陷者，可以酌用。

（3）凡病变几转与少阳脉证相同，而需和解者，不论伤寒、杂病，如疟疾，热入血室，大病瘥后发热，皆可使用。针灸用支沟、阳陵泉，期门，和解少阳喻柴胡、黄芩；中脘、足三里，助正祛邪喻人参、大枣、生姜；内关，和胃喻半夏、甘草。

小柴胡汤和少阳，支沟期门阳陵泉，
中脘三里扶胃气，和胃降逆内关先，
心胸烦闷加照海，腹痛脾经三阴交，
渴加列缺与照海，胁下痞硬肝膈俞，
小便不利心下悸，心跳神门太溪安。

四十、柴胡桂枝汤方针法

【方药】柴胡四两　黄芩一两半　人参一两半　桂枝去皮一两半　芍药一两半　生姜切二两半　半夏洗二合半　甘草炙一两　大枣擘十二枚

【功能】和解少阳，发散太阳，两解表里之邪。

【主治】发热微恶寒，肢节烦疼，微呕，心下支结胸胁满闷，外证未去者。

【方解】柴胡汤和解，桂枝汤解肌，证俱柴胡桂枝各半，为少阳病兼表未解。方用柴胡汤、桂枝汤，寓有和解而兼发散之意。

【煎服】水煎服。

【歌括】
小柴原方取半煎，桂枝汤入复方全。
阳中太少相因病，偏重柴胡作仔看。

【心传】

柴胡桂枝汤是治少阳兼表未解的方子，也可用在以下情况：

(1) 平素有肝胆疾患，或有肝郁气滞，肝胃不和，而又感受表邪的。

(2) 外感头痛，寒热阵作。发汗不解，而见肢倦神疲，胸胁满闷，纳谷减少的。

针灸可用支沟、阳陵泉、期门、中脘、足三里，内关，和解表里喻柴胡汤；大椎、风池、足三里、曲池，解肌发汗喻桂枝汤。

少阳病兼表未解，期门支沟阳陵泉，
中脘内关足三里，再加大椎与风池。

四十一、大柴胡汤方针法

【方药】柴胡半斤　半夏半斤　芍药三两　黄芩三两　生姜

五两　枳实炙四枚　大枣十二枚　大黄二两（另说有党参、甘草）

【功能】和解少阳，兼利阳明，为两解之法。

【主治】太阳病未解，便传入阳明。大便不通，热实心烦，或寒热往来，其脉沉实。

【方解】柴胡解表，大黄、枳实行气攻下，黄芩清热，芍药和阴，半夏降逆止呕，姜枣调和营卫。柴胡、黄芩，缓下其胸胁，芍药、大枣，和其心下。半夏、生姜，治胸中胃口之停饮。大黄、枳实，泻下胃中热实。

【煎服】水煎服。

【歌括】

八柴四枳五生姜，芍药三两二大黄，
半夏半斤十二枣，少阳实证下之良。

【心传】

此方和解通里，是治少阳兼里之两解法。穴用支沟、阳陵泉、期门、中脘、内关、足三里，和解少阳喻柴胡、黄芩、半夏、甘草、生姜、大枣、党参；天枢、气海，泻扬胃热喻大黄、枳实。阴陵泉，祛湿敛阴喻芍药。

少阳病兼里有热，期门支沟阳陵泉，
中脘内关足三里，天枢气海阴陵泻。

四十二、柴胡加芒硝汤方针法

【方药】柴胡二两六铢　半夏二株　黄芩一两　甘草一两　生姜一两　人参一两　大枣四枚　芒硝二两

【功能】和少阳，润胃燥。

【主治】伤寒表证不解，胸胁满而呕，日晡潮热，微利。

【方解】以小柴胡汤加芒硝，可和解、软坚、下结。用小柴胡汤和解少阳。芒硝，咸寒，软坚润燥。

【煎服】煮药时，后纳芒硝，更煮微沸，分温再服。

【歌括】

　　　　小柴分量照原方，二两芒硝后入良，
　　　　误下热来日晡所，补兼荡涤有其长。

【心传】

柴胡加芒硝汤与大柴胡汤相比，二者都治少阳兼里实证。大柴胡汤，是小柴胡汤去人参、甘草，加枳实、芍药、大黄而成，变和解之法为表里双解。柴胡加芒硝汤证，壅实比大柴胡汤证轻，而燥结比大柴胡汤证甚，故不用大黄之破实，而用芒硝之软坚。与小柴胡比较，除加芒硝外，分量也有变化。穴位用支沟、阳陵泉、期门、中脘、内关、足三里，和解少阳喻小柴胡汤；天枢、大肠俞，泄大肠喻芒硝。

　　　　支沟期门阳陵泉，和解少阳加内关，
　　　　大肠俞募加中脘，足三里穴共软坚。

太阴篇方选针法心传

四十三、理中汤方针法

【方药】人参三两　甘草二两　白术三两　干姜二两

【功能】温补脾胃。

【主治】霍乱病，呕吐泻痢，寒多不饮水者，及胃脘虚寒疼痛。

【方解】人参补益脾气，白术健脾燥湿，甘草和中补土，干姜温胃散寒。甘草柔可行气，生姜刚可散气，气足则热，热则气行，气行寒湿则化。

若脐上筑者，肾气动也，去术加桂四两。吐多者，去术加生姜三两。下多者，还用术。悸者，加茯苓二两。渴欲得水者，加术至四两半。腹中痛者，加人参至四两半。寒者加干姜至四两半。腹满者，去术加附子一枚。

【煎服】水煎服，服汤后如食顷，饮热粥一升许，微自温，勿发揭衣被。

【歌括】
　　　　吐利腹痛用理中，丸药分两各三同．
　　　　术姜参草刚柔济，服后逐余啜粥功．
加减：
　　　　脐上筑者白术忌，去术加桂四两治；
　　　　吐多白术亦须除，再加生姜二两试；
　　　　若丕不多术仍留，输转之功君须记；
　　　　悸者心下水气凌，茯苓二两堪为使；
　　　　渴欲饮水术多加，共投四两五钱饵；
　　　　腹中痛者加人参，四两半兮足前备；
　　　　寒者方内加干姜，其数亦与加参数；
　　　　腹满应将白术删，加附一枚无剩义；
　　　　服如食顷热粥尝，戒勿贪凉衣被冷．

【心传】

理中汤是治疗脾胃虚寒之专方。多用于脾胃虚寒之胃肠病，如慢性胃炎、溃疡病、消化不良、胃肠功能紊乱。做成丸药，为治脏寒之成药。今用脾俞、胃俞针灸并用，补益脾胃；三阴交健脾祛湿；灸中脘、章门，温胃散寒；足三里和中补土，灸之调理升降气机，恢复脾胃功能。

　　　　脾俞胃俞温脾胃，祛湿公孙三阴交．
　　　　中脘温中足三里，方如理中温补法．
　　　　脐上动气肾气动，吐多还加内关穴．
　　　　泻多可灸足三里，水停悸者阴陵泉．

寒灸中脘与气海，腹满肾俞灸可消。

四十四、小建中汤方针法

【方药】芍药六两　桂枝一两　甘草三两　生姜三两　饴糖一升　大枣十二枚

【功能】温中补虚散寒。

【主治】伤寒，阳脉涩，阴脉弦，腹中急痛；伤寒二、三日，心中悸而烦者。

【方解】桂枝，解肌散寒，调和营卫。甘草、饴糖，甘温助脾。白芍，泻火除烦。生姜，佐金平水。

【煎服】六味药，以水七升，煮取三升，去滓，内饴糖再上微火消解。温服一升，日三服。

【歌括】

建中即是桂枝汤，倍芍加饴妙绝方。

饴取一升芍六两，悸烦腹痛有其长。

【心传】

此是温中补虚散寒，治胃阳虚之要方。针灸用大椎、风池、足三里，调和营卫；脾俞，胃俞，补益脾胃，多用灸法；共奏温中、补虚、散寒之功。

温中散寒兼补法，小建中汤最为宜。

大椎风池足三里，脾俞胃俞针灸俱。

少阴篇方选针法心传

四十五、四逆汤方针法

【方药】甘草炙二两　干姜一两半　附子炮一枚

【功能】逐寒回阳，温运脾阳。

【主治】少阴病，下利清谷，手足厥逆，脉沉数。

【方解】附子为君，温经济阳。干姜为臣，散寒温里。附子、干姜逐寒回阳，交接十二经，为斩旌夺关之良将。而以甘草主之者，是用其缓和上二药走散之性。

【煎服】三味㕮咀，以水三升。煮取一升二合，去滓。分温再服。

【歌括】

生附一枚两半姜，草须二两少阴方。
建功姜附加良将，将将从容藉草匡。

【心传】

四逆汤证是阴寒独盛，阳气内虚所引起的。正见下利清谷，脉沉而微，无热恶寒，四肢厥逆，甚至大吐大泻，四肢拘急。凡此诸证，皆属脾肾阳虚，阴寒独盛。治宜温运脾阳，回阳救急，方用四逆汤。

理中汤以白术守中，而四逆汤以附子温阳治下。四逆汤治吐利，又不同暑热和热厥而致之吐利。若系此，则不能用姜附之类

针灸用足三里、内关，针与灸并用调中和胃喻甘草；中脘、阳陵泉，散寒温里喻干姜；再灸神阙、气海，温经济阳喻附子。

逐寒回阳四逆汤，中脘足三里内关。
神阙气海艾多灸，阳陵泉穴切莫忘。

四十六、通脉四逆汤方针法

【方药】甘草三两　干姜三两（强人四两）　附子生用一枚

【功能】温里通脉，散阴通阳。

【主治】少阴病，下利清谷，里寒外热，手足厥冷，脉微欲绝，身反不恶寒，其人面色赤，或腹痛，或干呕，或咽痛，或利止脉不出者。

【方解】甘草、干姜，温中祛寒。附子，回阳救逆。

【煎服】水煎服。

【歌括】

一枚生附草姜三，招纳亡阳此指南，
外热里寒面赤厥，脉微通脉法中探。

加减：

面赤加葱白用九，腹痛去葱不要用，
葱去换芍二两用，呕吐生姜二两加，
咽痛去芍药须加，桔梗一两再加上，
脉若不出二两参，桔梗去掉莫掣肘。

【心传】

此方温里通脉。穴用中脘，和中喻甘草；灸天枢、气海，喻干姜、附子温脾胃大肠；大椎、曲池、足三里，通阳以喻葱。

通脉四逆能温里，中脘天枢和气海；
散寒通阳暖四肢，大椎曲池足三里；
腹痛可加三阴交，咽痛少商呕内关；
倘若见到脉不出，太渊再配心俞灸。

四十七、白通汤

【方药】葱白四茎　干姜一两　附子一枚

【功能】温里散寒，破阴通阳。

【主治】少阴病，下利，脉沉数。

【方解】脉沉微，下利，无热证，乃少阴虚寒，不能制水所致。方用附子为君，温经散寒；加干姜之辛热，温中益阳；加葱白之辛而通阳气。如果见到干呕而烦，为格阳不通，则于白通汤中加猪胆汁、人尿为反佐，从阴引阳，使水火既济。

【煎服】水煎服。

【歌括】
　　　　葱白四茎一两姜，全枚生附白通汤。
　　　　脉微下利兼肢厥，干呕心烦尿胆襄。

【心传】

白通汤专治少阴病阴盛格阳之下利证。方中姜、附温肾中之阳而制寒水，葱白通阳上升。

穴用灸曲池、足三里，温通阳气喻葱白；灸中脘，温中益阳喻干姜；灸脾俞、肾俞，温经散寒喻附子。用此治阴盛于下，格阳于外证。

　　　　少阴虚火寒下利，中脘曲池足三里。
　　　　脾俞肾俞多用灸，温经散寒脉微起。

四十八、附子汤方针法

【方药】附子二枚　茯苓三两　人参二两　芍药三两　白术四两

【功能】温经散寒，镇痛利水。

【主治】少阴病、身痛、手足寒，骨节痛，口中和，背恶寒，脉沉。

【方解】附子汤证是少阴阳虚，寒邪在经的证候。因此有背恶寒、手足寒、身体痛、骨节痛等证，方用附子壮火御寒，人参培元气以固本，白术培土，茯苓利水，芍药和营止痛。

【煎服】水煎服。

【歌括】
　　　　生附二枚附子汤，术宜四两主斯方。
　　　　芍苓三两人参二，背冷脉沉身疼寒。

【心传】

本证阳气衰，阴气盛，寒邪在里，所以口中和而背恶寒，病属少阴。此与白虎汤证都有背恶寒，而一用石膏，一用附子，主要从口渴与口中和来区别，参照其余脉证。

穴用灸脾俞、肾俞、膈俞壮火喻附子，中脘、关元固本喻人参，足三里培木喻白术，阴陵泉利水喻茯苓，三阴交止痛可和营。

> 温经散寒附子汤，镇痛利水少阴寒，
> 脾肾膈俞和中脘，益气足三里关元。

四十九、真武汤方针法

【方药】茯苓三两　芍药三两　生姜三两　白术二两　附子炮一枚

【功能】温肾阳，化水气。

【主治】少阴病，腹痛、小便不利，四肢沉重疼痛，自下利，或咳，或小便利，或呕。

【方解】附子，辛温，补肾中之阳。芍药，酸寒，和营止痛。茯苓淡渗，白术甘苦，以治水邪之溢。生姜，散四肢之水气。

【煎服】水煎服。

【歌括】

> 生姜芍茯数皆三，二两白术一附探，
> 便短咳频兼腹痛，驱寒镇水与君谈。

【心传】

穴位用脾俞、肾俞，灸可温补脾肾喻附子；三阴交，敛阴止痛喻芍药；阴陵泉、关元，行气祛湿喻茯苓；足三里，健脾利湿喻白术；列缺，行气祛湿，散四肢水气喻生姜。

> 真武阳衰水气停，脾俞肾俞与阴陵，
> 关元利水三阴交，三里行气列缺用。

五十、吴茱萸汤方针法

【方药】吴茱萸洗一升　人参三两　生姜六两　大枣十二枚
【功能】温降肝胃，泄浊通阳。
【主治】阴盛阳郁，手足逆冷，烦躁欲死。
【方解】吴茱萸，温中降逆为君；生姜，散气止呕为臣；人参、大枣、甘缓，调和诸气而为佐使。
【煎服】水煎服。
【歌括】

　　　　　升许吴茱三两参，生姜六两救寒浸，
　　　　　枣投十二中宫主，吐利头痛烦躁寻。

【心传】
此方系温降肝胃，泄浊通阳之方。穴用灸中脘、针期门，疏肝和胃降逆喻吴茱萸；内关、太冲，散气止呕喻生姜；足三里、下脘，甘缓调气喻人参、大枣。

　　　　　吴茱萸汤温肝胃，期门调肝太冲配，
　　　　　中脘下脘足三里，降逆和胃内关随。

五十一、桃花汤方针法

【方药】赤石脂一斤半　干姜一两　粳米一斤
【功能】温中固脱，涩肠止痢。
【主治】少阴病，下痢脓血。
【方解】赤石脂涩肠止痢，干姜温中散寒，粳米和胃补中，共奏温中、和胃、涩肠之功。
【煎服】三味同煎，令米煮熟。日三服，若一服愈，余勿服。
【歌括】

　　　　　粳米一升一两姜，一斤石脂桃花汤，
　　　　　少阴浓血泡脂伴，达络养心各效长。

【心传】

桃花汤证是少阴虚寒证。寒湿溢于回肠,水寒血凝,渐成朽腐,乃利脓血,非温化寒湿不可。故用天枢、大肠俞,俞募配穴,灸之温肠固涩;足三里,气海,共奏温中固脱,涩肠止痢之功。

温中固脱桃花汤,俞募天枢大肠俞,
再灸气海涩肠脱,和胃健胃三里灸。

五十二、黄连阿胶汤方针法

【方药】 黄连四两　黄芩一两　芍药二两　阿胶烊化三两　鸡子黄二枚

【功能】 滋阴降火,交通心肾。

【主治】 少阴病,得之二、三日以上,心中烦,不得卧。

【方解】 此少阴病传经之热扰动少阴之气所致。故以此方清心火,纳肾气,滋阴降火。火扰其血不得安,故烦而不得卧。黄连,直折心火,佐芍药以收敛神明。阿胶,补血滋阴。鸡子黄,交通心肾。本方实为滋阴和阳之剂。

【煎服】 水煎去滓,后纳胶烊尽,纳鸡子黄。

【歌括】

四两黄连三两胶,二枚鸡子取黄敲,
一芩二芍心烦治,更治难眠睫不交。

【心传】

阴虚有热之失眠心烦,临床常用此方。今选天柱、印堂清头目,神门、照海交心肾,足三时、三阴交补阴血,共奏滋阴降火,交通心肾之功。

黄连阿胶鸡子黄,滋阴降火不眠良,
天柱印堂清头目,神门照海心肾安,
滋阴补血三阴交,补阴和阳足三里。

五十三、甘草汤、桔梗汤方针法

【方药】甘草汤：生甘草二两

桔梗汤：桔梗一两　甘草二两

【功能】甘草汤：清火解毒。

桔梗汤：解毒开结。

【主治】少阴病二、三日，咽痛者，可予甘草汤；不差者予桔梗汤。

【方解】少阴病二、三日，咽痛无他症，乃少阴经客热之微邪。故用生甘草泻火解毒，且能缓热清膈。咽痛重不瘥者，配桔梗清咽利肺，辛以散之。

【煎服】水煎服。

【歌括】

　　　　二两生甘咽痛收，少阴邪火上蒸游，

　　　　二两生甘桔梗一，肺气开提咽痛休。

【心传】

少阴经脉循喉咙，挟舌本，阴虚火旺，虚火循经上蒸咽喉，故咽干而痛。轻时用少商、天突、商阳、太溪，清火解毒喻甘草汤。重时用列缺、照海、天突、三阴交、少商、商阳，解毒开结喻桔梗汤。

　　　　阴虚阳浮咽喉痛，轻时二商天突溪，

　　　　若是痛重可再加，列缺照海三阴交。

五十四、四逆散方针法

【方药】甘草　枳实　柴胡　芍药各十分

【功能】升阳透邪，疏肝和胃。

【主治】少阴病、四逆，其人或咳、或悸、或小便不利、或腹中痛、或泄痢下重者。

【方解】枳实，胃家之宣品，用以宣通胃络。芍药，疏泄经络血脉之郁滞。甘草缓中。柴胡，启达阳气于外，使阳气通而四肢温。

【煎服】白饮和服。

【歌括】

枳甘柴芍数相均，热厥能回祭所原。
白饮和匀方寸匕，阴阳相结用斯神。

加减：

咳加五味与干姜，五分平行为正路；
下利之病照此加，辛温酸收两相顾；
悸者桂枝五分加，补养心虚为独步；
小便不利加茯苓，五分此方为法度；
腹中痛者里气寒，炮附一枚加勿误；
泄利下重阳郁成，薤白三升水煮具；
水用五升取三升，去薤纳散寸匕维；
再煮一升有半成，分温两服法可悟。

【心传】

四逆散治阳气郁结。手足虽逆，必不甚冷，或指头微温，或脉不沉微。惟是气不宣通，是以逆冷。另因肝郁不达，肠胃阻膈，因此有或咳、或悸、或小便不利、或腹中痛、或泻利下重。今用足三里缓中，内关宣胃止痛，阳陵泉、太冲通阳，期门、肝俞敛阴。

透郁达阳四逆散，内关和胃足三里，
太冲调肝阳陵泉，肝俞期门功效强，
咳加肺俞悸神门，腹痛关元利天枢。

五十五、麻黄附子细辛汤方针法

【方药】麻黄二两　细辛二两　附子炮一枚

【功能】温经发汗，表里兼治。

【主治】少阴病兼太阳表证。如少阴病，反发热，脉沉。

【方解】麻黄，发太阳之表寒。附子，温少阴之真阳。细辛，温中而透表。共奏温经散寒，微发其汗。表里兼治。

【煎服】水煎服，先煮麻黄，去上沫，纳诸药。

【歌括】

　　　　麻黄附子细辛汤，附子一枚力最雄，
　　　　始得少阴反发热，脉象见沉奏奇功。

【心传】

麻黄附子细辛汤，是温经发表，表里相兼之治法。穴用大椎、后溪，发太阳之表寒喻麻黄；气海、肾俞，温少阴之真阳；中脘，温中而达表。

　　　　温经发汗表里兼，大椎散表寒后溪，
　　　　气海肾俞温少阳，中脘温中足三里。

厥阴篇方选针法心传

五十六、乌梅丸方针法

【方药】乌梅三百枚　细辛六两　干姜十两　蜀椒去汗四两　黄连一斤　当归四两　桂枝六两　附子炮六两　黄柏六两　人参六两

【功能】辛温驱寒，苦寒清热，安胃制蛔。

【主治】蛔厥，其人吐蛔，手足厥逆，时静时烦，得食而呕吐烦躁，本方又治久利。

【方解】蜀椒，温中杀虫。黄连、黄柏，清热止呕、安胃。细辛、附子、干姜，温阳散寒。人参、当归，补气、养血。乌梅，敛肝，安蛔。上为治蛔厥主药，蛔得酸则静，则辛则伏，得苦则下。再加人参以调中气。

【煎服】白开水送服。

【歌括】

　　　　　　六两柏参桂附辛，黄连十六厥阴遵。
　　　　　　川椒四两梅三百，十两干姜记要真。

【心传】

乌梅丸是治寒热错杂证之方。除治蛔外，一些杂病见寒热杂错，交织一起，都可应用此丸，针灸合谷、肝俞、内关、胃俞，清在上之热，止气上撞胸、心中疼热，消渴；期门、中脘、足三里、三阴交，温在下之寒，治饥不欲食、四肢不温；百虫窝除湿热、祛虫。

　　　　　　乌梅丸是苦辛酸，安胃制蛔寒热除，
　　　　　　合谷内关肝胃俞，期门中脘足三里，
　　　　　　三阴交调肝脾肾，除湿祛虫百虫窝。

五十七、当归四逆汤方针法

【方药】当归三两　桂枝三两　芍药三两　细辛三两　大枣二十五枚　甘草二两　通草二两（一说木通）

【功能】养血散寒，温经通络。

【主治】手足厥寒，脉细欲绝者。用治冻疮。

【方解】桂枝汤去生姜加细辛，驱寒引水和营卫。当归养血，通草利水。若内有久寒加生姜，吴茱萸，以散其寒。

【煎服】水煎服。

【歌括】

　　　　　　三两辛归桂芍行，枣须稔五脉重生，
　　　　　　甘通二两能回厥，寒入吴茱萸酒烹。

【心传】

当归四逆汤，对心阳不足，脉微，肢麻痛疗效好。还常用于治冻疮。针用大椎、足三里，以解肌散寒；灸肾俞、膈俞，以温肾补血散寒；针关元、阴陵泉、内关，利水通络，以通血脉。

　　　　当归四逆血虚寒，通阳大椎足三里，
　　　　　肾俞膈俞补血虚，关元阴陵与内关。

五十八、白头翁汤方针法

【方药】白头翁三两　黄连去须二两　秦皮三两　黄柏三两

【功能】凉血，泻热，止痛。

【主治】下利脓血，里急后重，渴欲饮水，发热。

【方解】白头翁苦寒清肝中血热，止毒痢。秦皮，清肝热，涩大肠。黄连、黄柏，清理肠胃湿热。

【煎服】水煎服。

【歌括】
　　　　三两黄连柏与秦，白头二两妙道神。
　　　　病原热痢时思水，下重难通此药珍。

【心传】

此方用于下利脓血，发热初期。亦可治痔疮疼痛出血。穴用大肠俞、天枢，清泻大肠湿热。合谷、下巨虚，原穴与下合穴同用。增加退热泻肠之功能。

　　　　白头翁汤清肠胃，大肠俞募配天枢。
　　　　原穴合谷能退热，通泻大肠上巨虚。

第 三 部 分
子午流注时间针法心传

　　子午流注时间针法，是中医针灸古老的传统针法之一。过去因其理论含义深奥，文字艰涩，通俗读物少，难于学习与掌握。另外由于涉及天文、气象、历法、农事、数学等多门学科，这样研究应用它的人逐渐减少，再加一些其他因素，使它濒于失传。

　　近年来国际上生物钟学说的出现，使子午流注时间针法焕发了青春。不论国内国外针灸界都开始对它重视。我临床应用三十多年，对一些有时间规律的疾病效果很好。经过多年临床教学，又制作了"流注环周图"、"灵龟八法图"。不仅中国医生能掌握应用，外国针灸医生也能很快学会应用。现已将其译成英文、法文、德文、西班牙文等。但我们有些医生还不会，今将个人资料与经验总结为以下三项：基本理论、基本内容，基本应用。供大家学习应用，提高针灸疗效，以适应新的局面，保持发挥子午流注针法在全世界的领先地位。

基 本 理 论

一、针法源流简介

　　子午流注针法，是祖国医学中针灸的一种配穴规律。是我国劳动人民和医学家，长期观察时间、气候变化对人体气血的影响，积累经验而创造出来的一种针法。具体地说，是根据人体十二经络气血的流注，加上脏腑配上阴阳五行、天干、地支，然后用手不过肘、足不过膝的井、荥、输（原）、经、合穴位，了解五运六气错综的变化规律，按时取穴的方法。简言之，即按日，按时，按井、荥、输、经、合配合起来，用针灸治疗疾病的一种规律。它分以日为主的纳甲法（较复杂），及以时为主的纳子法（较简单）两种。以这种古典配穴规律，进行针灸治疗，即为子午流注针法。其他按时间与八脉交会进行治疗的，还有灵龟八法及飞腾八法。

子午流注，由来已久。早在两千多年以前，《灵枢·九针十二原》记载："五脏五腧，五五二十五腧；六腑六腧，六六三十六腧。经脉十二，络脉十五，凡二十七气，以上下。所出为井，所溜为荥，所注为腧，所行为经，所入为合。二十七气所行，皆在五腧也。"在其他篇中也记载了井、荥、腧。在："五输"配合五行方面，只提到阴经井穴配"木"，阳经井穴配"金"，其他未提及。

《难经》六十四难："阴井木，阳井金；阴荥火，阳荥水；阴输土，阳输木；阴经金，阳经火；阴合水，阳合土。阴阳皆不同，其意何也，然是刚柔之事也。"用刚柔之事解释阴井木，阳井金等。其他"难"中也有提及五输、经气流注等。

《伤寒论》中提出"太阳病，欲解时，从巳至未上"等六条，均系论气血运行，及病愈与时间的关系。

《甲乙经》卷一、卷二在论述气血运行（流注）方面比较详细。

《标幽赋》提出："十干十变，知孔穴之开阖（即阳日阳时开阳经穴，阴日阴时开阴经穴）。"又提出："一日取六十六穴之法，方见幽微（即纳甲法六十六穴）；一时取十二经之原，始知要妙（纳子法原穴）。"这就是有关子午流注的纳甲法、纳子法的记载。

明·杨继洲所著《针灸大成》，收集了许多针灸资料，卷五记载流注方面内容较全。

明正统年间（1436年左右），徐凤所著《针灸大全》一书详载："子午流注针法无以考焉，虽针灸四书所载，尤且不全，还原化本之理，气并所纳之穴，俱隐不具。予今将流注按时定穴，编成歌括一十首，使后之学者，易为记诵……。"

新中国成立后四川吴棹仙老中医著《子午流注说难》。他把"子午流注环周图"献给毛泽东主席，并在全国卫生会议展出。南京陈璧琉、承淡安、徐惜年，在传授子午流注针法方面都有成效，并著《子午流注针法》一书。北京单玉堂老中医研究子午流注针法，提出"一、四、二、五、三、零"规律，变闭穴为开穴。1982年山西出版了《子午流注针灸学》。1982年，在石家庄市召开了全国子午流注座谈会，有一定参考价值的文章达80多份，包括基础理论、推算方法和工具、临床治疗观察和统计等方面的内容，使子午流注研究出现了新局面。

近年来，国际上出现了生物钟学说。其脏腑与时间的关系，除多一胰脏外，其余均和子午流注吻合。英国有学者专门用子午流注指导针灸治疗。日本、法国等有按流注时间投药，提高药物治疗效果的。英国、德国、西班牙、加拿大等国，都有以各自文字制订的子午流注针法取穴的盘或表。另外，国内的气象工作者，研究了近几年气候的变化，与按照中医学基础理论之一的运气学说推演出来的气候变化情况基本一致。一些子午流注工作者，在"实践是检验真理的唯一标准"的思想指导下，辛勤劳动、做出了一些成绩。如近代已有学者用光子数量测定仪。对正常的经络、气血在二十四小时内的运行状态进行研究。初步观察到：按照"子午流注"的流注顺序和开穴时辰，当气血运行到某经时，某经的左右两侧经络的光子发射测定量是对称的，而在其他时辰则不对称。并且出现周期性反映。这就证明了，自然界的周期变化与经络气血的运行有一定的关系。证明了以时间为条件，创造的"子午流注"是有现代科学根据的。从而使子午流注针法又获新生。

正因为上述情况，子午流注针法逐渐被人们重视，提出了学习它，研究它，应用它。不仅国内同道，连国际朋友来我国学习时也都有这方面的要求。

二、阴阳五行概说

（一）阴阳五行的演变

【原文】摘自《医宗金鉴》

无极太虚气中理，太极太虚理中气，
乘气动静生阴阳，阴阳之分为天地，
未有天地气生形，已有天地形寓气，
从形究气曰阴阳，即气观理曰太极。

【注解】

太虚：太，极其至大。虚，空洞无物。太虚即最大的空洞无物，此现象即为混沌。混沌时期，以物（理）言叫混沌，以气言叫太虚。这时气理不分。太极是理中之气，理指物质，道理。无极是气中之理，气指功能、气机。

从太虚的含义看，提出两个问题：言大小之事，必涉及什么的大小，这就有物质问题。言物体由小到大，必有怎么样由小到大，这就有个功能问题。在功能推动下才能产生变化（如由小到大）。故在太虚时，是物质与功能混在一起，理气合在一起。所以从气的角度看是太虚，从物的角度看叫混沌。

无极，是指太虚流行之气中主宰之理而言。言气中之理，理即物质，主静，言动中有静。

太极，是指太虚主宰之理有流行之气而言。言理中之气，气是功能，主动，静中之动也。

由于动静的变化，气乘之而产生阴阳。乘动之时产生阳，依静产生阴，称动静而生阴阳是也。阴阳之气相流行，相生不已。积阳之清者为天，积阴之浊者为地，由此产生天地。阴阳又叫"两仪"，二者互相对立，又互相依存。天为阳气，主下降。地为阴气，主上升。由于二者的升降，阴阳的盛衰，出现了四季的更迭，出现了寒热温凉的变化，这种情况叫天地气交。正常的天地气交，保证了自然界生、长、化、收、藏的正常变化。此时，阴阳包括了天地之间大自然的一切现象。这些现象都用阴阳来解释，因此说："阴阳者，天地之道也。"

【原文】摘自《医宗金鉴》

　　　　天地阴阳生五行，各一其质各一气，
　　　　质见于地气往天，五行顺布四时序，
　　　　木火土金水相生，木土水火金相克，
　　　　亢害承制制生化，生生化化万物立。

【注解】

天地既立，而阴阳即在天地之中。阳动而变，阴静而合，生五行也。天一生水，地六成之；地二生火，天七成之；天三生木，地八成之；地四生金，天九成之；天五生土，地十成之，是五行各一其质也。东方生木，木之气风；南方生火，火之气热；中央生土，土之气湿；西方生金，金之气燥；北方生水，水之气寒。是五行各一其气也。在地曰木，在天为风；在地曰火，在天曰热；在地曰土，在天曰湿；在地曰金，在天曰燥；在地曰水，在天曰寒。是五行质具于地，气行于天也。木位东方，风气布春；火位南方，热气布夏；土位中央四维，湿气布长夏；金位西方，燥气布秋；水位北方，寒气布冬。是五气顺布四时之序也。此时阳变阴合，而生水、火、木、金、土。这五行之间，又有生克的关系。

由于天地间阴阳的不同运动形式，同一物质中阴阳消长不同，因此使自然界出现了形形色色各种不同的物质。但根据其特点，可归纳为木、火、土、金、水五类。这就是五行。

（二）阴阳五行的特点

阴阳是代表互相对立互相统一的两个方面，是一切事物和现象矛盾双方的概括。中医用这种朴素的矛盾观点，来说明人体和疾病现象的属性。从上叙述，动则为阳，静则为阴，相对的动静是总的区别阴阳的主要标志，因此说"水（相对静）火（相对动）者，阴阳之征兆也。"就是说，水与火是阴阳的典型象征。阴阳变化的规律，有以下几个特点：

1. 阴阳互根

阴阳是对立的，又是统一的，以对方作为自己存在的依据。没有阴，就没有阳。没有阳，也就没有阴。所以，阴生于阳，阳生于阴，孤阳不生，独阴不长。例如：人体的各种机能活动（阳），都是必须有营养物质（阴）作为基础。没有营养物质，就无从产生人体的机能活动。而机能活动又是把外界物质生成人体营养物质的动力。没有脏腑的活动，饮食就不能变成体内的营养物质。中医常用"阴在内，阳之守也；阳在外，阴之使也，"说明阴阳的相互关系。这种阴阳关系，贯彻在生命的全过程。如果这种关系破裂，生命也就终止，中医对此用"阴阳离决，精气乃绝"来说明。

2. 阴阳消长

阴阳不是处于静止不变的状态，而是不断地进行着阴消阳长或是阳消阴长的斗争。例如：人体进行各种机能活动时（表现为阳长），必然要消耗一定数量的营养物质（表现为阴消）。饮食化生成各种营养物质（表现为阴长），又必须消耗一定的能量（表现为阳消）。如果这种关系正常，人体可以维持正常的生命活动。如果这种关系失调，就会出现疾病。

3. 阴阳转化

阴阳可向各自相反的方向转化，如机能亢进的阳证，可以转为机能衰退的阴证。

五行，五为数也，行有运动之意，如行走、自行车；又有单位之意，如银行，商行。所以，五行包括五种运动着的"单位"，这就是木、火、土、金、水，这是运动着的五种物质属性的概念。五行学说，是我国古代一种哲学学说。这一学说认为，五行是构成宇宙间五种基本物质元素，宇宙间各种物质都可以按照这五种物质的属性来归类；五行之间存在着一定的联系，中医借五行学说来说明人体内部以及人体与外界环境之间的相互关系，用以补充阴阳学说；五行之间存在的主要关系是相生，相克，其他还是生我、我生、克我、我克等关系。现将五类特点归纳如下：

（1）木类

特点：木曰曲直，即具有升发柔和现象者，归属于木。其具体特点如：

① 曲直——能屈能伸的现象。

② 易动——具有易动的性质。

③ 喜伸展——愿自由伸屈，恶抑郁。

（2）火类

特点：火曰炎上，即具有阳热上炎之象者，归属于火。其具体特点如：

① 炎上——像火焰向上之意。

② 温热之象。

③ 红、亮现象。

④ 化物——烧燃变化物质。

（3）土类

特点：土爱稼穑，具有长养变化的现象，归为土。其具体特点如：
① 载物——自然界万物由土所载。
② 生化——能使物质生长变化的。
（4）金类
特点：金曰以革，即具有清肃、坚劲之性的归为金。其具体特点如：
① 发声之物。
② 具有肃杀、坚硬，锋利现象。
（5）水类
特点：水曰润下，具有寒润，就下之性者，归为水类。
① 寒凉——寒冷之意。
② 就下——水向下流。
③ 滋润——滋养润泽。
④ 闭藏——封闭潜藏。
五行之间，主要关系到相生相克的互相制约，使自然界万物保持欣欣向荣的局面。若制约失常，则出现灾害。

```
                    相克        相生
                  ┌─────┐   ┌─────┐
                  承受←承    亢→太过
  （五行关系）    正常←制    害→不正常  （五行关系）
                    ↓         ↓
                    则        则
  （化生万物）    气候│生    化│气候  （不能化生万物）
                  正常│化    病│反常
```

以上说明，五行相生、相克互相制约，能出现承制状态，则气候正常，长养万物；若相生、相克不能互相制约，而出现太过则为亢；五行关系失常，气候反常，万物为之灾害，人体亦要生病。

阴阳} 风、寒、暑、湿、燥、火（六气）

五行} 木、火、土、金、水（五运）

六气（反常为六淫）——四季（春、夏、长夏、秋、冬）。

五运（有太过不及）——廿四节气（大寒，立春，雨水，惊蛰，春分，清明，谷雨，立夏，小满，芒种，夏至，小暑，大暑，立秋，处暑，白露，秋分，寒露，霜降，立冬，小雪，大雪，冬至，小寒）。

由于阴阳五行、五运六气的变化，而使气候出现温热寒凉，又有四季、廿四节气不同情况，影响着自然界万物的生长。气候正常，万物化生。气候反常，万物为害。人在天地气交之中，也受其影响。或正常生长，或为害而病死。所以古人曰："五运阴阳者，天地之道也（道：自然界对立统一的基本法则），万物之纲纪（一切事物只能遵循这一法则，不能违背它），变化之父母（一切事物变化都依据这一法则发生），生杀之本始（一切生长毁灭都由这一法则起始），神明之府也（这是自然界一切奥妙所在）。治病必求其本（人是自然界生物之一，治病必然遵循这一根本法则）。"

前人有云："医明阴阳五行理，使晓天时民病情。"就是说，医生必须明白通晓天地、阴阳五行的道理，才能使自己懂得天时和与不和，及老百姓得病的情由。

三、五运六气初步

五运六气又简称"运气"，也叫运气学说，它是古代解释自然界气候变化，以及气候对宇宙万物，特别对人类影响的一种学说。它以阴阳五行为核心，是在天人相应整体观念的思想基础上建立起来的。

五运：就是土运、金运、水运、木运、火运在五行上各配以天干，来推测每年的岁运。

六气：就是风、寒、暑、湿、燥、火六种气候，各配以地支来推测每年的岁气。

五运六气结合起来，用它说明天时、地理、历法等方面和医学上的种种关系。我们研究"运气学说"的目的，主要在于掌握自然环境、天时气候的变化规律，预测每年的气候变化和发病情况，以便于研究六淫的致病因素，有利于临床诊断和治疗上的参考。

研究"五运六气"，首先要掌握两点：第一、要掌握它的理论核心——阴阳五行学说。第二、掌握它的代表符号——天干、地支。天干者，天之骨干也，是一阴一阳相配合成为干。十天干，即甲、乙、丙、丁、戊、己、庚、辛、壬、癸，单数为阳，双数为阴。十二地支，即子、丑、寅、卯、辰、巳、午、未、申、酉、戌、亥，单数为阳，双数为阴。

古人用天干、地支配合，作为纪年、月、日、时的符号，如甲子年、乙丑月、丙寅日、丁卯时等。年号从甲子年开始，依次推算到癸亥年。60年为一周，即60花甲子。每转一周，天干转六次，地支转五次。

天干	甲	乙	丙	丁	戊	己	庚	辛	壬	癸
地支		子	丑	寅	卯	辰	巳	午	未	申	酉
	戌	亥	子	丑	寅	卯	辰	巳	午	未
	申	酉	戌	亥	子	丑	寅	卯	辰	巳
	午	未	申	酉	戌	亥	子	丑	寅	卯
	辰	巳	午	未	申	酉	戌	亥	子	丑
	寅	卯	辰	巳	午	未	申	酉	戌	亥

以上天干结合地支纪年表，它的基本规律是：第一、阳干配阳支，阴干配阴支。第二、天干为阳在上，地支为阴在下。五运配合天干，来综合分析每年的气候变化，及正常与异常的现象。

五运又分有：大运、主运、客运三种情况。

第一、大运：大运也叫中运，统主每年的岁运。用它来说明全年的气候变化，它是五运的基础。大运的推算方法是：按照五行相生的规律，从土运开始，接着往下推，即土运→金运→水运→木运→火运，火运完了又到土运，如环无端的周转。大运与天干的结合是：甲、己之年属土运、乙、庚之年属金运。丙、辛水运丁壬木，戊癸火运阴阳分。以上是说，大运值年的规律。凡是逢到甲年或己年，不论地支是什么，大运都是土运，乙庚之年都是金运，丙辛之年都是水运，丁壬之年都是木运，戊癸之年都是火运。五年一循环，十年一周。

大运与值年与气候的关系

年干	甲己	乙庚	丙辛	丁壬	戊癸
值年	土运	金运	水运	木运	火运
气候	湿胜	燥胜	寒胜	风胜	暑胜

另外，大运值年时，还有太过和不及的变化区别。根据天干阴阳之分，阳干为太过，阴干为不及，如甲和己虽然都是土运之年，但甲是阳干，为土运太过之年，己是阴干为土运不及之年。由于有太过和不及之分，气候也有区别。如1982年是壬戌年，壬是阳干，为木运太过之年，说明当年风胜为主。

第二、主运：主运是推算一年中五个季节气候的正常变化，即：春、夏、长夏、秋、冬五个季节气候的变化常规。它的推算方法，是从木运开始，木为春、火为夏、土为长夏、金为秋、水为冬，每年如此。下设表参考。

运序	初运	二运	三运	四运	终运
主运	木运	火运	土运	金运	水运
季节	春	夏	长夏	秋	冬
气候	多风	暑热	多湿	多燥	多寒

第三、客运：客运是推算一年之中五个季节气候的异常变化。每年的大运值年，就是客运的初运。如甲、己之年的大运是土运，那么土运就是客运的初运。其他按相生向下推，二运是金运，三运是水运，四运是木运，终运是火运。

六气又分为主气和客气。主气用于测定一年中五个季节气候的正常变化，客气用于测定各年中异常气候。它与五运结合起来就叫"五运六气"，也叫运气学说，专门研究自然界的周期变化的规律。人类的生存和发展与自然界的周期变化，是有密切关系的。人的生活起居、生理活动，必须与自然界的周期变化相适应。祖国医学认为，昼夜、四季，以及年月的变化，是人体机能变动的原因。人在自然界中，是一个适应周围环境的完整机体。外界气候的变化，比如寒、热、湿、凉及朝夕光热的强弱，必然对人体经络、气血流注开合有不同程度的直接影响，因此，疾病的发生，也常常出现白昼和夜间、上午和下午的不同表现。为了适应自然界这种复杂的变化和影响，人体内气血运行也有一定节奏。古人把人体内气血周流，比做潮水般有涨有落的节奏，即子到午时，午又到子时，随着时间的先后不同，阴阳各经的气血也出现周期性盛衰变化。依据"朝则为春、日中为夏、日入为秋、夜半为冬"的自然周期现象，按照人体十二经脉的阴阳表里，荣卫气血在昼夜循环中流注开合有规律的生理节律，结合疾病的虚实，用相应的人体各经的五输穴进行针灸治疗。这种针灸方法，就是子午流注针法。

四、五输穴 66 穴

五输穴的名称，散见内经。如《灵枢·九针十二原》说："二十七气所行，皆在五腧也"；《顺气一日分为四时》："余闻刺有五变，以主五输。"前人在长期的医疗实践中，体会到十四经中有些特殊治疗作用的腧穴，由于它们各有不同的主治作用，故又有特定的名称，总称"特定穴"。五输穴，就是特定穴中之一种。

（一）五输穴的意义：

1. 五输穴，即井、荥、输、经、合穴。它是十二经分布于肘膝以下的五个特定腧穴，简称"五输"。古人把气血在经脉中运行的情况，用自然界水流的动向做比喻。对经气流注由小到大，由浅入深，分别用井、荥、输、经、合五个名称表示，作为说明经气在运行过程中各穴所具有的特殊作用。

（1）井：经气所出，如水之源头，故出称井。所出为井，井者，如水之出也。所出为井，井像水之泉。井位于手足的尖端，是脉气的出处，好似水流的源泉。所谓井者出也。故称之为井。

（2）荥：经气流注之处，如刚出的泉水微流，故称荥。所溜为荥，荥者如水之流也。荥像水之陂（音皮，山旁蓄水池——陂池）。荥位于井之次（趾、指掌关节附近），是脉气流动的地方，好似水流始出泉源而流尚微，所谓荥者，小水也，故称为荥。泉水微流，犹如小溪叫荥。

（3）输：经气所灌注之处，如水流由浅入深，故称输（同俞）。所注为输，输者如水之注也。所注为输，输像水之窬（音俞，壁洞也，穿窬——掘开壁洞）。输位于荥之次（在腕踝关节处），是脉气所灌注之处，好似水流由浅入深。所谓输者，转输也。也就是脉气由此输彼之义，故称为输。

（4）经：经气所行经部位，像水在通畅的河道中流过，故称经。所行为经，经者如水之行也。所行为经，经像水之流。经位于输之次，是脉气之行所，好似水在通畅的河道中流过之处。所谓经者，过也，故称之为经。

（5）合：经气最后汇集，如百川汇合入海，故称合。所入为合，合者如水之会也。所入为合，合像水之归。合位于经之后（在肘膝关节附近），是脉气汇合之处。好似百川汇合入海一样。所谓合者，聚会也。故称之为合。所入为合，经气汇合，水汇合入海。

原穴，如水之源也。以上五输之特点：有歌曰：出井、流荥、注为输；行经，入合，脏输原。

2. 把五输穴作为机体沟通内外的重要处所。正如《灵枢·顺气一日分为四时》中说："春生，夏长，秋收，冬藏，是气之常也，人亦应之。"另人有五脏，五脏有五变，五变有五输，故五五二十五输，以应四时。并根据这一道理，提出"藏主冬，冬刺井；色主春，春刺荥；时主夏，夏刺输；音主长夏，长夏刺经；味主秋，秋刺合。"从而说明，要根据人本阴阳气血，随四季节的生发、长养、变化、收敛、闭藏而出入，浅深的不同，决定不同季节刺不同穴位，以调整机体内外，使之平衡以适应天道。

3. 把五输穴作为调整脏腑之间关系，使之平衡的重要处所。如《灵枢·本输》篇列举：凡阴井皆属木，阳井皆属金。《难经·六十四难》以刚柔之事，来区别五输的五行属性。所谓："是刚柔之事也，阴井乙木，阳井庚金。庚者乙之刚也。乙者庚之柔也。"用五行说明五输的属性，并把五者之间采用生克的关系，紧密联系起来，就可证明它的意义在于调整体内脏腑之间的关系了。

总之，五输穴是脏腑经气的流行、出入之所。根据五脏以应五时，以及配属五行，说明五输穴与人体上下内外互有密切联系。如五输穴中的井穴，多为在两经脉气流行交接的要点处；合穴又为经气汇合于脏腑的集聚点。由于它们是脉气出入之所，又与脏腑机体上下内外有关，所以作为针灸临床治疗的重要腧穴。历代医者，对五输都很重视。

（二）五输穴的穴位

五输穴的数目，《灵枢·九针十二原》仅记载有六十一穴，所谓"五脏五腧，五五二十五腧；六腑六腧，六六三十六腧。"又《灵枢·本输》列举了五脏五输穴的名称，但心经没有五输，而以心包经五输代之。其后到皇甫士安撰著《甲乙经》时，才把心经五输穴补上，始成六十六穴。下附六十六穴歌诀：

少商鱼际与太渊，经渠尺泽肺相连；
商阳二三间合谷，阳溪曲池大肠牵；
隐白大都太白脾，商丘阴陵泉要知，
厉兑内庭陷谷胃，冲阳解溪三里随，
少冲少府属于心，神门灵道少海寻，
少泽前谷后溪腕，阳谷小海小肠经，
涌泉然谷与太溪，复溜阴谷肾所宜，
至阴通谷束京骨，昆仑委中膀胱知，
中冲劳宫心包络，大陵间使传曲泽，
关冲液门中渚焦，阳池支沟天井索，
大敦行间太冲看，中封曲泉属于肝，
窍阴侠溪临泣胆，丘墟阳辅阳陵泉。

（三）五输穴的应用

1. 按阴阳病位

病在阴之阴者，刺阴之荥输；病在阳之阳者，刺阳之合；病在阳之阴者，刺阴之经；病在阴之阳者，刺络脉。这说明脏病取脏经的荥穴，输穴。腑病取足三阳经上的六腑合穴；筋骨有病可适当配合脏经的经穴同治；血脉有病，可刺络脉。

2. 五变合五输

《灵枢·顺气一日分为四时》篇说："病在脏者，取之井；病变于色者，取之荥；病时间时甚者，取之输；病变于音者，取之经；经满而血者，病在胃及以饮食不节得病者，取之合。"

3. 五输穴主病

井主心下满，荥主身热，输主体重节痛，经主喘咳寒热，合主逆气则泄。此五脏六腑井荥输经合所主病也。这是因为：阴井属木，内应肝脏，若肝气郁结，则脾土受邪，故现心下满，可取治于井。荥属火，内应心脏，若心火亢盛，必现身热诸疾，可取治于荥；输属土，内应脾脏，脾主四肢，喜燥恶湿，所以脾失健运，则四肢沉重、微肿，可取治于输；经属金，内应肺脏，外合皮毛而司呼吸，所以表邪伤肺则发生寒热咳嗽，可取治于经；合属水，内应肾脏，肾开窍于二阴，是以肾脏失常则病逆气而泄，可取治于合。由此可见，《难经》所说的五输主五病，多指阴经五输穴。根据以上原则，结合临床实践证明：井穴，主治中风卒倒、不省人事、咽痛、癫狂，及一切急性热病。应用泻法，使之出血，有清热开窍、恢复神志的功能，乃因五脏之所藏者，精神气血魂魄也，故曰"取之于井"，即是这个道理。荥穴，主治一切热性疾患。如疟疾时冷时热，可刺小肠经前谷穴；掌中发热，可刺心包劳宫穴；外感肺热，发生咳嗽颊红，可刺肺经鱼际。总之，各经热病初起，病变于色者，皆可取其荥穴治疗。所以说"荥主身热。"输穴，主治一切肢节疼痛，时重时轻的各种疼痛疾病。有通经活络、散瘀止痛之效。如风湿腕肩背痛，可取小肠经后溪；上肢内侧痹痛，可取大陵，太渊；下肢痹痛，可取太冲，太溪。这就是根据"病时间甚者取之输"的原则。经穴，除主治肺经受邪引起的寒热咳喘外，根据"病变于音者取之于经"的原则，凡各经病变累及某一脏腑时，即可取其经穴治疗，又调整其偏盛，纠正其失调。如肺经失调，就见寒热喘咳，可取肺之经穴经渠；脾脉络舌本，散舌下，所以本经发生舌本强痛，语言不利时，可取脾经的经穴商丘；三焦火旺，症见胁痛、目赤、大便不通者，可泻三焦之经穴支沟，清三焦热，通腑降逆。合穴，根据"合主气逆而泄"，及"经满而血者，病在胃及以饮食不节得病者，取之于合"的原则，体会到合穴主治一切胃疾病及一切慢性疾病，有健脾强胃、扶正培元、祛邪防病之效。如足三里可治一切肠胃病，曲池可治肠病，阴陵泉有利尿祛湿作用，少海可治心脏疾患，尺泽可治肺经疾病。

4. 荥输治外经。病邪在腑，取之合，合治内腑。阳经的荥穴，输穴，用于治疗本经所过之处的外部经脉的疾病。如《灵枢·五乱》篇说："气乱于头者，取之天柱、大杼；不知，取足太阳荥输。气乱于臂足，取之先去血脉，后取其阳明，少阳之荥输。"此是荥输治外经的记载。三阳经下合穴通于内腑，都由胃经入腑。故邪在腑取之合，合治内腑。

5. 按四季刺五输

春刺井者，邪在肺。夏刺荥者，邪在心。季夏刺输者，邪在脾。秋刺经者，邪在肺。冬刺合者，邪在肾。

春刺井，井者，东方春也，万物之始生，故言井。冬刺合，合者，北方冬也，阳气入脏，故曰合。举始终而言，荥、输、经在其中矣。

由于春夏阳气在上，人体之气行于浅表，刺宜较浅；秋冬阳气转在下，人体之气潜伏于里，刺宜较深。五输穴分布，井、荥所在部位的肌肉浅薄，经、合所在部位的肌肉较厚，故亦可春夏刺井、荥，秋冬取经、合。

6. 按病位刺五输

春气在毛，夏气在皮，秋气在分肉，冬气在骨髓，浅深之应。

7. "闭证井中开"

指外邪闭塞之表实证，可用井穴治疗。"实证原荥泄"，指气、血、痰、火为邪而致邪气盛的实证，可泄原穴、荥穴。"经从经中取，"指病邪入经络，或在半表半里，取经穴进行治疗。"虚损输膜安"，指内伤气血亏损的虚证，用输（指合穴）、用膜（指背输穴）。

8. 母子虚实补泻法

如肝属木，肝实证，实则泻其子，泻肝的荥火穴行间（因木能生火，火是木之子）；肝虚证，虚则补其母，补肝的合水穴曲泉（因水能生木，水是木之母）。

9. 按时辨证取穴

按时，指春取荥，夏取输，秋取合，冬取井。五脏主藏，应天之闭藏冬令，而井主出，好似冬之初阳，所以说，藏主冬，冬刺井。春主生发，大地变绿，但草木初生，如水流之尚微，所以说色主春，春刺荥。时主夏，夏刺输，乃指疾病时间时甚，随着气候时节变化，相应于夏长之气，故夏刺输。长夏含湿燥之气，变化多端，而音有五律，所以病变于音者，音主长夏，长夏刺经。秋天谷物成熟，易由口入造成胃病，故味主秋，秋刺合穴。

按时，又指春应肝木，病邪在肝，可刺井；夏应心火，病邪在心，可刺荥；长夏刺输，因长夏应脾，病邪在脾之故；秋应肺，病邪在肺，可刺经；冬应肾水，病邪在肾，可刺合穴。

"人与天地相参也，与日月相应也"，说明四时季节、白昼黑夜更迭，人体气血循环亦相应之。又有所谓"朝则为春，日中为夏，日入为秋，夜半为冬"之说，指出了一日之中有四时阴阳寒热变化，人的气血运行亦有定时盛衰，从而产生了以此为基础的纳甲法、纳子法，体现了经气循环流注之盛衰时辰开穴的规律——这就是子午流注针法。其他按时取穴的，还有灵龟八法等。

基本内容

子,是指子时,即每天半夜23点至1点的时间。子时阳气初生,故有"子时一阳生"之说。

午,是指午时,即每天中午11点至13点的时间。午时阴气初生,故有"午时一阴生"之说。

子午,是地支的总称。这里用来有两个意思:其一是记时间的代表符号,其二是反映阴阳盛衰的情况。

流,水流之意。流者行也,含动的意思。

注,贯注之意。注者往也,含静的意思。

子午流注,是说人身之气血按时间流行贯注,有井、荥、输、经、合的现象。故子午流注针法,即是按日、按时、按井、荥、输、经、合配合起来的一种用针灸治疗疾病的规律。若从广义讲,包括一切按时取穴的针灸方法;从狭义而言,指纳甲法、纳子法。

一、天干、地支的配属

1. 天干、地支的阴阳属性

(1) 天干的阴阳属性:

阴阳	天干					代表
阳干	甲	丙	戊	庚	壬	阳日阳时
阴干	乙	丁	己	辛	癸	阴日阴时

红色表示阳,蓝色表示阴,阳干代表阳日阳时,阴干代表阴日阴时。

（2）地支的阴阳属性：

阴阳	地支						配合
阳支	子	寅	辰	午	申	戌	阳干
阴支	丑	卯	巳	未	酉	亥	阴干

2. 地支（时辰）与时间（钟点）的关系

```
        7  →  9  →  11  →  13  →  15  →  17
     ↑ 辰     巳      午      未      申  ↓
    卯  寅    丑      子      亥      戌   酉
        5  ←  3  ←   1  ←  23  ←  21  ←  19
```

地支与脏腑相配：

地支	寅	卯	辰	巳	午	未	申	酉	戌	亥	子	丑
脏腑	肺	大肠	胃	脾	心	小肠	膀胱	肾	心包	三焦	胆	肝

歌：肺寅大卯胃辰宫，脾巳心午小未中。
　　申胱酉肾心包戌，亥焦子胆丑肝终。

3. 天干、五行与脏腑经络的配属

天干	甲	乙	丙	丁	戊	己	庚	辛	壬	癸
脏腑经络	胆	肝	小肠	心	胃	脾	大肠	肺	膀胱（三焦）	肾（心包络）
五行	木		火		土		金		水	

歌：甲胆乙肝丙小肠，丁心戊胃己脾乡。
　　庚属大脾辛属肺，壬属膀胱癸肾藏。
　　三焦亦向壬中寄，包络同归入癸方。

另说，三焦阳腑须归丙，包络从火丁心旁。三焦主气属阳，气纳三焦，三焦经的五输分配在三阳经开完穴之后。心包主血属阴，血归包络，心包络的五输分配在三阴经开完之后。

4. 五输穴的五行属性、编号、相生关系

经络	名称 穴位	代号	井穴 (1)	荥穴 (2)	输穴 (3)	(原穴)	经穴 (4)	合穴 (5)
		五行	木	火	土		金	水
阴经	肺（金）		少商	鱼际	太渊		经渠	尺泽
	脾（土）		隐白	大都	太白		商丘	阴陵泉
	心（火）		少冲	少府	神门		灵道	少海
	肾（水）		涌泉	然谷	太溪		复溜	阴谷
	心包（相火）		中冲	劳宫	大陵		间使	曲泽
	肝（木）		大敦	行间	太冲		中封	曲泉
经络	穴位	代号	(1)	(2)	(3)		(4)	(5)
		五行	金	水	木		火	土
阳经	大肠（金）		商阳	二间	三间	合谷	阳溪	曲池
	胃（土）		历兑	内庭	陷谷	冲阳	解溪	足三里
	小肠（火）		少泽	前谷	后溪	腕骨	阳谷	小海
	膀胱（水）		至阴	通谷	束骨	京骨	昆仑	委中
	三焦（相火）		关冲	液门	中渚	阳池	支沟	天井
	胆（木）		窍阴	侠溪	足临泣	丘墟	阳辅	阳陵泉

二、开穴规律

1. 阳经开穴举例

（1）阳日阳时开阳经穴

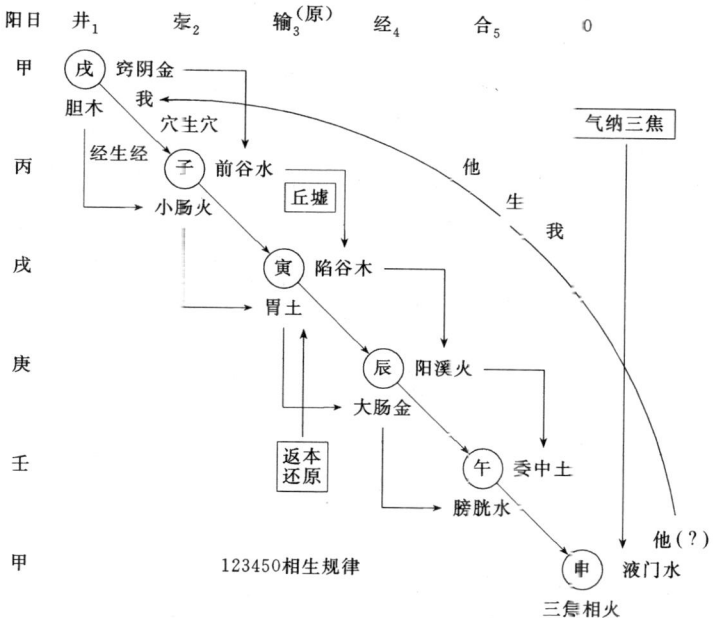

（2）甲日戌时以后开穴

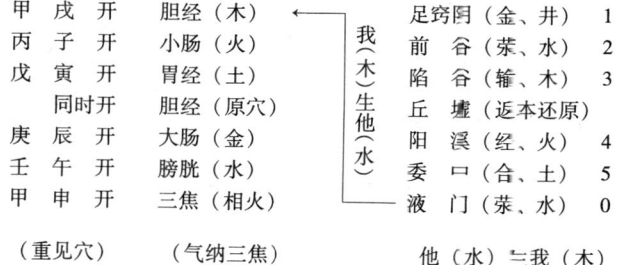

2. 阴经开穴举例

（1）阴日阴时开阴经穴

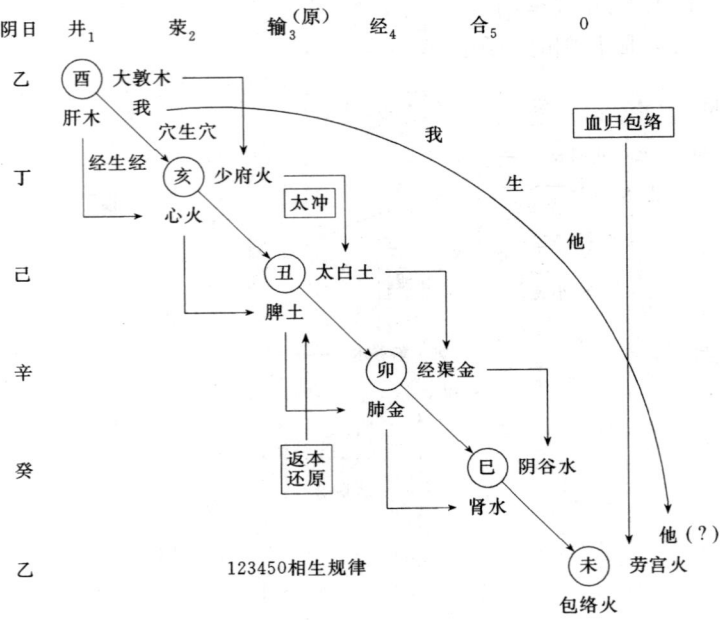

（2）乙日酉时以后开穴

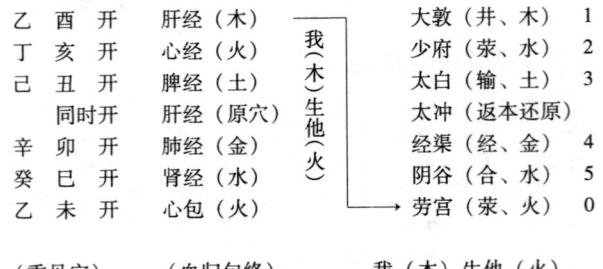

3. 几条规律

（1）阳日阳时开阳经穴（从值日经井穴开始）

阴日阴时开阴经穴（从值日经井穴开始）

（2）井穴开过后，下一个时辰开值日经的相生经的荥穴，依次开相生经输穴、经穴、合穴。

（3）阳经合穴之后，气纳三焦，他（穴）生我（指值日经）。阴经合穴后，血归包络，我（指值日经）生他（穴）（穴指合穴后应开之穴）

（4）开输穴时，同时取值日经原穴是返本还原。

（5）遇闭穴时可合日互用、夫闭针妻，妻闭针夫。

甲	乙	丙	丁	戊	合日
己	庚	辛	壬	癸	

甲与己合，乙与庚合，丙与辛合，丁与壬合，戊与癸合。

三、公历求日干支

用子午流注开穴，必须知道何日、何时、何经、何穴，因此首先要找出日干支。

1. 公历是以月亮、地球、太阳之间相互关系为依据。月亮绕地球一圈为1日，地球绕太阳一圈为1年。

2. 平年365日，2月份28天。闰年366天，2月份29天。每4年一个闰年。

3. 1980年是闰年，366天。1984年又是一个闰年。1988年又是一个闰年。

4. 六十干支（甲子）环周及其顺序数表：

1 甲子	2 乙丑	3 丙寅	4 丁卯	5 戊辰	6 己巳	7 庚午	8 辛未	9 壬申	10 癸酉
11 甲戌	12 乙亥	13 丙子	14 丁丑	15 戊寅	16 己卯	17 庚辰	18 辛巳	19 壬午	20 癸未
21 甲申	22 乙酉	23 丙戌	24 丁亥	25 戊子	26 己丑	27 庚寅	28 辛卯	29 壬辰	30 癸巳
31 甲午	32 乙未	33 丙申	34 丁酉	35 戊戌	36 己亥	37 庚子	38 辛丑	39 壬寅	40 癸卯
41 甲辰	42 乙巳	43 丙午	44 丁未	45 戊申	46 己酉	47 庚戌	48 辛亥	49 壬子	50 癸丑
51 甲寅	52 乙卯	53 丙辰	54 丁巳	55 戊午	56 己未	57 庚申	58 辛酉	59 壬戌	60 癸亥

5. 年月干支基数表

当年干支基数表				当月干支基数表		
年份	基数	年份	基数	月份	平年	闰年
1980	9	1992	12	1	0	0
1981	15	1993	18	2	31	31
1982	20	1994	23	3	59	0
1983	25	1995	28	4	30	31
1984	30	1996	33	5	0	1
1985	36	1997	39	6	31	32
1986	41	1998	44	7	1	2
1987	46	1999	49	8	32	33
1988	52	2000	54	9	3	4
1989	57	2001	0	10	33	34
1990	2	2002	5	11	4	5
1991	7	2003	10	12	34	35

当年干支基数 + 当月干支基数 + 当日日数 = 当日干支序数。

超过60所余之数。

举例：求1980年12月26日干支序数？

9 + 35 + 26 = 70　　　70 – 60 = 10

1980年12月26日干支序数是10，干支为癸酉，即癸酉日。

四、子午流注（纳甲法）开穴

举例：

1. 1982年6月10日4点流注开何穴？

年	月	日	时	经	穴	
1982	6	10	4	?	?	甲日 寅时 阳日 阳时
		20 + 31 + 10 = 61 61 – 60 = 1	3 ~ 5 寅 4点	（查图）	（查图）	
		1是甲子（阳）	丙寅（阳）	小肠	小海	

答：1982年6月10日4点，按子午流注纳甲法，开小肠经的小海穴。

2. 1982年6月11日6点流注开何穴？

年	月	日	时	经	穴	
1982	6	11	6	?	?	乙日 卯时 阴日 阴时
		20 + 31 + 11 = 62 62 – 60 = 2	5 ~ 7 卯 6点	（查图）	（查图）	
		2是乙丑（阴）	己卯（阴）	心包	间使	

答：1982年6月11日6点，按子午流注纳甲法开心包经间使穴。

3. 1982 年 6 月 15 日 4 时流注开何穴？

年	月	日	时	经	穴	己日寅时阴日阳时甲与己合
1982	6	15	4	?	?	
		20＋31＋15 ＝66 66－60＝6	3～5 寅 4 点	（查图）	（查图）	
		6 是己巳（阴）	丙寅（阳）	小肠	小海	

答：己日寅时是阴日阳时，查图开穴为小肠经的小海穴。（子午流注纳甲法应开的穴）。

4. 1982 年 6 月 16 日 6 时流注开何穴？

年	月	日	时	经	穴	庚日卯时阳日阴时
1982	6	16	6	?	?	
		20＋31＋16 ＝67 61－60＝7	5～7 卯 6 时	（查图）	（查图）	
		7 是庚午（阳）	己卯（阴）	心包	间使	

答：开心包经的间使穴（血归包络之意）。

推算开穴应注意当时时辰，如果是在开值日经井穴时辰以前，按前一日流注时辰进行开穴；在值日经开井穴或井穴以后时辰，则按先开值日经井穴，依次向下推移。

五、纳子法

使用举例：肺实证在寅泻尺泽，肺虚在卯时补太渊，余皆仿此。

使用时有两种：①按以上例子实则泻其子，虚则补其母。②在某经值日时辰内，可按病选择适合病情的穴位或原穴。

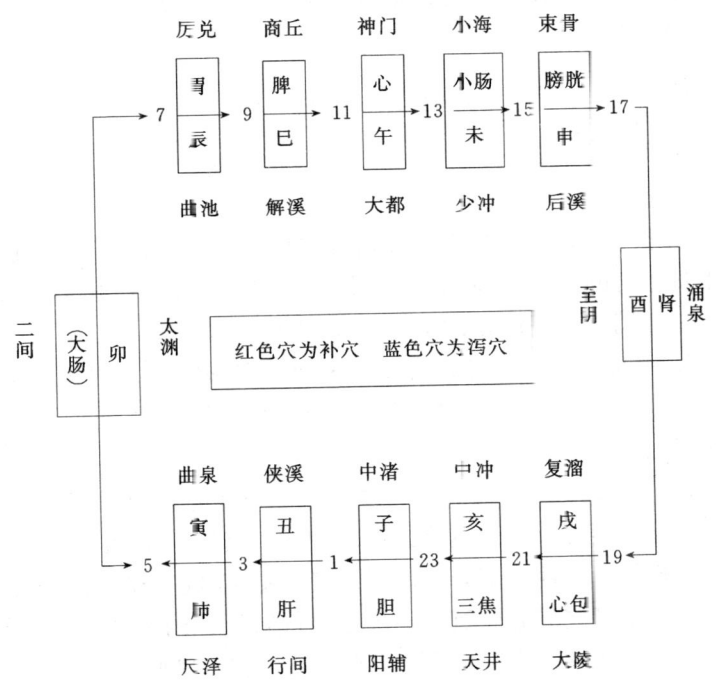

六、纳甲法临床具体选穴应用

《针灸大成》:"得时为之开,失时为之合"。

《医学入门》:"开时乃气血盛旺之时,故可辨虚实刺之。合则非气行未至,则气行已过,则不刺"。

具体应用:

1. 按时开穴法:按病人就诊的时间,即按年、月、日、时选经、穴、称为'时穴'。针治时先针时穴,如七配合病穴的,后针病穴。

2. 合日互用法:阳日阳时开阳经穴,阴日阴时开阴经穴。

若逢阳日阴时或阴日阳时，则可应用合日互用的方法。

　　甲己——土

　　乙庚——金

　　丙辛——水

　　丁壬——木

　　戊癸——火

　　如甲日（加红圈者为阳日），阳时开穴，阴时闭穴，可选用与甲日相合的己日（属阴日）阴时（同甲的阴时）开穴。这样叫夫妻互用，夫闭针妻；反之，叫妻闭针夫。

　　3. 定时开穴法：结合病选好时间，选好穴位，约病人按所定时间就诊，如肝病选阳陵泉、太冲。（丁日7~9点）、（辛日13~15点）。

　　4. 一、四、二、五、三、〇规律：一（井）、四（经）、二（荥）、五（合）、三（输）、〇（纳）。应用一、四、二、五、三、〇规律，是使一部分闭穴变开穴。要使用它，首先应熟记五虎建元：甲己之辰起丙寅，乙庚之日戊寅行，丙辛便起庚寅始，丁壬壬寅亦顺寻，戊癸甲寅定时候，五门得合是原因。

　　（1）甲、己——丙寅

　　（2）乙、庚——戊寅

　　（3）丙、辛——庚寅

　　（4）丁、壬——壬寅

　　（5）戊、癸——甲寅

　　5. 一、二、三、四、五、〇相生规律：用此规律可推出当日值日经开井穴以后其他时辰的穴位。

　　一、指值日经的井穴（1）。

　　二、指值日经相生经（阳经五行生五行，阴经五行生五行）的荥穴（2）。

　　三、指"二"的相生经的输穴（3）。

四、指"三"的相生经的经穴（4）。

五、指"四"的相生经的合穴（5）。

〇、指气纳三焦（他生我）、血归包络（我生他）的穴。

相生——指经生经、穴生穴，及他生我、我生他。

此规律配合时辰，在值日经井穴后时辰开穴时，推算应开穴位。

【附】流注环周图、灵龟八法图结构与使用

流注环周图、灵龟八法图，是作者三十多年来学习、研究、应用子午流注针法，经反复实践绘制而成的。它具有如下特点：

（1）保持中医特色：如中医理论，阴阳五行，返本还原，气纳三焦，血归包络等。

（2）简单易懂好学：只要十五分钟时间，就能学会查找当日当时（就诊时）应用的穴位。

（3）能快速查找穴位：计算一次即可（如忘了可再计算一次），以后逐日逐时向下推移。

（4）搜集整理了同道及个人的发现与改进。如：一、四、二、五、三、〇规律，一、二、三、四、五、〇相生规律。再如：若按灵龟八法计算出全部穴位须七百二十步。经改进只要十六步即可。这是笔者经多次推算发现的。由于下图简明扼要，又保持了中医理论特色，临床使用方便，深受国内外学员、同道欢迎，现已传播到欧、美、日本、东南亚各国，及非洲等国家，国内也广为流传。因此将其收集在本书内，供同道研究参考。其图之结构与使用说明见后附图。

一、结构

以下图及使用说明见附赠光盘或《英汉对照流注环周图·灵龟八法图》一书(学苑出版社出版,1998)。

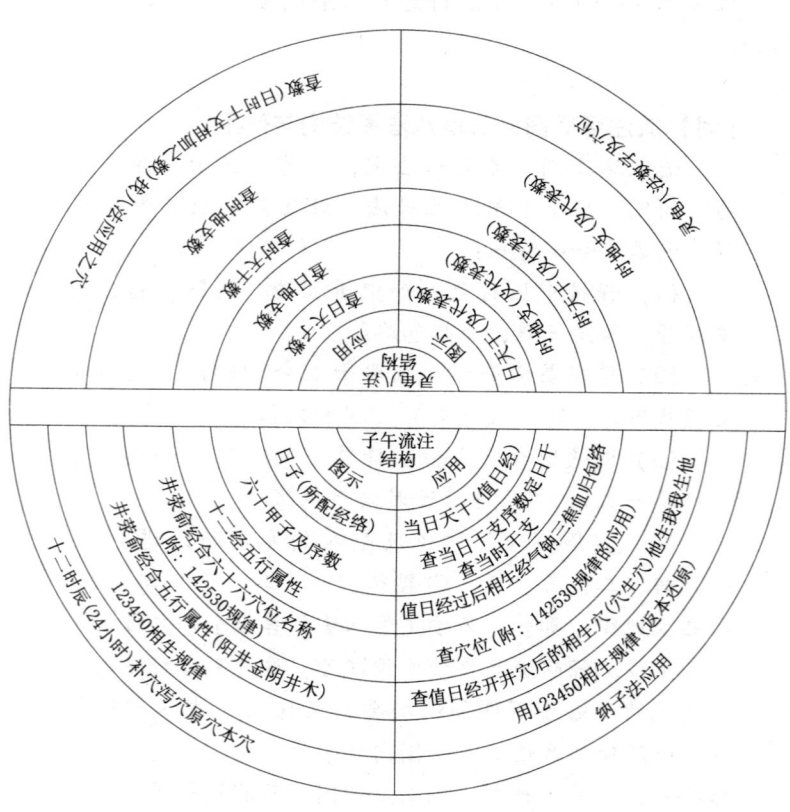

《流注环周图·灵龟八法图》图示与应用图

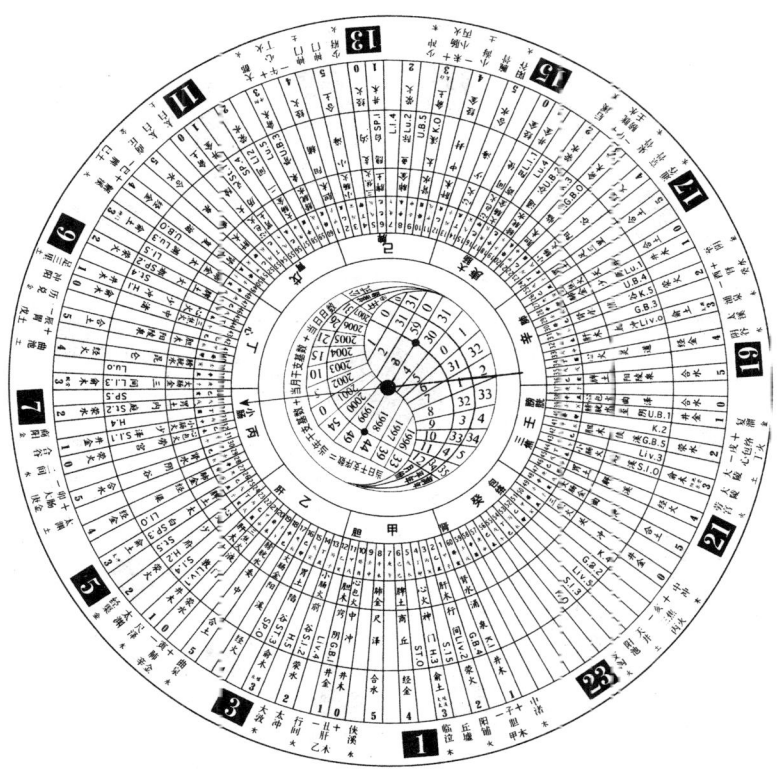

流注环周图

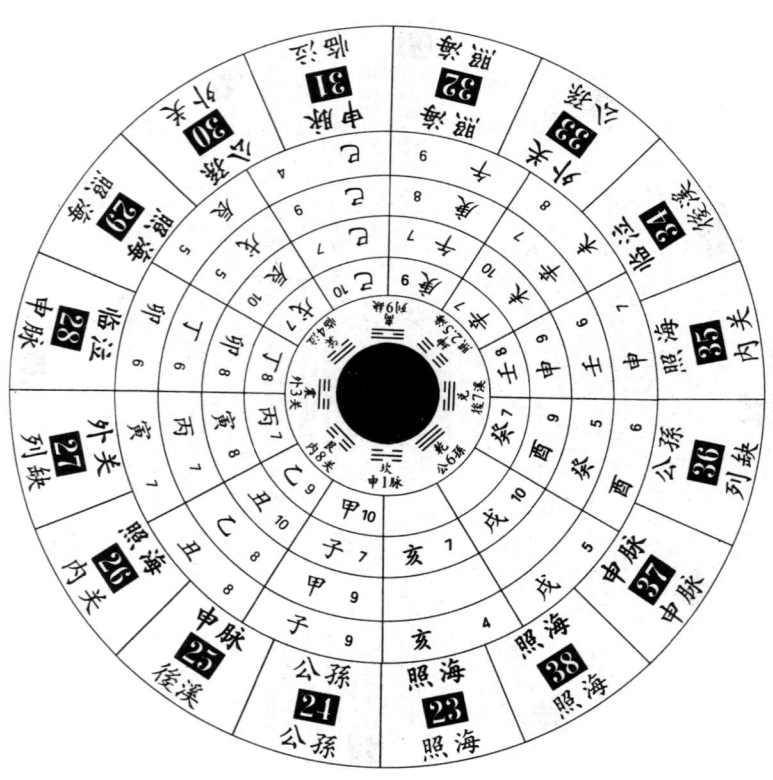

灵龟八法图

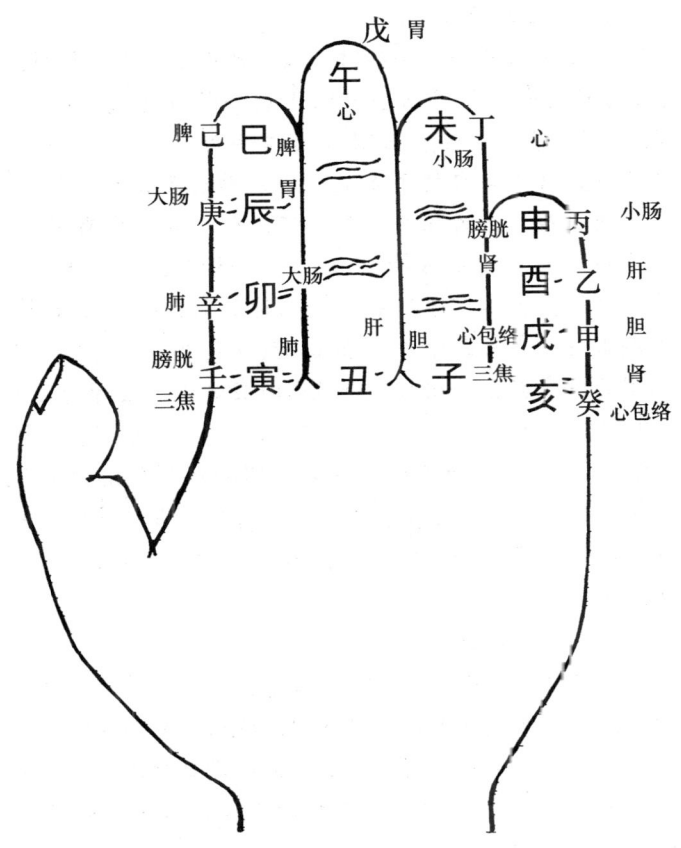

手　图

二、使用说明

1. 流注环周图

据纳甲法与纳子法按时开穴。纳甲法：①先按公式（在可转盘内）计算出当日的干支序数（超过 60 的按减 60 的余数），在第三圈（由内向外数）查出序数，下面即是就诊当日的干支数。用天干表示日的，如甲、丙、戊、庚、壬为阳日；乙、丁、己、辛、癸为阴日。②在最外圈查出就诊的时辰。③在就诊当日下属时辰中，从地支找出就诊时辰。④此时辰上面的第五圈中，即是当日、当时的开穴。若穴位处是空缺时，可按合日互用开图中与当日相对另一日同时辰之穴，或者开按一（井穴）、四（经穴）、二（荥穴）、五（合穴）、三（输穴）、〇（阳经气纳三焦穴，阴经血归包络穴）规律配出的穴位。纳子法：在图的最外圈，各就诊时时辰各有补（十表示）、泻（一表示）穴位，原穴、本穴，供选用。

2. 灵龟八法图

依流注环周图查出的就诊日干支在此图第二、第三圈找出，时干支在第四、第五圈中找出。将其旁四数字相加之和数，在最外圈中找出。若就诊日为阴日，则用和数上面（黑字）穴位。若就诊日为阳日则用和数下面（红字）穴位。

3. 手图

是用心算手数，子午流注纳甲法穴位的一种方法。使用它时，必须熟练掌握：①五脏、六腑、十二经、五输穴各自的五行属性。②一（井穴）、四（经穴）、二（荥穴）、五（合穴）、三（输穴）、〇（阳经气纳三焦穴，阴经血归包络穴）的顺序，及在各经中所代表的穴位。③五虎建元（手图手掌部位即是）。使用时按下面步骤：（1）先在手图中找到就诊当时的天干；（2）在手图找到就诊当时的地支；（3）按五虎建元找出就诊当时地支上的天干；（4）再由手图找到此天干属何经及开井穴的时辰；（5）由此时辰起，顺时针按一、四、二、五、三、○顺序，隔一时辰向前数一个，数到就诊时辰所得之数，即可知开何穴。例1：甲日寅时开何穴？（1）、（2）两步，看图即知；（3）按五虎建元，知寅时上的天干是丙；（4）天干丙是小肠，手图中在申时（即小肠井穴起点）为1；（5）戌时是4，子时是2，寅时是5（寅时就诊的时辰）。5是小肠经的合穴，即小海穴。结果是：甲日寅时（阳日阴时），开小海穴。例2：甲日丑时开何穴？（1）、（2）两步骤略；（3）因甲日为阳日，丑时为阴时，故用己日丑时。按己日寅时天干是丙，推出丑时天干是丁；（4）天干丁是心，手图中在未时；（5）未是1，酉是4，亥是2，丑是5（丑时是就诊时辰），5是心经的合穴少海穴。结果是：甲日丑时（阳日阴时），可针其合日互用己日丑时的开穴少海穴。

基本应用

目前对子午流注的研究，除研制各种推算工具外，已进入临床观察与资料积累阶段。不仅用现代科学手段观察，传统中医的临床经验积累，也丰富了子午流注针法的内容，现将一些情况列后。

一、临床资料

（一）典型病例

例一 肾泻（肠结核）

患者王某，男，49岁，缝纫工人。1976年7月20日初诊，门诊号491号。

主诉：每日下午6~7点左右腹泻，现已两月余。

现症状：素患肺痨，经治好转。于两年前发生腹泻，时好时犯。近两个月来每到下午6~7点钟，自觉肠鸣腹痛，遂即腹泻，泻物无红白脓血，小便清长。经省医院诊为"肠结核"，乃投抗痨药治疗，及服中药四神丸等，效果不显，遂来针灸治疗。

查：发育正常，营养欠佳，面色淡黄，舌苔薄白，两尺脉沉弱无力。心、肺无显著变化。腹平坦，有压痛，拒按，肝脾未触及。

诊断：肾泻（肠结核）。

治疗经过：根据脉来两尺沉弱无力、腹痛肠鸣，疑为肾阳不足，命门火衰，致使脾失温养而导致腹泻。治以温补脾肾之法，乃取命门补肾火，益阳气；加脾经大都、胃募天枢以调整肠胃，扶助正气。经治四次，效果不显，病情如故。

考人体气血酉时（下午5~7点），循入肾经，可见该患者腹泻，乃由肾阳不足，不能温养脾土所致。遂用北航产经络测定仪，测查肾经原穴太溪，结果表明左16μA，右7μA。改用流注纳甲法，时值己日癸酉时，正值肾经输穴（即原穴）太溪值时，随取28号毫针，采用补法，留针15分钟，又配命门、大都、天枢。次日大便提前两小时，再诊庚日乙酉时无穴可开，乃采用肝经大敦补之；辛日丁酉时，心经灵道开穴；壬日无穴可开，乃用脾经火穴大都。经上述四日按时开穴治疗，休息三日后来诊。

结果：按压时腹痛消失，一般大便均在上午九时左右，便成形而愈。经测肾经原穴，左 27μA，右 28μA。

例二 中风

患者武某，男，60 岁，工人，住东风大街。患者于 1981 年 4 月 5 日 3 点（下午），因昏迷不醒而由其家属送来就医。即日下午，因生气感头目眩晕，随即倒地，精神萎靡，口眼歪斜，流涎，左侧上下肢肌力消失（0 度），肌张力增强，二便失禁，舌苔黄腻，脉象弦硬搏指，BP 240/120mmHg。

诊断：中风

针刺方法：子午流注与灵龟八法针法。流注开穴，甲日未时开尺泽、鱼际，配以八法后溪、申脉。针后效果：神智清醒，二目识人，语言稍能说出，但吐字不清。

4 月 6 日 11 点（午时初刻）二诊：为流注乙日午时，开委中穴，配八法公孙、内关穴。针后效果：言语较清楚，口角歪斜度差，不再流涎，上下肢稍能屈伸，但无力。

4 月 7 日 10 点钟三诊：丙日巳时，流注开阴谷、然谷，配八法后溪、申脉。针后效果：鼻唇沟变深，眼能闭合，语言能成句说出，手足伸屈有力，活动力增大，症状明显好转。

4 月 8 日 11 点四诊：丁日午时，流注开中渚、侠溪，配八法足临泣、外关。针后效果：说话字句清晰，能扶持行走，手已能拿筷吃饭，伸屈自如。

4 月 9 日 3 点（下午）五诊：流注开鱼际，八法后溪、申脉。针后效果：效果明显，走路平稳，上下肢活动有力，肌力由 0 度增加到上肢Ⅱ度，下肢Ⅱ度。

连续采用子午流注与灵龟八法针法，治疗 15 次，语言清楚，上下肢肌力恢复正常，与正常人无异，已告痊愈。

例三 胃病

患者韩某，女，19 岁，护士。胃脘满闷，气胀不舒，嗳气频频，每日上午十时、下午四时至五时即发作。患病十余日，诸法罔效,故来针治。

按:患者发病于每日上午十时至十一时,乃胃经经气已衰之巳时;下午四时至五时,乃小肠经经气已衰之申时。病位在胃和小肠。而小肠下合于下巨虚。

初步诊断:胃病。胃气虚弱,浊气上逆所致。

就诊时间:1981年6月8日下午4时40分。属于己日,戊申时。

取穴:子午流注纳甲法开穴解溪。

循经按压法:在足阳明胃经上发现压痛点,右足三里下一寸处、左足三里上一寸处。

针灸法:先针解溪,后针压痛点。针后均加艾条灸,并用G6805型治疗仪连续波微量电流通电20分钟,一次治愈。

（二）回忆医案

案一 患者严某,女,31岁。两下肢疼痛,兼有胃胀,胃气上逆而打嗝儿,转矢气则胃胀稍轻,脉沉缓,舌质淡,舌苔白。证属脾虚气滞。针四、五次,病无进退。于1983年12月2日10时（甲子日,己巳时）就诊,当时正值脾经商丘穴开穴,即针商丘平补平泻,针商丘时,患者觉针下有胀感,并说胀感沿腿内侧上至腹部,又上至胃,并觉胃中发热。继续行平补平泻,患者初觉咽喉舌根部发干,继则发热。留针半小时,腹中肠鸣,胃胀明显减轻,胃脘部三天不胀。后又来诊,虽又针商丘穴,但时辰不一致,未见上述传导现象。

案二 午时头痛,中年男患者,每日中午十二时前后,前额疼痛难忍约半小时,一般针药治疗无效,改用子午流注纳子法,午时为心经"值班",改针间使、神门,二次而痛止,第三天再针,则不再痛。

案三 子时腿痛。六十岁老妇人,因值夜班在街头巡逻,而致右腿疼痛一周。每日白天不痛,夜间十二时左右疼痛约一小时。因其他针药无效，考虑十二时为子时。子时正时胆经"值班"，故改用风市、阳陵泉，悬钟用泻法，留针二十分钟。一日一次，两次痛止，未复发。

案四 一年青妇女，约二十四、五岁。因与婆婆生气，突然不能讲话，右半身不能活动。由其爱人背来。舌淡苔白，脉弦。既往无此病症。昨日下午发病，今日即来就诊，正宜子午流注开太冲穴。针两太冲穴用泻法，2分钟行针，令其说话，当即说出。再行针1分钟令其活动右半身肢体，即可屈伸。留针15分钟，起床、语言、行走均恢复正常，高兴而去。

案五 岳美中老中医痴迷案。一患儿每当中午、夜半出现"痴迷"。因正值子、午两时交替之时，故用调和阴阳的小柴胡汤，两付药即治愈（按：子时—阳生，午时—阴生，子午之时俱是阴阳交换之时，因其不调而致病，故用小柴胡可调和荣卫）。

（三）文献报道

在不影响患者病情的原则下，选择流注经穴与病情相应的时间进行定时治疗，亦可提高疗效。如：

报道一 从临床和科研实践看祖国医学的辨证观。（上海中医杂志，1972）

林海氏报道，他们在观察到支气管哮喘，老年性慢性支气管哮喘等（属肺经病变），往往在寅时发作，五更泄往往在卯时发作的基础上，根据子午流注理论，定时进行针刺治疗，取得较好的疗效。

报道二 我对子午流注中的十二经纳子法的一些体会。（上海中医杂志，1958；（12）：9）

丁良观氏治疗肾阴不足的咽喉肿痛证及膀胱经的风湿痹各一例，效果明显。

报道三 1980年《湖南省针灸子午流注座谈会资料》中，

"子午流注等针法，按时治疗伤穴，观察经络气血盛衰时间规律的心得"一文的作者刘天健氏，治疗外伤引起的所谓"穴伤"证，效果较好。

报道二、三都是根据病变所在的经，在该经气血流注盛时，选择该经与病情相应的穴位为主，适当配合兼证取穴。进行定时治疗，均收显效。

报道四 福建龙溪地区中医院，治疗腰痛病30例（按子午流注治疗腰痛15例的初步体会，福建中医药，1965；（1）：16）。其中第一组15例，按子午流注针法定时治疗，结果痊愈6例，显效2例，有效3例，无效4例。第二组15例，取穴同第一组，但不定时治疗，结果显效3例，有效7例，无效5例。由此初步看出，定时治疗的疗效高于不定时治疗的疗效。目前采用按时开穴的方法，并适当配以辨证取穴，或对症取穴的情况较多。

二、应用体会

子午流注针法，现已被许多人应用于临床，以发挥其治疗效果。现将本人多年应用的体会与经验总结归纳如下，供同道参考。

1. 使用于有明显时间规律的疾患。就是指疾病的发作、加重与缓解，有一定的、明显的时间规律。如：每天按时发作，过时则缓解；或者几天定日定时发作，过后又如不发病一样。子午流注针法对于这样一些疾患，使用效果较好。例如前面的回忆医案中，案二午时头痛，案三子时腿痛。

2. 时间、穴位、病症三位一体时应用效好。就是指患者来就诊的时间，此时间所开的穴位，和此穴位（及所在经络、脏腑）与病证的病因、病位、病机有密切联系的。有此情况，笔者称其为"时、穴、证三位一体"。如此情况，治疗效果最佳。

如前回忆医案案一的胃胀，中医诊为脾虚。来就诊时，正值开商丘穴，商丘是脾经穴位，因此效果较好。医案四的失语和右半身不用，是因生气，怒伤肝。其来诊时，正值开太冲穴，而太冲正是肝经原穴，因此针入病除取得明显效果。这种情况并不少见，因此我把它叫作"三位一体，"效果最好。为求得三位一体，一是患者来诊正值对病症之穴位，即可治疗。二是在不影响病情的情况下，可预约患者在对其有利的时间来取穴诊治，这叫定时预约治疗。

3. 可用于经常需要换穴治疗的患者。就是指有的病人、在治疗原则一致的情况下，初针几次效果较好，针几次效果就差；换穴后初针几次较好、针几次后又差。这样的患者，可按子午流注针法，逐日逐时换穴，有较好效果。

4. 慢性病患者，需调整全身气血者可用。如：中风后遗半身不遂，多年的痹证、胃病、喘症，不能只扎几个穴位，可用子午流注针法，逐日逐时换穴治疗，以逐渐调整全身气血，改进气血循环，增强抗病针力。

5. 时穴配辨证取穴

多年临床应用子午流注针法的体会，参考他人资料，及与同道交流中，均感到按时取穴（时穴）配合辨证取穴（病穴），能取得满意效果，深感时穴对病穴有"增效剂"的作用。因此，将自己常用配合使用方法列后，供同道参考应用。

（1）时穴配五部：指时穴配合发病的五部位，如皮部、肉部、脉部、筋部、骨部有病相应的穴位进行治疗。此配合主要用于四肢经络病变。在判断五部时，一是以病症发生的部位，如病症在皮、在肉、在脉、在筋、在骨；二是以典型症状为主，如在皮为麻，在肉为木，在脉为病位周围颜色或红或紫，在筋为常有拘挛，在骨则为剧痛。这时在治五部时可选如下相应穴位：

皮部：根据"肺主皮毛"，皮部疾患常选用尺泽、孔最、列缺，行肺气，通经络，以配合时穴。

肉部：根据"脾主肌肉"，脾病常为湿阻经络，选用公孙、三阴交、足三里、中脘，健脾、祛湿、通络，以配合时穴。

脉部：根据"心主血脉"，"气行则血行"的原则，选用大陵、内关、神门、太渊，行气活血通脉，以配合时穴。

筋部：根据"肝主筋"，选用太冲、筋会阳陵泉、筋缩、昆仑，养血荣筋以解痉，来配合时穴治筋病。

骨部：根据"肾主骨"，选用肾俞、太溪、命门，再选骨会穴大杼，温肾散寒止痛，配时穴以治骨病。

（2）时穴配四素：指时穴配合在发病过程中影响病情变化的四个因素，如因气、因血、因痰、因火。不论外感、内伤，在一定阶段常用此四素来判断治疗。如病在气分，行气调气即可；病在血分，行血活血即可；病因于痰。可祛痰开窍通络；病因于火，可清热泻火。

气滞：常见麻、胀、痛等，可选用大椎、太渊、足三里、公孙、太冲，以行气滞配合时穴。

血瘀：常见刺痛、皮肤肌肉颜色时红时紫，或因瘀阻血脉，影响心神而致神志病者，可用心俞、肝俞、膈俞、血海、间使、委中、曲泽，活血行瘀以配合时穴。

痰阻：常见胀痛、胸闷、吐痰、肠鸣、神志病等，选用中脘、内关、间使、丰隆、公孙、阴陵泉、三阴交，祛湿化痰、开窍通络以配时穴。

火盛：火热过盛，体温升高，血压上升，神志失常者，有因肝胆火，有因肠胃热。证见热盛神志不清，俱可用十宣放血，内关、足三里泻法。若肠胃热，可加中脘、天枢、丰隆等；若肝胆火加支沟、阳陵泉、风池、太冲。以此泻热清火，来配时穴。

（3）时穴配六淫：指时穴配合因六淫风、寒、暑、湿、燥、火引起的疾病而常用的穴。

因风：选用风池、风市、阴市，祛风以配时穴。

因寒：选用大椎、后溪、昆仑，散寒以配时穴。

因暑：选用曲泽、内关、足三里，祛暑以配时穴。

因湿：选用中脘、足三里、阴陵泉、三阴交，祛湿以配时穴。

因燥：选用曲池、足三里、内关、阴陵泉，清燥以配时穴。

因火：选用支沟、阳陵泉、十宣，泻火以配时穴。

（4）时穴配七情：指时穴配合因七情喜、怒、忧、思、悲、恐、惊引起的疾病而常用的穴。

因喜：喜伤心，因欢喜过度致心病，精神失常时，用间使，清心安神以配合时穴。

因怒：怒伤肝，因暴怒而致肝病，头晕胁痛时，用太冲，清泄肝火以配合时穴。

因忧思：忧思伤脾，因思则气结，腹胀纳差，倦怠无力时，取三阴交、气海，行气健脾以配合时穴。

因悲：过悲伤肺，肺伤则气消，神气不足，叹息连声，可用太渊，益气行气以配时穴。

因惊恐：恐则气下，可致二便失禁；惊则气乱，而致心肾不交，精神错乱。如此可选肾俞、京门、气海、百会、神门、间使补气升气，养心安神，以配合时穴。

（5）时穴配六经：即时穴配合《伤寒论》六经病证常用的穴位。

太阳病：主要指太阳经证，头痛，恶寒，发热，脉浮。兼见自汗、恶风、脉缓的为表虚证，用大椎、风池、足三里，调和营卫以配时穴；或见无汗、体痛、脉紧的为表实证，用大椎、风池、合谷、后溪、昆仑，解表散寒以配时穴。

阳明病：主要指日晡潮热、谵语、便秘、腹满、脉滑数、苔黄厚的腑证。用天枢、合谷、上巨虚、丰隆，通泻阳明实热以配合时穴。

少阳病：病在少阳，口苦，咽干，目眩，往来寒热，胸胁苦满，心烦喜怒，默默不欲饮食，脉弦。用支沟、阳陵泉、丘墟、中脘、内关、足三里、太冲，和解少阳，调和胃气，以配合时穴。

太阴病：主要指脾虚湿胜证，脾虚腹满时痛，胃虚浊升而呕吐。穴用足三里、公孙、阴陵泉、三阴交、中脘、气海、内关，温阳益胃，降逆祛湿，以配时穴。

少阴病：为心肾两虚证，若见脉微细、但欲寐、手足厥冷、口中和、下利清谷、小便清白，此为虚寒；若见心烦不寐、口燥、咽痛、脉细数、舌尖红为虚热证。穴用心俞、肾俞、太溪、神门、太渊、中脘、气海，针灸并用以治虚寒，主要灸心俞、肾俞、中脘、气海。治虚热时，少灸或不灸，单用针刺，并可配合相应药物，这样来配时穴。

厥阴病：是寒热错杂证，有消渴，气上撞心，心中疼热，饮而不欲食，食则吐蛔，四肢厥冷或发热交错出现。穴用大椎、内关、足三里、中脘，调和阴阳，和胃降逆，以配时穴。

（6）时穴配三焦：指子午流注穴位配合治三焦部位脏腑的穴位。此三焦不指温热证三焦辨证，亦不指三焦经，而指病在心肺脏腑经络为上焦，病在脾胃及大小肠脏腑经络为中焦，病在肝肾膀胱子宫等为下焦。治疗时先用时穴，病在上焦配大陵、太渊；病在中焦配公孙、足三里；病在下焦配太冲、太溪。上焦包括上肢，下焦包括下肢。

（7）时穴配门、海、俞、募：此是治脏腑病之配穴。《标幽赋》云："脏腑病而求门海俞募之微"。故治疗脏腑病时，时穴配合相应脏腑的门海俞募穴以治疗。如：泄泻可用时穴配大肠经的大肠俞、天枢。呕吐可用时穴配胃经的胃俞、中脘等。门海俞募之意义，见《针灸心悟·标幽赋浅释》（第361页）。

（8）时穴配原、别、交、会：此指经络病之配穴。《标幽赋》云："经络滞而求原别交会之道"。治疗经络病时，时穴配合相应的经络原、别、交会穴治疗。如：腹部串痛可时穴配三阴交（肝、脾、肾三阴经之会穴）。原、别、交、会之意义，见《针灸心悟·标幽赋浅释》（第361页）。

（9）时穴配八法：指时穴配汗、吐、下、和、温、清、消、补八种治法的穴位。患者须用发汗治疗时，时穴配大椎、后溪、风池；须用吐法治疗时，用时穴配内关、中脘、足三里；须用下法治疗时，用时穴配合天枢、丰隆、下巨虚；须用和解时，用时穴配支沟、阳陵泉、足三里；须用温中散寒时，可用时穴配合灸中脘、气海；须消除热邪时，可用时穴配十宣、内关、足三里；须消导食积时，用时穴配足三里、璇玑；须补益时，用时穴配合足三里、三阴交、气海、关元。以上为笔者常用，供参考。

（10）时穴配经验穴：指时穴配合笔者治疗某些病症的有效经验穴位。时穴对经验穴可以起到增加治疗效果的作用，以下举例供参考。

牙痛：时穴配承浆、风府。

落枕：时穴配承浆、风府、悬钟。

咽痛：时穴配少商、商阳、合谷。

肩痛：时穴配外关（健侧）。

呕吐：时穴配内关（齐刺）。

头昏：时穴配上星。

目赤：时穴配耳后静脉放血（病侧）。

面瘫：时穴配二白（阳白、四白）、二竹（攒竹、丝竹空）、二风（翳风、风池）、地颊（地仓、颊车）、合谷、足三里。

失眠：时穴配天柱、神门、足三里。

胃痛：时穴配三脘（上脘、中脘、下脘）、天枢、气海、内关、足三里。

腰痛：时穴配攒竹。
下肢串痛：时穴配二市（风市、阴市）、足三里。
膝周疼痛：时穴配二陵（阴陵泉、阳陵泉）、足三里。
督脉病：时穴配大椎、后溪、肾俞、太溪、督脉十二针（由大椎向下每隔两脊椎针一下）。
肩胛间痛：时穴配大椎（针感达痛处）。
咳嗽：时穴配肺俞、大肠俞、尺泽。
扭伤腰痛：时穴配委中。
降压：时穴配十宣放血。
手背肿：时穴配外关、八邪。
足背肿：时穴配三阴交、八风。

子午流注时间针法简述

子午流注时间针法，是中国针灸古老的传统针法之一，是按时间取穴的针灸方法，是"时间治疗学"在针灸疗法中的具体应用。

子午代表时间，流注指人体气血的运行。一日中子时指夜晚23点到下1点，午时指白天11点到13点，一年中子代表11月份，午代表5月份，这些时间和季节，自然界的光热强弱，寒暑盛衰与人体气血流注是互相适应，古人经过长期实践才总结发展为子午流注时间针法。

一、特点

1. 重视时间（阴阳变化）

中国年、月、日、时，常用天干、地支来表示。天干有十个，又叫"十天干"它们是甲、乙、丙、丁、戊、己、庚、辛、壬、癸。地支有十二个，又叫"十二地支"它们是子、丑、寅、卯、辰、巳、午、未、申、酉、戌、亥。用它们配合起来命名，如：1986 年为丙寅年，1987 年为丁卯年，1988 年为戊辰年……，月是一月为寅月，二月为卯月，三月为辰月……，以上应用较少，流注针法主要用日、时的干支，具体推算日时干支见"流注环周图，灵龟八法图"。（下简称"流注图"PXX）。

2. 应用五俞（五行变化）

每条经络各有五个具有特殊性能的穴位，它们叫井、荥、俞、经、合，阳经另外还有一个原穴，6 条阳经共 36 穴，阴经原穴就是俞穴，6 条阴经共 30 穴，十二条正经总共六十六个穴，因此"五俞穴"也叫"六十六穴"。阴经井（木）、荥（火）、俞（土）、经（金）、合（水）；阳经井（金）、荥（水）、俞（木）、经（火）、合（土）。这是它们的五行属性，均以五行相生顺序排列，子午流注时间针法，就用这六十六个穴位。

3. 气血盛衰（施行补泻）

因为不同时间，光热强弱，寒暑盛衰不同所以主时的脏腑气血盛衰就不同，治疗时就要在气血盛时才能泻，气血衰时才能补，这种关系具体见下图说明

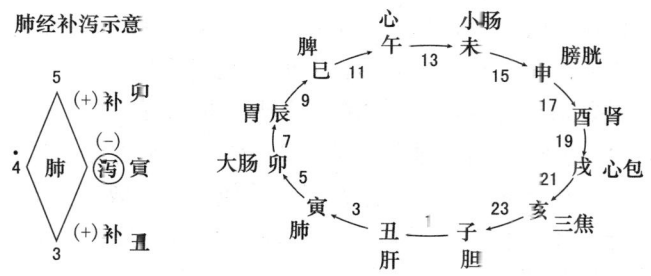

4. 具体方法（纳甲纳子法）

（1）纳甲法：重视每日干支为主，配合六十六穴应用的方

法，十天穴位变化一次，每十天内应用穴位相同，此法稍繁杂。

（2）纳子法：重视每时辰的干支为主，配合六十六穴应用的方法，一个时辰穴为变化一次每天用的穴位相同，此法比较简单。

两法查日、时的干支开穴，均应用"子午流注图"。

二、应用

1. 典型病例

例一、午时头痛。男，30岁，中午11～13时前额痛三个月，其他治疗无效，按子午流注时间针法午时为心经主时（按地支相配）按天干相配为胃经主时，这时选用头维穴、内庭穴（均胃经穴）、神门、内关（均心经穴），每日一次，两次治愈。

例二、子时腿痛。女，60岁，晚上23～1时左下肢外侧疼痛半年，其他治疗无效，按子午流注时间针法，子时为胆经主时（与地支相配），病位也在胆经，这时选胆经风池、阳陵泉、丘墟，配肝经太冲（肝与胆相表里，主筋），每天一次，针三次而愈。

例三、脾虚腹胀，某某某女，32岁，脾虚腹胀半年，来诊时正值甲日己巳时，脾经商丘穴开穴，针刺时患者觉有气从足大趾经下肢内侧向上传到腹部，又到心窝，又到舌根，立刻腹胀减半，一周未胀，届时又来就诊，未值脾经商丘穴开穴，但仍用商丘穴针刺则无脾经传导现象和按时间开穴的效果。

例四、生气失语，某某某女，25岁，因与婆母生气，突然失语，右半身上下肢不能动已5天，其他治疗无效，丈夫背来就诊，时值辛日乙未时，肝经太冲开穴，针刺五分钟，突然问患者，你叫什么名字？患者立刻答出，又行针刺5分钟，左上下肢稍能动，留针半小时后起针，患者自己起床，下地，行走，不用人扶，高兴地向大夫告别说："高大夫，谢谢您、再见"，自己步行走出诊室。

2. 应用体会

（1）疾病有明显时间变化的效果好，如例一、例二，固定时间内，疼痛发生，过则不痛。

（2）就诊时的时间，穴位，病症一致的效果好，如例三，脾虚腹胀，正值时脾经商丘穴开穴效果好。例四，因生气（肝）失语（心、肝），不能动（肝、脾）正好就诊时是肝经的太冲穴效果非常明显。（当然病程短也有关系）。

（3）慢性病人，换穴位就有效果，则可依子午流注时间针法，按时换穴来进行治疗效果比一般好。

（4）时穴配合病穴效果更好，如胃病子午流注取穴正好足三里（时穴）、再配合治胃病的中脘穴（病穴）效果比不按时针更好。

3. 注意事项

（1）时差：当地当时最热为中午12时，前一小时，后一小时之间为午时。用立竿找影法来定（在太阳下立一小竿，长短均可，影子最小时为中午十二点）。

（2）针感：针刺流注穴位有特殊痛的针感，同一穴位不应时时则反应弱，这属正常现象不必有顾虑。

（3）反应：有患者针时穴时有吐、泻、汗、热、寒等反应，是正常现象（但要与晕针相区别），常是反应过后病情减轻或治愈。

4. 查表找穴

具体找穴方法很多，本人依"流注图"查找很快，但需按图进行讲授，很快即能学会找穴。

子午流注时间针法，是针灸疗法中之一种，因为重视了时间概念和用五俞穴进行治疗，也就使它建立在阴阳、五行、脏腑、经络等这些中医基础理论之上，因此有较好的治疗效果，近年来由于国际"生物钟"学说的兴起，使古老的子午流注时间针法焕发了青春，子午流注时间针法推算日、时干支的图表，我见过德文、西班牙文、英文、法文的，我的"流注图"已流传到德国、英国、法国、西班牙、奥地利、荷兰、瑞典、丹麦、意大利等欧洲国家，美国、加拿大、墨西哥、巴西等美洲国家，日本、印度、巴基斯坦、土耳其、新加坡等亚太地区国家及香港、台湾，说明子午流注时间针法受到大家欢迎，但是它和其他针灸疗法一样，不是万能的，不是什么病用它都能治愈的，参考我上面四点体会应用，是可以取得较好效果的，希望大家学习它、应用它、研究它，不断总结提高它，充实针灸学，造福全人类。

1992 年 4 月
于维也纳

第四部分
《标幽赋》浅释

《标幽赋》为古代流传歌赋之一，内容包括：经络、气血、候气、取穴、手法、治疗等。均系针要之纲领，而且是传统之针灸法，因此不论针灸家、临床家、方药家均必须掌握。此赋流传八百多年，历经许多医家实践，确系千锤百炼之品，不可不知。《流注指微针赋》、《流注通玄指要赋》，与此大体相同，可以参考阅读。《标幽赋》注家有徐凤、杨继洲、吴琨三人，俱明朝人。原赋系宋时（相当公元一二七七年）北朝窦汉卿所著，其名杰，今广平府肥乡县人，为金太师，谥文贞，善针而作此赋。标者，标榜也，犹表章也。针之为道，玄微深奥，故曰幽。《标幽赋》著成后，由其弟子王镜泽传王国瑞，传孙王廷玉，传曾孙王宗泽，举世相传，有根有源，有源有流，实践性很强，为历代针灸家之规范。

我们知识有限，只作粗解，供初学者参考，以待深入研究。

拯救之法，妙用者针

救治疾病之苦的方法，最切合用的是针灸疗法。

上古神良之医，针为先务，末世失其传，故莫知其妙。窦氏妙之，其所得者深矣。医之神良者须沉和巧速。《灵枢》、《素问》俱言针灸，言针灸者十之七。另云：一针、二灸、三服药。针之妙从此而明，良医必针、灸、药俱备也。针灸全为适用，不作玄虚，拘于神鬼者，不可与言至德，恶于砭石者，不可与言至巧，此皆说明针无巫神之说。学习针灸，运用针灸治疗，是一个艰苦的过程，须了解经络、骨骼、脏腑、皮毛以及内外之联系，后方能求良效。善针者，病应手而起，不善针者，应手而错，古人传此术于人，非常慎重，否则杀人耳。基于以上原因，针灸不能广传，此弊病也。

察岁时于天道

春温、夏热、秋凉、冬寒，春夏以浅，秋冬以深，为医者，因时之道也。

岁有五运六气，时有主客加临，皆当察之，以审病源。

针之神妙，尚须天时以和之。一年四时，温热寒凉不同。一月之中，上半月为阳时，而阴虚；下半月为阴时，而阳虚。一日子到午为阳，午至子为阴。阴阳寒热变化，人身气血应之。针有长短粗细，长者治病邪深，短者治病邪浅，粗者泻实，细者补虚。风、暑、热多伤阳，阳在表；寒、湿多伤阴，阴在里。天人相应，病有虚实，治当察病在阴在阳，在内在外，在气在血，而后调之。不知天之五运，地之六气，因时而变，而能调病之虚实乎。

定形气于予心

形有厚、薄、肥、瘦、坚、脆，气有长、短、怯、壮、虚、实，此当定之于心，以施针治。形薄瘦脆、气短怯虚者，治当偏补；形厚肥坚，气长壮实者，治当偏泻。不顾形气，一概而针之，多误伤也。古人云：脉色不顺者，莫针。形气相生，形盛脉小，形衰脉大，反复告诫，应当定病人之形气于医者之心，方可施针灸之术。

春夏瘦而刺浅，秋冬肥而刺深

春夏气浮于表，故云瘦；秋冬气沉于里，故云肥。春生夏长发泄故瘦，秋收冬藏闭藏故肥。春夏阳气在外，邪浅刺浅；秋冬阳气在内，邪深刺深。刺之太过伤内，刺之不及伤外。又有春刺井，夏刺荥，季夏刺俞，秋刺经，冬刺合，井荥浅，经合深，依穴的位置与特性分深浅。又以病在脏腑、病程久暂而定，轻重如是而治疗之，自然浅深不错。

不穷经络阴阳、多逢刺禁

知病在经在络，为阴为阳，则万举万当。不讲阴阳、气血、经络，多逢禁刺，刺错部位。经有十二，有是动所生、虚实之病。络有十五，亦有虚实之分。古云：阴阳者，天地之道也。万物之纲纪，变化之父母，生杀之本始，神明之府也。阴者血，阳者气；天为阳，地为阴。平旦至日中，阳中之阳；日中至黄昏，阳中之阴；合夜至鸡鸣，阴中之阴；鸡鸣至平旦，阴中之阳。人内为阴，外为阳；背为阳，腹为阴；五脏为阴，六腑为阳。春夏病伤气为阳，秋冬病伤在内为阴。阳中之阳心，阳中之阴肺，阴中之阴肾，阴中之阳肝，阴中之至阴脾。阴无阳不生，阳无阴不长。阴主升养，阳主降化。如是之说、俱告诫说明，经络阴阳之要所在，故针家必明乎此。

既论脏腑虚实，须向经寻

知脏腑何者为虚，何者为实，各有所主经穴，宜寻其邪由，而施针治。

脏腑为人身有形之物，病则有虚有实，脉为血府，故测脉能知脏腑之虚实，刺者不明脏腑虚实而刺之，多虚虚实实，医之杀人耳。麻痒多虚，病在气；肿痛多实，病在血。脏腑虚实，以脉候之，气口主里，人迎主表。寸脉右肺，左心；关脉右脾胃，左肝胆；尺脉右命门、大肠，左肾、小肠。如左关脉大肝实，右关脉缓脾胃虚。虚则补其母，实则泻其子。如心实取神门泻之（火生土，泻子，神门属土），心虚取少冲以补之（木能生火，补母，少冲属木）。又如心病虚则补肝木，实则泻脾土等。

原夫起自中焦，水初下漏，太阴为始，至厥阴而方终，穴出

云门，抵期门而最后

此略言经穴起止。每日寅时从肺起，卯时流入大肠经，辰胃巳脾午心火，未时流入小肠经，申属膀胱，酉属肾，戌走包络亥焦宫，气血如是循环不已，而为时以应之。穴起于肺经云门，终止肝经期门。

正经十二，别络走三百余支，正侧偃伏，气穴有六百余候

此略言经穴之数，正经十二，别络十五，横络孙络散在周身，三百六十五穴以应一年，正侧偃伏，前后左右之意也。全身共六百多穴，分布有深居于荣，浅在于卫。

手足三阳，手走头而头走足，手足三阴，足走腹而胸走手

手之三阳，从手走至头；足之三阳，从头走至足；手之三阴，从胸走至手；足之三阴，从足走入腹。

阴气升而主养，阳气降而主化，气之出入俱在经脉。经脉者，气血出入之道路，男女无异。

要识迎随，须明逆顺

手足三阴三阳，经络传注，周流不息，逆顺不同，针法有迎随补泻，要识针法迎随，须先明经脉逆顺。

迎夺随济，顺经脉方向为随，逆经脉方向为迎。逆顺含义有二：一为营卫气血之流行，二为迎泻随补之方法。

况夫阴阳气血，多少为最，厥阴太阳，少气多血，太阴少阴，少血多气，而又气多血少者，少阳之分，气盛血多者，阳明之位

多者易实，宜泻其多，少者易虚，宜补其少。掌握阴经阳经、气血多少，是最重要的。

厥阴太阳，少气多血；太阴少阴，少血多气；少阳之分，气多血少；阳明之位，气盛血多。

先详多少之宜，次察应至之气

先了解某经气血之多少，再知针气之至，如阳明气血不调，针时气至快，但太阳少气之经，得用催气。

轻滑慢而未来，沉涩紧而已至

入针后轻浮、滑虚、慢迟，值此为气未至。入针后沉重、涩滞、紧实，值此为气至。正气来时缓而和，邪气来时紧而急。

既至也，量寒热而留疾

留者，久留其针于孔穴；疾者，疾出其针也。此言之正气既至，必审寒热而施之。古云：刺热须至寒者，必留针，阴气隆至，乃呼之，去徐，其穴不闭。刺寒须至热者，阳气隆至，针气必热，乃吸之，去疾，其穴急扪之。

未至也，据虚实而候气

气未至，或过或退，或按或提，以催其气，气至方可行补泻。虚者，针下空滑；实者，针下沉紧。虚则推内进搓，以补其气；实则循扪弹努，以引其气。

气之至也，如鱼吞钩饵之沉浮；气未至也，如闲处幽堂之深邃

气既至，则针有涩紧，似鱼吞钩，或沉或浮，或动。其气不来，针自轻滑，如人居幽静寂然无闻之地。

气速至而速效，气迟至而不治

此诊断之语。气速至，病愈快；迟至而慢，候之不至，病难愈也。

观夫九针之法，毫针最微，七星上应，众穴主持。本形金也，有蠲邪扶正之道。短长水也，有决凝开滞之机。定刺象木，或斜或正，口藏比火，进阳补羸，循机扪而可塞以象土，实应五行而可知。

九针：镵针、员针、锭针、锋针、铍针、员利针、毫针、长针、火针也。毫针第七，取数于星，故云应七星。七星者北斗星，主持众星，寓按以毫针主持于众穴。微者妙也。

本形言针，是由金属制作，有蠲邪（祛邪、泻法之意）、扶正（助正、补法之意）之功能。

长短针也，比喻针之长短，如水之流，人之气血凝滞而不通，犹水之凝滞不通也。水之不通，决之使流于湖海，气血不通，针之使周于经脉，故言针应水。

刺阳经者必斜卧针，无伤其卫，刺阴分者，必正立其针，毋伤其荣。斜正之像如木，故言针应木，针刺象木也。

口藏温其针，借针家之阳气，补患者之瘦弱，以针应火。

循、扪之动作，如用土填塞之意，故言针应土。

实应五行之理，总结针刺过程实应五行。

然是三寸六分，包含妙理

三寸六分，毫针之度也，上应七星，备五行之象，是包含妙理。然字，语又起之意。针三寸六分，其会理多，有五行之长，能调脏腑虚实。

虽细桢于毫发，同贯多岐

毫针为质甚微，如下文平五脏，遣八邪，开四关，所贯何多岐。桢：针干。岐，气血道路。

虽然很细的毫针，但能通调气血的道路，调和脏腑的虚实。

可平五脏之寒热，能调六腑之虚实

补之则寒者温，泻之则热者凉，气至则虚者实，气散则实者虚。平：治的意思。

拘挛闭塞，遣八邪而去矣

手足拘挛，经络闭塞，八风之邪所为也。宜用针之，汗之，遣散八风之邪。拘挛：筋脉拘挛。闭塞：气血不通。

正气养人，邪气伤人，寒热痹痛，开四关而已之

四关：乃十二经别走之络，为阴阳表里交通隘塞之地，在于四末，如往来之关隘，故曰四关。言为寒、为热、为痹、为痛皆四关闭塞所致，宜开通四关而已之。四关穴为合谷、太冲也。此处四关指五脏六腑十二原及五输穴。

凡刺者，使本神朝而后入，既刺也，使本神定而气随，神不朝而勿刺，神已定而可施

本神，主宰一经元神也，前云气至，此云神朝旨哉言矣。《难经》所谓知为针者信其左，乃本神穴也。自非神良，恶能道此。

用针时必等病人精神朝定，思想集中安定，才能下针。神定才能知虚实，知虚实才能行补泻。气随即指补泻也。

定脚处，取气血为主意

立定主意，气病调气，血病取血，调气用迎随补泻，取血则出凝结之血而已。盖甚血不去留之于经，则成病瘠故也。定脚处是注意点，针何处，用何法心有主意。

下手处，认水土作根基

水谓肾，土谓脾，肾水不亏者，如树之有根。脾之不败者，如室之有基，虽枝叶披离，垣墙颓败，犹能建立。假令肾亏脾败，是无根基，不足以施针治也。

有云水木者，相生之意，虚补母，实泻子也。

天地人三才也，涌泉同璇玑百会

涌泉穴在足心，屈脚蜷指缝凹中，与大指本节平等是穴，主治三焦诸疾。史记济北王，阿母患热厥，足下热，仓公刺足下立愈，盖此穴也。璇玑一穴，在天突下一寸陷中，三胸膺诸疾。百会穴为手足三阳督脉之会，主诸阳百病。史记虢太子尸厥，扁鹊取三阳五会，有间，太子苏，盖此穴也。

此言三才，百会在头应乎天，属督脉阳纲。璇玑在胸应乎人，属主阴之海任脉。涌泉在足心应乎地，先天之源属肾。言三穴为三才，能主上中下周身之疾，此三者为先天之源。

上中下三部也，大包与天枢地机

大包穴，直腋下六寸，为脾大络，布胸胁，出九肋及季肋端，别络诸阴，总统阴阳，由脾灌溉五脏。天枢穴，侠脐两旁各

二寸，胃脉所发，大肠募也。地机穴，足太阴郄穴，在膝下五寸。言此三穴皆脾胃所发，主中宫气血，脾胃诸病。

大包在上，天枢在中，地机在下，三者后天之本脾胃的大经穴也。

阳跷阳维并督带，主肩背腰腿在表之病，阴跷阴维任冲脉，去心腹胁肋在里之疑

此论八法孔穴分主表里也，阳跷谓申脉，阳维谓外关，督脉谓后溪，带谓临泣，阴跷谓照海，阴维谓内关，任谓列缺，冲谓公孙，此八孔穴也。为针家一大法门，详在八法中论之。阳跷、督脉主表，阴跷、阴维、任、冲主里，阳维、带脉主半表半里。疑指病也。

二陵，二跷，二交，以续而交五大

二陵是阴陵泉、阳陵泉。二跷是阴跷照海，阳跷申脉。二交是三阴交、阳交。此六穴者，以之相续于足，而交乎五体也。以续即接续，五体是指头及四肢，六穴通达手足并头。

两间，两商，两井，相依而别两支

两间指二间、三间。两商指少商、商阳。两井指天井、肩井。此六穴者，以之相依而别于两手也。

此为经脉交通之点，三才、三部、八脉交会之处。

足见取穴之法，必有分寸，先审其意，次观分肉，或屈伸而得之，或平直而安定，在阳部筋骨之侧，陷下为真，在阴分郄腘之间，动脉相应，取五穴用一穴而必端，取三经用一经而可正，头部与肩部详分，督脉与任脉易定

取穴之理大率详此。分寸指中指同身寸，折量分寸，按胸、腹、头、四肢而定，因开合体位不同之故。先审其意，即医生先审病在何经，治用何经、何穴，体位、开合、侧正、仰伏、病形、气血、浅深，俱要审清。如环跳取时侧卧，伸下腿屈上腿取之，病人体位要舒适为主。在阳部即阳经，取穴在筋骨之侧，有凹陷之处，不在冈上。在阴部即阴经，取穴避开血脉，郄腘之处。头部有宽有狭，尺寸不能一概而论，肩部有正有斜，体位要保持不动。督脉、任脉易定，因它们是定其他经穴的标准。

明标与本，论刺深刺浅之宜

病有标本，必明何者为标，何者为本，急则治其标，缓则治其本。又诸经气血，为病不同，四时肥瘠，浅深亦异。病在气分及形瘠者，宜刺浅；病在阴分及形肥者，宜刺深。标本是中医术语之一，包括广泛，临症须区别，从病之缓急言，急则为标，缓则为本。就病之先后言，后病为标，先病为本。就病之传变言，由此及彼，彼为标，此为本。从形体言，阳为标，阴为本；腑为标，脏为本。从经络言，络为标，经为本。

住痛移疼，取相交相贯之经

经脉直行者，有左右相交，络脉别走者，为表里相贯，针家住痛移痛，取此交贯孔穴而已。径，路之小而捷者，指络脉而言。住痛即止痛。移疼，把痛由重要部位移到次要处，如由腰到腿，由脏到腑，由经到络。肺气实不易泄出，可由列缺分一部分到大肠，再由大肠处理。这是由脏到腑的例子。

岂不闻脏腑病，而求门、海、俞、募之微

门谓五门，十二经井荥输经合也。谓之门者，以本经之气血由此出入也。海谓四海，髓海、气海、血海、水谷之海也。谓之海者，以其积蓄而大也。胃为水谷之海，其俞上在气街，下在三里。冲为十二经之海，其俞上在于柱骨之上下，前在于人迎。脑为髓海，其俞上在于其盖，下在风府。俞谓肺俞、包络俞、心俞、肝俞、胆俞、脾俞、胃俞、三焦俞、肾俞、大肠俞、小肠俞、膀胱俞。谓之俞者，脏腑之气于此输也。募指肺募中府、心募巨阙、肝募期门、脾募章门、肾募京门、胃募中脘、胆募日月、大肠募天枢、小肠募关元、三焦募石门、膀胱募中极。谓之募者，脏腑之气于此召募也。以上门海俞募之微，凡脏腑病宜求之。岂是语助词。岂不闻是你听说过吗？微是妙的意思。

经络滞，而求原别交会之道

原者，十二经之原，三焦元气所游行者也。肺之原太渊、包络之原大陵、肝之原太冲、脾之原太白、肾之原太溪、心之原兑骨（即神门）、胆之原丘墟、胃之原冲阳、三焦之原阳池、膀胱之原京骨、大肠之原合谷、小肠之原腕骨。五脏无原，以输代原也。别，十二经别走之络，为阴阳表里，往来之关也。手太阴别走阳明者为列缺，手阳明别走太阴者为偏历，手少阴别走太阳者为通里，手太阳别走手少阴者为支正，手厥阴别走少阳者为内关，手少阳别走厥阴者为外关，足太阳别走少阴者为飞扬，足少阴别走太阳者为大钟，足阳明别走太阴者为丰隆，足太阴别走阳明者为公孙（又为漏谷），足少阳别走厥阴者为光明，足厥阴别走少阳者为蠡沟。交，谓两脉交贯也，左右相交，如水沟、承浆。前后相交如阳交、阴交也。会者谓二经、三经、四经、五经共会一穴也。如头部百会为督脉足太阳之会，风池为足少阳阳维之会；面部睛明为手足太阳足阳明之会，承泣为阳跷任脉足阳明之会；颈部廉泉为阴维任脉之会；肩部秉风为手阳明太阳手足少阳之会。胸部天突为阴维任脉之会。腹部上脘为任脉足阳明手太阳之会；上肢鱼际为诸络之会；下肢三阴交为足太阴少阴厥阴之会，悬钟为足三阳络之会。以上原别交会之道，凡经络壅滞不得流通者，皆所当求也。

更穷四根三结，依标本刺而无不痊

诸经根于四末，谓之四根。结于面部、胸部、腹部，谓之三结。先病者为本，后病者为标。既穷根结标本，则病邪之巢穴蹊径，皆在目关，治之有不痊者乎。更，再要。穷，精通。根结是经脉起止交叉的部位。

但用八法五门，分主客而针无不效

八法为公孙、内关、临泣、外关、后溪、申脉、列缺、照海八穴之法。五门即井荥输经合，五者为经气所出入，若门户焉，故曰五门。主客无定位，但当经孔穴谓之主，配合兼施孔穴谓之客，八法故有主客。五门有子母先后，亦主客也。例之汤液，类有君臣佐使之制乎。八法者，循而扣之，切而散之，推而按之，弹而努之，爪而下之，通而取之，动而伸之，推而纳之，谓之八法。

八脉始终连八穴，本是纪纲

此复言八法八穴，通于奇经八脉，与之始终，是为八会，本是针家纪纲，诸经病变，不能出其范围也。又一注：血会膈俞，气会膻中，脉会太渊，筋会阳陵泉，骨会大杼，髓会悬钟，脏会章门，府会太仓（中脘），谓之八会。

奇经八脉四阴四阳，统领人身阴阳，是为纲纪。

十二经络十二原，是为枢要

言取十二经别走之络及十二经真气游行之原，是为枢机要法，守约施博之道也。

一日取六十六穴之法，方见幽微

此子午流注孔穴法也，六阳经皆有井荥输原经合，六六合三十六穴。六阴经无原，以输代原，五六合三十穴，共成六十六穴。法以十干分主其日，甲日胆，乙日肝，丙日小肠，丁日心，戊日胃，己日脾，庚日大肠，辛日肺，壬日膀胱，癸日肾，三焦寄壬，包络寄癸。阳日阳病取阳经，阴日阴病取阴经，各以所旺日取穴开针，次第相生，周而后已。另外谓之周天针法，盖以百刻而后已也。其理玄奥，故曰幽微。由子时至午时行阳二十五度，午时至子时行阴二十五度，午前腑旺，午后脏旺。

一时取十二经之原，始知要妙

原者，三焦之气所游行者也。用针者，以候气为妙。候气之法，子时气血盛在足少阳原丘墟，丑时在足厥阴原太冲，寅时在手太阴原太渊，卯时在手阳明原合谷，辰时在足阳明原冲阳，巳时在足太阴原太白，午时在手少阴原神门，未时在手太阳原腕骨，申时在足太阳原京骨，酉时在足少阴原太溪，戌时在手厥阴原大陵，亥时在手少阳原阳池。气穴广多，独此为生气之源，按时取穴，知要妙乃尔。

原夫补泻之法，非呼吸而在手指

呼吸之法，古人补泻恒用之，补之呼尽，内针，候吸引针；泻者吸尽内针，候呼引针，此呼吸道也。然所以为补泻者，不在呼吸之间，而在乎手指动退推内也。补泻的方法，不全在呼吸，也要参考重视各种手法。

速效之功，要交正识本经

交正者，十二经别走，交会正经之蹊径，络脉是也。本经指受邪之经，针家求此而刺之。功速效也。速效，用针法效快。交，经交，如太阴肺经交于大肠经由此交彼。正，正经，经气行在正经，先受病。如肺受邪为正经，肺交经于大肠，寅时肺经气实，卯时则经气交于大肠，而大肠经气实，肺经气虚，补泻之法，须按此虚实而定之。

交经缪刺，左有病而右畔取

交经者，刺法与经脉左右相交也。身有疼处而经不病者，行缪刺法，左病刺右，右病刺左，胸腹病刺四肢，缪其处也。所以然者，络病而经不病故也。交经，经脉交会。缪刺，刺络之法。病在身而不现病脉，病不在经而在络，形病脉不病，可用缪刺。

泻络远刺，头有病而脚上针

凡缪刺之法，皆属泻络。泻络者，远病而针。如头有病，而脚上针，乃其道也；上牙痛针内庭；头痛针京骨。

巨刺与缪刺各异

巨刺，刺大经也。痛在于左而右脉病者，则巨刺之。邪客于经，左盛而右病，右盛而左病，亦有移易，左痛未已，而右脉先病，如此者巨刺之，必中其经，非络脉也。巨刺是刺经之法，脉形俱病用此。

微针与分刺相通

微针者，刺微之针方，不伤大经者也。刺微奈何，曰按摩勿释，着针勿斥，移气于不足，神气乃复。适人必革，精气自伏，皆刺微邪之方也。九针之内，如镵针、鍉针，皆此妙义。分刺者，刺分肉之间，不犯大经，恐伤经气也。微针亦不犯大经，不伤经气，二法虽殊，义相通也。

微针，熟练地用针才有妙之言。妙：良好效果。

观部分而知经络之虚实

此下二句，以脉言。脉之部分，两寸有余，两尺不足，为经满络虚；两尺有余，两寸不足，为络满而经虚。盖两寸为手太阴之经，两尺为手太阴之络，故也。周身经络有余不足，并准于此。"部分"指天、地、人。天是皮脉（肺、心），阳不足，心肺绝于外，属阳。人是肌肉（脾、胃），属阴阳枢纽。地是筋骨（肝、肾），阴不足，肝肾绝于内，属阴。阳不足，阳经虚；阴不足，阴气虚。

视浮沉而辨脏腑之寒温

脉来浮大，为阳为温，为病在府。脉来沉细，为阴为寒，为病在脏。又说轻浮是得气慢，沉涩是得气快。

且夫先令针耀而虑针损，次藏口内而欲针温，目无外视，手如握虎，心无内慕，如待贵人

言慎针之事。针家要使针光泽不曲而无折损之虑，要使温针而不伤荣卫，针时要目无斜视，精神集中，诚心诚意，如待亲朋。

左手重而多按，欲令气散

欲令本经真气散去，不至损伤，下针前，押手多按其穴，使气血宣散。

右手轻而徐入，不痛之因

刺手轻而慢地进针，不伤阴血，故不痛。针手轻、慢而刺入,则可不痛。

空心恐怯直立侧而多晕
空心恐怯则神失其养,直立倚侧则体失所依,晕之由也。

背目沉掐坐卧平而没昏
背目则神不惊,沉掐则神内定,坐卧平则四体有所倚着,则无昏闷。背目即指医生专心专意也,沉掐指医生多掐宣散气血。

推于十干十变,知孔穴之开合,论其五行五脏,察日时之兴衰
此以日时干支五行,推脏腑孔穴之开合,乃候气之法。人经脉之气血盛衰,与天时阴日阳日有关,阳日阳时阳经气旺,阴日阴时阴经气足,阳日阳经经气行,阴日阴经经气行。

伏如横弩,应若发机
气未至而不应,则针偃伏,如横置之弩,扣之不发,气至而应,则迎随补泻,若发机也,疾莫如之矣。

阴交阳别而定血晕
此经刺法也,阴交即脐下一寸之阴交穴,足三阴任脉冲脉所会。阳别即阳交,一名阳别,是足少阳所发,在外踝上七寸,为阳维之郄。斜属三阳分肉间,言二穴留针,则任脉之虚阳不走,少阳上升之气归原,故可以定血晕。

阴跷阴维而下胎衣
此络刺法也。阴跷谓照海,是足少阴肾经所发;阴维谓内关,手厥阴心包所发。经脉专注,以次相及,足少阴注于手厥阴,一定之序也。肾系胞胎,刺照海(泻)则胞胎之气泄而不固,刺内关则所谓迎而夺之也。二穴泄其经气,故下胎衣。照海可通经络活血,内关可行阳泻气。

痹厥偏枯,迎随俾经络接续
痹厥偏枯,乃风寒湿三者为邪,流于经络,经络不得接续而成

病也。用针者察病属于何经，须迎而夺之，以去其邪，随而济之，以补其正，则病去而气血复也。气血复其常，安复有痹厥偏枯乎。

崩漏带下，温补使气血依归

崩漏带下，乃气血虚寒所致，法宜温针补之，使气血依归，则崩漏带下之疾去矣。漏：淋下不止。崩：忽然大下。带下：冲妊失调。俱为气血离经之象，治当温补，使气血归经。

静以久留，停针待之

针出速则病多反复，必久留其针，待病邪去尽，经气平调，然后出针，此承上文而总结之也。

必准者取照海治喉中之闭塞

此泻络远针之法，照海为肾经所发，肾脉循喉咙，故主喉中闭塞。必准：是准确的意思。

端的处，用大钟治心内之呆痴

大钟足少阴之络，别走太阳。少阴肾脉，其支者络心，注胸中，故主心内呆痴。此亦远刺法也。

大抵疼痛实泻，痒麻虚补

诸疼痛者为邪气实，法宜泻。诸痒麻者为正气虚，法宜补。

体重节痛而俞居，心下痞满而井主

阳俞木，阴俞土，木主筋，筋根于节，土主肉，肉附于体，故体重节痛，而取之于俞。阳井金，阴井木，金为肺，肺病则贲郁。木为肝，肝病则不得条达，故心下痞满而取之于井，二句义本难经。

胸胀咽痛针太冲而必除

太冲足厥阴肝脉所发，其脉上贯肝膈，布胁肋，循喉咙之后，故主胸胀咽痛，此远刺之法也。

脾痛胃疼泻公孙而立愈

公孙足太阴脾所发，别走阳明，其经属脾络胃，故主脾痛胃疼，亦远刺法也。

胁肋痛刺飞虎

飞虎,支沟也。以虎口交叉,中指飞到处是穴,故名飞虎。为手少阳脉气所发,少阳行于身侧,其经属三焦,故主胁痛肋疼,亦远刺法也。

筋挛骨痛而补魂门

魂门,足太阳经所发,肝之部也。肝主筋,肝病而筋挛骨痛者宜取之,此亦巨刺法。

体热劳嗽而泻魄户

魄户是足太阳经所发,肺之部也。肺主气,肺病而体热,劳嗽者宜取之,亦巨刺法。

头风疼痛,刺申脉于金门

刺申脉与金门,言刺申脉与金门之分也。二穴相近,皆足太阳脉所发,足太阳之脉,起目内眦,上额交巅,从巅至耳上角。其直行者,入络脑,还出,别下项,故主头风头痛,此亦泻络远刺之法。

眼痒眼疼泻光明与地五

光明、地五皆少阳所发,光明为足少阳络,别走厥阴。少阳之脉,起于目锐眦,故主眼痒眼痛,亦泻络远刺之法。

泻阴郄止盗汗,治小儿骨蒸

阴郄,手少阴郄也。心血不足,则阳偏胜,而生内热,令大人盗汗,小儿骨蒸,故泻阴郄以去内热,内热除则盗汗骨蒸去矣,亦泻络远针之旨。

刺偏历利小便,医大人水蛊

偏历,手阳明络,别走太阴者,其经属大肠。大肠之间为阑门,主泌别清浊,故刺偏历,则大肠气化而阑门通,小便利而蛊愈矣,亦泻络远刺之法。

中风环跳而宜刺

环跳足少阳脉气所发,少阳为木为风,故刺中风者宜取之,此巨刺法也。

虚损天枢而可取

天枢足阳明脉气所发，阳明居中土也，万物之母，五脏百骸莫不受其气而为之。故虚损者，宜取天枢，刺而灼之可。

由是午前卯后，太阳生而疾温

午前卯后，三阳生旺之时，用针者，乘时取气，而推内之，则疾温矣。

离左酉南，月魄亏而速冷

离左酉南，三阳气减之际，用针者，乘时迎泻，而动退也，则速冷矣，此以阴道右旋推之也。

月廓满时不能补，调阳；月廓空时不能泻，补阴。初一至十五是阳生，不泻阴；十五至三十阴盛，不泻阳。

循扪弹怒，留吸母而坚长

以指循环于孔穴上谓之循，既而摩之谓之扪，以指重搏孔穴谓之弹，孔穴赤起谓之怒，静置其针谓之留，患人气入谓之吸，生我经穴谓之母，肉著于针谓之坚，间息而来谓之长。言用循扪弹怒留吸母诸法，皆所以补虚，虚得补则肉坚而息长也。

爪下伸提，疾呼子而虚短

以爪掐取孔穴谓之爪，针虽而入谓之下，引出豆许谓之伸，针起肉随谓之提，急出其针谓之疾，患人呵欠谓之呼，所生经穴谓之子，内不著针谓之虚，声微气劣谓之短。言用爪下提伸疾呼子诸法，皆所以泻实，则经虚而息短矣。

动退空歇迎夺右而泻凉

摇动其针谓之动，引针稍出谓之退，不扪其疮谓之空，不复用针谓之歇，先邪取空谓之迎，大泻其邪谓之夺，右旋其针谓之右。以上诸法，皆所以泻实而令热者凉也。

推内进搓随济左而补暖

将针力入谓之推，刺入穴分谓之内，渐次入深谓之进，捻转其针谓之搓，后邪取穴谓之随，引气益之谓之济，左旋其针谓之左。以上诸法，皆所以补虚，而令寒者暖也。

慎之，大凡危疾色脉不顺而莫针

病人色脉相生者吉，色脉相克者凶，不可更施针治。慎之：小心。大患：动脏腑之病，色脉不合之病。

寒热风阴饥饱醉劳而切忌

寒、热、风、阴，天气之乖和也。饥、饱、醉、劳，人气之乖和也。如是者皆不宜刺。

望不补而晦不泻，弦不夺而朔不济

人身营气，与大阴同其盈亏，故当其亏而泄，是谓重虚，令人益困。"望"指十五，气血旺，轻补。"晦"指三十，气血衰，不泻。"弦"指月末，不夺。"朔"指月初，不补。

精其心而穷其法，无灼艾而坏其肌

脉证为寒为积，为气虚胃弱者，宜灼火；为风、为火、为血虚、为热、不宜灼艾。精是精心也。

正其理而求其原，免投针而失其位

病有理有源，必正其理，求其源，何者宜针经，何者宜针络，不然投针，失位无益也。

避灸处而和四肢，四十有六

避灸处数字说法不一，今依针灸聚英把禁灸歌附后：禁灸之穴四十五，承光哑门及风府，天柱素髎临泣上，睛明攒竹迎香数，和髎颧髎丝竹空，头维下关与脊中，肩贞心俞白环俞，天牖人迎其乳中，周荣渊液并鸠尾，腹哀少商鱼际位，经渠天府及中冲，阳关阳池地五会，隐白漏谷阴陵泉，伏兔髀关委中穴，殷门申脉承扶忌。

禁刺处而除六俞，二十有二

附禁刺穴歌参考：禁针穴道要先明，脑户囟会及神庭，络却玉枕角孙穴，颅息承泣随承灵，神道灵台膻中忌，水分神阙并会阴，横骨气冲手三里，箕门承筋并青灵，更加臂上三阳络，二十二穴不可针，孕妇不宜针合谷，三阴交用亦通论，石门针灸应须忌，女子终身无妊娠，外有云门并鸠尾，缺盆客主人莫深，肩井深时人闷倒，三里急补人还平。

抑又闻高皇抱疾未瘥，李氏刺巨阙而得苏

高皇，金之高皇，李氏今不能考。巨阙、心之募也，主五脏气相干，卒心痛，尸厥，此巨刺也。

太子暴死为尸厥，越人针维会而得醒

太子，虢太子，越人，秦越人也。《史记》称，虢太子病死厥，扁鹊为之刺三阳五会，有间，太子苏，即百会穴。此云维会，则非百会。《针经》云：脐中一名维会，谓扁鹊当时取此穴耳。盖人之生当以此穴，受母之气，刺家能取穴，调其厥逆，使之通利，亦何嫌之于刺哉，脐中为事，古之神良，岂不要以禁刺胶鼓哉。

肩井曲池甄权刺臂痛而复射

鲁州刺史库狄岭，患风痹，甄权取此二穴刺之，立能援弓引射，亦经刺也。

悬钟环跳华佗刺躄足而立行

悬钟为络刺，环跳为经刺，皆足少阳经所发，足少阳为甲木，故主风，能治躄足。

秋夫针腰俞而鬼免沉疴，玉纂针交俞而妖精立出

医文从巫，以其通于鬼神也，故治鬼出妖，不为幽妄，圣人不语，术士材焉。有煮针方中，主以五毒（官桂、川乌、鬼臼、狼毒、自然铜也），复用真人手符，为降魔驱妖计也。交俞，非古穴，说者以为人中，三阴交近是。刘宋时徐熙之子，秋夫仕至射阳令，当夜有鬼，呻吟。秋夫问何须，答言，家在东阳，患腰痛死，虽为鬼，痛犹难忍，请疗之。鬼请为刍人，按孔穴针之，秋夫如言为灸四处，又针肩井，鬼谢而归。

按古今医统云，綦为海陵人。羽览经方，大工针石远近知名，所疗多效，初宋士磊祐中，有女被妖惑，綦为针，妖狐即从女衾中游去，女病逐愈。

刺肝俞与命门，使瞽士视秋毫之末

肝俞足太阳脉气所发，肝气于此输转，故曰肝俞。目为肝之窍，故刺之。命门非督脉命门，亦非任脉命门。《灵枢·根结》篇曰："命门者，目也"。谓睛明穴，此治外障法也。治内障者，宜相睛中穴。其法候于暑天，先以凉水沃之，以凝其血。次用三棱针开孔穴，继以黄金针刺入，拔其内障，五年、十年不见物者，立能见物，复明如旧。其刺始于龙木禅师，详载《大藏经》中，神妙也。所以必用凉水者，非水凉则血不凝，能令血贯瞳仁，不能复治矣。如水凉之不足，为患亦同，故于将出针时，宜更以凉水沃之，所以候暑月者，非暑月不足以胜凉水故也。识者，慎之。

取少阳与交别，俾聋夫听秋蚋之声

取少阳，取其结于耳者，翳风是也，为手足少阳之会。交手少阳者为内关，别于手少阳者为外关，交于足少阳者为蠡沟，别于足少阳者为光明，外关与内关平等，光明与蠡沟亦平等，皆一针可取二穴者也。手足少阳脉皆入于耳。故治耳聋，此亦泻络运针之法。

嗟夫！去圣愈远，此道渐坠，或不得意而散其学，或衍其能而犯禁忌，愚庸志浅，不难契于玄言，至道渊深得之者有几，偶述斯言。不敢示诸达者焉，庶几乎童蒙之心启。

契：一若。至道：好道。示：拿出。庶：可以。乎：近乎。童蒙：初学之人。

以上为感叹自谦之语也。

第五部分

用药心传

治疗新律

一、痰之治疗律

痰乃津液所化,多因风寒湿热之盛,七情饮食之郁,以致气逆液浊,变成多量稀黏之汁,或吐咯上出,或凝滞胸膈,或留于肠胃,或客于经络四肢,随气升降,遍身上下,无处不到,其所见诸证,为咳、为嗽、为喘、为呕、为噫、为痞鬲壅塞、为眩晕、为嘈杂、怔忡、心悸、为癫狂、为寒热、为痈肿,或胸胁漉漉有声,或背心一点,常如冰冷,或浑身习习如虫行,或胸臆间如有二气交纽,或身中结核,不红不肿,或项颈成块,似疬非疬,或塞于咽喉,状如梅核,或出于咯吐,形似桃胶,或四肢肿硬麻木,或肋梢癖积形成,或骨节刺痛无常,或腰腿酸削无力,或吐冷涎,绿水,黑汁,或梦烟火剑戟丛生,或腹中作泻,或二便时挟如脓汁之物,其他关格不通,走马喉痹,齿痛耳鸣,劳瘵瘫痪,妇人经闭带下,小儿惊风搐搦,甚至无端见鬼,似祟非祟,无一不可为患,治疗之法,热痰者清之,湿痰则燥之,风痰则散之,郁痰则开之,顽痰则软之,食痰则消之,痰在胸膈者吐之，痰在肠胃者下之，若肺虚生痰则保肺以滋其液，脾虚有痰则培土以化其涎，肾虚有痰则补肾以引归其脏，而余今简约之为八律。

律一，宣散化痰法：适用于外感风寒，咳痰诸症。

苏梗叶钱半　炒牛蒡二钱　象贝母三钱　荆芥穗钱半
嫩前胡钱半　光杏仁三钱　南薄荷八分　苦桔梗八分
胖大海三钱　生　姜二片

律二，清热化痰法：适用于痰热恋肺，口渴，咳嗽等症。

霜桑叶钱半　枇杷叶三钱　瓜蒌皮三钱　甘菊花三钱
光杏仁三钱　净连翘三钱　嫩前胡钱半　川、象贝各二钱
地枯萝三钱　大荸荠二个

律三，肃气化痰法：适用于肺寒痰凝，气喘，痰饮轻症。

旋覆花钱半　仙半夏钱半　炙款冬钱半　炙苏子三钱
广陈皮钱半　炙紫菀钱半　炙远志一钱　炒牛蒡二钱
鹅管石钱半

律四，燥湿化痰法：适用于湿聚痰凝，泛呕，咳痰等症。

制苍术一钱　半贝丸钱半　老苏梗钱半　中川朴八分
化橘红八分　炒泽泻三钱　淡干姜五分　炒枳壳钱半
白蔻仁八分　炒苡米三钱

律五，温化痰饮法：适用于脾肾寒痰上逆，气急痰饮等重症。

炙麻黄五分　淡干姜八分　炙远志一钱　川桂枝五分
北五味五分　旋覆花钱半　北细辛三分　仙半夏钱半
鹅管石钱半

律六，清降痰热法：适用于热痰上逆，神迷，气窒等症。

炙桑皮钱半　江枳实八分　冬瓜子三钱　天竺黄钱半
淡竹沥一两　川贝母钱半　陈胆星钱半　瓜蒌仁三钱
甜杏仁三钱　石菖蒲八分

律七，攻逐痰积法：适用于痰饮盘踞，悬饮，支饮等症。

苦葶苈八分　炒枳实一钱　冬瓜子三钱　制芫花三分
炒车前三钱　白芥子钱半　制甘遂三分　建泽泻三钱
炒青皮一钱　控涎丹三分另吞

律八，消磨痰核法：适用于痰气凝结，瘰瘤，结核等症。

淡海藻钱半　白芥子钱半　仙半夏钱半　淡昆布钱半
大贝母三钱　新会皮钱半　山慈姑五分　炙僵蚕三钱
芋奶丸三钱　海蜇皮一两煎代水

治痰之法，尽于八律，在此八律中再求其要，不外清、降、温、消四字，所以然者，因其不外寒、热、逆、结四字也，今人以二陈为化痰之总方，不知仅属温化之一种，不揣其本而齐其末，何以穷痰疾之变，实天下之愚者也。

二、食之治疗律

饮食失节，脾胃不能消化，积滞于中，乃至胸膈痞闷，吐逆咽酸，噫出败卵臭气，畏食头痛，辨其脉浮大，按之反涩，或滑数，或滑迟者，为宿食。脉紧者，寒食停滞胃中。脉沉紧而细者，冷食伤脾。脉模糊不清者，宿食黏滞，胃气不行。脉涩者，脾虚不能鼓舞精微。胃虚不能腐熟水谷。治之之法，在上宜吐。在中宜消，在下宜攻。寒积用热，热积用寒，今约之为三。

律一，消食化积法：适用于一切食滞，停留脘痞，恶食等症。

莱菔子三钱　炒枳壳钱半　大砂仁八分　焦山楂三钱
细青皮钱半　白蔻仁八分　六神曲三钱　焦麦芽三钱
鸡内金三钱　五谷虫钱半

律二，攻下食积法：适用于食滞肠胃，腹痛，便闭等症。

炒枳实钱半　番泻叶三钱　建神曲三钱　元明粉三钱
莱菔子三钱　焦麦芽三钱　花槟榔钱半　焦山楂三钱

五谷虫钱半　巴豆霜三分

律三，助脾消食法：适用于脾胃薄弱，食积难化，不饥纳呆等症。

枳术丸三钱　仙半夏钱半　采云曲三钱　大腹皮三钱
新会皮钱半　炒麦芽三钱　大砂仁八分　鸡内金三钱
焦谷芽三钱　香橼皮钱半

饮食自倍，肠胃乃伤，其因不外积滞，其法不出消降，唯病所有在胃在肠，而上下之分，不化有因胃因脾，而直接间接之别，能以三律之加减，一切食积，可以消弭于无形也。

三、气之治疗律

人之禀气本一，因情志所感，触而为七：怒气所至，为呕血胸满胁痛，煎厥薄厥等；喜气所至，为狂笑不休，阳气不收等；悲气所至，为目昏鼻酸，血崩脉痿，少气不能报息等；恐气所至，为骨酸痿厥，破䐃阴痿等；惊气所至，为潮涎目胀痴癫，僵仆，不省人事；劳气所至，嗌噎喘促，咳血腰痛，骨痿肺鸣，少精不月等；思气所至，为不食思卧，昏瞀中痞，三焦闭塞等。此内经所谓，百病皆生于气也，治之者，平其逆，散其结，降其浮，疏其郁，收其散，镇其乱，今则约之为三。

律一，疏利气滞法：适用于恼怒忧郁，气分不畅，胸胁脘腹胀痛等症。

白夕利三钱　制香附钱半　玄胡索钱半　炒青皮钱半
高良姜一钱　川楝子钱半　江枳壳钱半　广玉金钱半
沉香曲钱半　金橘饼三钱

律二，镇静气浮法：适用于惊恐浮荡，气不潜涵，怔忡神乱等症。

青龙齿钱半　生牡蛎六钱　旋覆花钱半　酸枣仁三钱
益智仁三钱　代赭石钱半　朱茯神三钱　柏子仁三钱

金器一具

律三，升举气陷法：适用于大气沉陷，清阳不升，委顿困倦等症。

炒党参钱半　炒陈皮钱半　炙黄芪钱半　生白术钱半
清炙草五分　炒当归钱半　炙升麻五分　春砂仁八分
软柴胡三分

气之为要，不外三途，曰郁、曰乱、曰陷，郁则滞，乱则浮，陷则消沉，故治疗捷径，不外三法，曰疏、曰镇、曰升，疏则郁结解，镇则浮荡定，升则沉陷举，而气和利，四脉通畅也。其一切血病，往往由气病而致者，尤宜注意，否则见血治血，非但不能收事半功倍之效，抑且何以断其根株，此读书之贵得其要也。

四、血之治疗律

血液系水谷精微所化，为人体内重要之品，起居不节，七情过度，以及劳倦，色欲，饮食等伤，皆足以动火损气，火动则血热妄行，气损则血无可附，于是妄行于上，则见于七窍，为衄血、吐血，流注于下，则出于二阴，为尿血、便血，壅滞于经络，则发病为痈疽，郁结于阳脏，则留为癥块，或乘风热而为瘢为疹，或滞阴寒而为痛为痹，至于外见之症状，凡热积肺胃者，必胸满脉实，大怒气逆者，必面青脉弦。阳虚而血外走者，必虚冷恶寒，阴虚而火上亢者，必喘咳内热。劳心不能生血者，必烦心躁闷，劳力不能摄血者，必自汗倦怠，郁结伤脾者，则忧恙少食，劳伤肺气者，则久咳无痰，血气不统者，血必散漫，积瘀停蓄者，血必成块，郁结在上者，其血必躁，虚炎下逆者，其血必鲜，感寒气凝者，血必黑黯，肺脏生痈者，血必兼脓，先痰带血者，由于痰火积热，先血兼痰者，由于阴虚火炽，饮食饱闷而吐血者，必食伤胃脘而不运，饮酒过醉而吐血者，乃酒伤阴道血妄行。大抵病于内者，瘀则易治，干则难医。行于外者，下流为顺，上溢为逆，治之之法，扼要如下，吐血宜降气，不宜降火，宜行血不宜止血。由于肺者，宜清降不宜升散，心者，宜养营不宜耗散，脾者，宜温中不宜酸寒，肝者，宜疏利甘缓，不宜秘滞肾者，宜壮水之阴，不宜尅伐，今更约之为六。

律一，清凉血液法：适用于血分蓄热，一切妄行溢出等症。

鲜生地三钱　粉丹皮钱半　地骨皮三钱　大白芍钱半
黑山栀钱半　炒银花二钱　嫩白薇钱半　淡黄芩钱半
连翘壳二钱　鲜藕汁一杯

律二，温和血液法：适用于血液有寒，一切凝结瘤滞等症。

肉桂心二分　炒当归钱半　玄胡索钱半　蕲艾绒钱半
酒白芍钱半　制香附钱半　炮姜炭八分　大川芎八分
台乌药八分　紫降香五分

律三，通经祛瘀法：适用于下焦瘀血内停，月经闭塞等症。

全当归钱半　大川芎八分　杜红花八分　炒赤芍钱半
鸡血藤钱半　生蒲黄钱半　紫丹参钱半　茺蔚子钱半
月季花三朵

律四，攻破血积法：适用于瘀血结聚，癥块，石瘕等症。

当归尾二钱　京三棱钱半　大小蓟各钱半　杜红花八分
蓬莪术钱半　桃仁泥钱半　紫丹参钱半　制大黄钱半
五灵脂钱半　泽兰叶钱半

律五，利气散瘀法：适用于上焦气聚瘀停，咯血络痛等症。

侧柏叶钱半　炒赤芍钱半　杏仁泥三钱　茜草根钱半
川郁金钱半　桃仁泥三钱　山茶花钱半　丝瓜络三钱

律六，收敛血管法：适用于血液妄行，吐血，崩漏，猝暴不止等症。

清炙芪钱半　煅龙骨三钱　地榆炭钱半　炒党参钱半
煅牡蛎五钱　棕榈炭钱半　生于术钱半　乌贼骨三钱

蒲黄炭三钱　　伏龙肝五钱

六律之要，惟行、止二字可以尽之，以血分之病，非流溢而妄行，即凝滞而不行，行者止之，不行者行之，再视其行与不行轻重而消息之，血症之治，已掌总枢矣。特治血之药，始宜行血破瘀之剂，折其锐气，而后区别治之，盖血既妄行，迷失故道，不去蓄利瘀，无异以妄为常，故云失血家宜下者，当施之于蓄妄之初，而失血家忌下者，宜戒之于亡之后，不可不知矣，不可单行单止，及纯用寒凉滞腻，凡血溢血泻及诸蓄而妄行症。当细审之。

五、虚之治疗律

虚证之来，都由外伤酒色，内伤七情，饮食劳倦，嗜欲无节所致，酒伤肺则湿热熏蒸，而肺阴消烁；色伤肾则精室空虚，而相火无制；思虑伤心，则血耗而火易上炎；劳倦伤脾，则热生而内戕真阴；忿怒伤肝，则肝内炽上升而灼血、吐血。其受病有在阳分者，有在阴分者，有发现于一证，或愆于暂吐者，或先伤其气而及于精者，或先于精而及于气者，凡见颧赤唇红者，阴虚于下，逼阳于上也，口多干渴者，肾阴不足，引水自救也，音哑声不出者，肾气竭也，气喘促息者，阴虚肺槁，气无所归也。咽痛喉干者，真水下亏，虚火上浮也，不眠恍惚者，血不养心，神不能藏也。时多烦躁者，阳中无阴，柔不济刚也。易生嗔怒，筋结酸痛者，水亏木燥，肝失所养而致也。饮食不甘，饥肉渐削者，脾元失守，化机曰败也，心下跳动，怔忡不息者，气不归精也，盗汗不止者，有火则阴不能守，无火则阳不能固也。多痰或如清水，或多白沫者，水泛为痰，脾虚不能制水也，骨痛如折者，真阴败竭也。腰胁痛者，肝肾虚也，膝下冷者，命门火绝，火不归原也。小便黄色淋漓者，真阴亏竭也，皮肤寒冷而吐涎沫，卫虚也。咳嗽内热而吐腥涎者，劳虚也。起于损伤开肾过伤者，多至亡血失精。起于郁结而内火燔灼者，多至血结干咳。起于药误而脾胃受伤者，多至饮食减少。喘嗽泄泻治之者当分阴阳先后，先天之阳虚补命门，后天之阳虚温胃气，先天之阴虚滋肾水，后天之阴虚补心肝，血虚者补血，气虚者补气，津虚者补津，精虚者补精，更视其所虚之部位，而分别用药，今约之为八。

律一，补肺养阴法：适用于热伤肺气肺津，肺痿干咳等症。

西洋参八分　嫩白薇钱半　天花粉三钱　北沙参钱半
甜杏仁三钱　霜桑叶钱半　大麦冬钱半　川贝母钱半
白茅根一扎

律二，补益中气法：适用于脾胃气虚飧泄，食入难化等症。

炒党参钱半　清炙草五分　云茯苓三钱　生白术钱半
炒神曲三钱　大芡实三钱　淮山药三钱　炒扁豆钱半
炒苡仁三钱

律三，补卫固表法：适用于卫气不固，表虚自汗，恶寒等症。

绵芪皮三钱　人参须八分　川桂枝五分　炒白术钱半
糯稻根三钱　炒白芍钱半　炮茯神三钱　浮小麦三钱
大红枣三枚

律四，生津滋液法：适用于肠胃干燥，消渴便结等症。

鲜生地三钱　肥玉竹三钱　天花粉三钱　鲜石斛三钱
大白芍钱半　地骨皮钱半　肥知母三钱　嫩白薇钱半
活芦根一两

律五，养营补血法：适用于血液枯涸，一切贫血闭经等。

制首乌三钱　炒杭菊钱半　炒阿胶钱半　当归身钱半
穞豆衣钱半　桑寄生三钱　炒白芍钱半　潼沙苑三钱
炒枣仁三钱　龙眼肉六枚

律六，滋阴填坎法：适用于肾水亏耗，一切阴虚眼花耳聋等症。

京元参三钱　山萸肉三钱　炙龟板六钱　大熟地三钱
熟女贞三钱　厚杜仲钱半　制首乌三钱　炙龟甲六钱
川断肉钱半　黑芝麻三钱

律七，固摄精气法：适用于肾虚精竭，遗精骨脱等症。
大熟地三钱　金樱子钱半　没石子钱半　山萸肉三钱
北五味五分　煅龙骨三钱　桑螵蛸钱半　乌贼骨三钱
煅牡蛎五钱　建莲须八分

律八，温补下元法：适用于下焦虚寒，肾泄肢冷等症。
鹿茸片三分　菟丝饼三钱　甘杞子三钱　原附块一钱
补骨脂三钱　山萸肉三钱　大熟地三钱　益智仁三钱
炙甘草八分　核桃肉二枚

虚者不足，治法惟补，盖精血津液，为人身所固有，借以营养脏腑形骸，一有亏耗，即呈衰弱之象，舍恢复其固有补法，别无长策也，但有阴阳之分，即出温凉之异，其法仅一，其支则歧，正宜心细剔之。

六、风之治疗律

风由空气流动而生，性轻善走，无微不入中人也易，发病也速，故为病之长。其初客于表，轻则鼻塞声重，时流清涕，咳嗽自汗，甚则头痛身热，痰壅气喘，声哑咽干。由表而里，则卫气不能捍外，入于肌肉，手指麻木，肌肉不仁，名曰中络。营血不能内固，入于经脉，身体重着，步履艰难，名曰中经。再由此而深入为中腑。痰涎上壅，阻塞灵窍，昏不知人，为中脏。神明散乱，舌不能言，口流涎沫，治之者，在表不外疏散，而在里则有养血祛风，消痰熄风，反正消风等法，今特约之为三。

律一，宣肺疏风法：适用于风邪感冒，畏风身热，咳嗽头痛。
荆芥穗钱半　苦桔梗八分　嫩前胡钱半　薄荷叶八分

蔓荆子_{钱半} 光杏仁_{二钱} 淡豆豉_{三钱} 象贝母_{三钱}
葱白头_{二个}

律二，调和营卫法：适用于风伤肌表，中络中经等症。
川羌活_{八分} 青防风_{一钱} 西秦艽_{二钱} 川桂枝_{八分}
炒当归_{钱半} 炒白芍_{钱半} 大红枣_{三枚} 嫩桑枝_{一尺}
生　姜_{二片}

律三，追风透邪法：适用于风邪深入昏仆不醒等症。
炙麻黄_{三分} 羌独活_{各八分} 仙半夏_{钱半} 川桂枝_{八分}
炙僵蚕_{三钱} 光杏仁_{三钱} 青防风_{钱半} 煨天麻_{钱半}
石菖蒲_{八分}　生　姜_{二片}

风邪之症，曰深曰浅，二者而已，凡外来之邪必驱，而使之外出，故为法不离疏散，惟权衡轻重而已，其于中风症而主潜阳熄风者，乃属虚证，当于虚因求之。主消痰降火顺气通便者，乃属类风，当于各因之求之，如是眼界清而治疗自简矣。

七、寒之治疗律

寒者空气中温度降低也，伤于表则恶寒，身热，无汗，头项强痛。中于里则身体强直，口噤不语，四肢战掉，洒淅恶寒，卒然眩晕，身体无汗，或洞泄不禁，脉象迟紧，其病发之于骤，若非外感寒邪之循经渐入。且外感发热，而中寒不发热，急宜施治，否则下部之浊阴上逆，循胸而上，则咽喉肿痹，舌胀睛突，循背而上，则颈筋粗大，头项若冰，瞬即浑身青紫而死矣，治此者，率以伤寒论三百九十七法，一百一十三方为主，而无有能为之提纲挈领者，余今扼定表里二字。约之为五。

律一，疏解表寒法：适用于外感寒邪，寒热无汗等症。
炙麻黄_{五分} 川羌活_{八分} 青防风_{钱半} 香紫苏_{钱半}
川桂枝_{八分} 带皮杏_{三钱} 紫背萍_{八分} 苦桔梗_{八分}
葱白头_{二个}　生　姜_{二片}

律二，温运中宫法：适用于寒中太阴腹痛，泄泻等症。
原附片八分　大砂仁八分　台乌药八分　淡干姜八分
仙半夏钱半　云茯苓三钱　陈广皮钱半
律三，温暖下焦法：适用于寒中少阴四肢厥冷等症。
原附块八分　荜澄茄八分　破故纸钱半　肉桂心五分
胡芦巴八分　菟丝饼钱半　炮姜炭八分　蕲艾绒钱半
煨肉果钱半　葱白二个
律四，温降厥阴法：适用于寒中厥阴腹痛吐蛔等症。
淡吴萸八分　小茴香五分　细青皮钱半　肉桂心五分
玄参索钱半　炒当归钱半　炒川椒五分　川乌头八分
生　姜二片
律五，温散表里法：适用于寒邪两中表里，恶寒脉沉等症。
炙麻黄八分　清炙草五分　小茴香八分　熟地块钱半
香紫苏钱半　炒川椒五分　北细辛三分　青防风钱半
川桂枝五分　生　姜二片

寒客于表，乃太阳之分野，唯有发汗一途，其中于里，当分三阴论治，能明此理，不特寒中症无不治，及其人阳气素虚，不因寒邪而成之寒中症，亦可类推矣。

八、暑之治疗律

暑为夏令之气，人感之自口鼻而入于肺胃，多见身热，汗出而喘，烦渴多言，倦怠少气，或下血发黄生斑，如侵入心包，散于血脉而入脑，败四肢搐搦，不省人事。脉来虚大无力，或小弱者，中气本虚而伤暑，为不足之症。洪盛数疾者，感受时邪之热病，为有余之症。若内伤寒冷，及中寒脉沉紧之类，虽当暑月，却与暑症无预。今人分阴暑阳暑，以奔走烈日动而得之者为阳暑。乘凉水阁，静而得之为阴暑，不知阴暑症，即寒之发病也，于是暑病之治，有发汗，清利小便，以及养阴益气之法，今约之为二。

律一，宣热祛暑法：适用于暑邪初感体倦烦渴等症。
鲜藿香二钱　连翘壳三钱　鲜竹茹钱半　鲜佩兰二钱
瓜蒌皮三钱　赤茯苓三钱　六一散四钱　生苡仁三钱
白通草八分　鲜荷叶一方

律二，清心消暑法：适用于暑邪内犯昏倒身热等症。
川黄连五钱　净连翘三钱　省头草钱半　淡黄芩钱半
飞滑石四钱　莲子心五瓣

暑为热邪，治不离清，其不与热同法者，以暑中挟有氤氲之湿气，故每加入宣化之品，其以香薷而暑令之要药者，所以代冬月之麻黄，实非暑之正治，凡能辨别邪之性质，自然泾渭分明，丝丝入扣矣。

九、湿之治疗律

湿为重浊有质之邪，有从外感者，有从内生者，山岚瘴气，天雨湿蒸，远行涉水，久卧湿地，及著汗衣湿衫，致湿气侵入肌肤者，此外感也，膏粱之人，嗜食炙煿，或食生冷甜腻之物过度，致脾阳不运而化湿者，此内生也，外感为轻，内伤为重，然其自外感之湿，逐渐入脏腑，内生之湿逐渐传于经络，至其症状，在上则头重目黄，鼻塞身重，在中则痞闷不舒，在下则足胫胕重，在经络则日晡发热，筋骨疼痛，腰痛不能转侧，四肢痿弱酸痛，在肌肉则肿满按肉如泥，在肢节则屈伸强硬，在隧道则重着不移，在皮肤则顽麻，在气血则倦怠，在肺为喘满咳嗽，在脾为痰涎肿胀，在肝为胁满痃疝，在肾为腰痛阴汗，入府则肠鸣呕吐淋浊，大便泄泻后重，小便秘濇黄赤，入脏则昏迷不醒，直视无志，治之之法，用风药可以胜湿，泄小便可以引湿，通大便可以逐湿，吐痰涎可以祛湿，在上者宜发汗，在里者宜渗湿，里虚者宜实脾，挟风者宜解肌，阳虚者宜补火，阴虚者宜壮水，湿而兼有热者，宜苦寒之剂燥之，湿而有寒者，宜辛热之剂除之，今特约之为六。

律一，芳香化湿法：适用于湿浊内停，脾胃不和等症。
藿香梗钱半　白蔻仁八分　云茯苓三钱　仙半夏钱半
春砂壳八分　炒枳壳钱半　陈广皮钱半　炒苡米三钱
元神粬三钱　佛手柑一钱

律二，温燥湿浊法：适用于湿热盘踞，舌腻胸闷等症。
苍白术各钱半　老苏梗钱半　中川朴八分　白蔻仁八分
淡干姜五分　仙半夏钱半　大砂仁八分　青陈皮各八分
六神粬三钱

律三，下引利湿法：适用于湿停下焦，溲瀇足肿等症。
茯苓皮四钱　车前子三钱　花槟榔钱半　大腹皮三钱
建泽泻三钱　陈木瓜钱半　五加皮三钱　汗防己钱半
炒苡仁三钱　冬瓜皮三钱

律四，逐湿利水法：适用于水湿蓄积，肿胀癃闭等症。
黑白丑各八分　江枳实八分　车前子三钱　甜葶苈八分
商陆根八分　大腹皮三钱　制甘遂五分　汗防己钱半
将军干四支

律五，发汗祛湿法：适用于湿流肌肤风水溢次等症。
紫浮萍八分　煨藁本八分　汗防己三钱　羌独活各八分
苍术皮八分　冬瓜皮三钱　青防风钱半　建泽泻三钱
茯苓皮四钱　生姜二片

律六，清化湿热法：适用于湿热互滞，湿温溲赤等症。
光杏仁三钱　仙半夏钱半　炒黄柏钱半　白蔻仁八分
飞滑石三钱　川朴花八分　生苡仁三钱　鲜竹茹钱半
淡黄芩钱半　赤猪苓各三钱

湿性黏滞属阴，阴即宜燥以胜之。黏滞以芳香胜之，此为不易之理，唯所伤之量有多寡，遂分化燥利逐四境象，譬之纸上潮痕,当风即干,潮湿不甚,非烘不可,水停沟渠,引之则去,洪水泛滥,非浚不可,故能明此四者之变化,以治湿病,有如庖丁解牛矣。

十、燥之治疗律

燥为阴分枯耗之象,或由肺受火灼,津竭于上,不能灌溉润身,荣养百骸,色干而无润泽,或因大病而尅伐太过,或养身误饵金石,或房事服补阳燥剂,以及醇酒炙肉一切辛热之物,皆能偏助火邪,损害真阴,日渐煎熬,血液衰耗,在外则皮肤皲竭,在上则咽鼻焦干,在中则水液衰少而烦渴,在下则肠胃枯楠,津液不润而便难,在肺经则干咳痰结,在内脏则悲愁欲哭,在手足则痿弱无力,在脉则细濇而微,治之维以滋润为主,而则条分五脏六腑,令及约之为三。

律一,润上清燥法:适用于心肺受燥干咳烦渴等症。

北沙参钱半　甜杏泥三钱　嫩白薇三钱　大麦冬二钱
川贝母二钱　竹卷心钱半　北五味三分　天花粉三钱
生梨皮三钱

律二,润中清燥法:适用于脾胃受燥,消渴易饥等症。

鲜生地三钱　肥知母三钱　金银花三钱　鲜石斛三钱
天花粉三钱　生石膏三钱　肥玉竹三钱　活芦根一两
甘蔗汁一杯

律三,润下清燥法:适用于肝肾受燥,大肠受燥,足痿便结等症。

鲜生地三钱　柏子仁三钱　生鳖甲五钱　京元参三钱
松子仁三钱　大白芍二钱　淡苁蓉二钱　大麻仁三钱
藕　汁一杯

燥者濡之,以甘寒滋润为主,使源泉充沛,精血上荣,则气液宣通,内神自茂,外色自滋矣,惟燥有上下之殊,则药有轻重之辨，此为死法中之活变，各病皆然，否则难能搔着痒处，终不免隔靴之消耳。

十一、火之治疗律

火为热之体，热为火之用，人身之火，析火君相，君火属于心脏，相火寄于肝肾，潜藏则温养百骸，固人寿命，发动则煎熬阴液，伤戕元气，气郁则火起于肺，大怒则火起于肝，醉饱则火起于脾，思虑则火起于心，房劳则火起于肾，此五脏所动之火也。牙痛龈宣，腮颊颐肿为胃火动；目黄口苦，坐卧不宁，为胆火动；舌苔喉痛，便秘不通，为大肠火动；癃闭淋漓，赤白带浊，为小肠火动；小腹作痛，小便不利，为膀胱火动；头眩体倦，手足心热，为三焦火动；此六腑所动之火也。又有火郁中焦，恶寒战栗，六脉匿小者，此为火气郁伏灰烬，不得发火舒焰，反见寒胜之化也。热结胃口，咳吐热痰，寸口滑实者，或热遗下焦，淋浊溺痛，尺内洪滑者，皆胃中湿浊上逆下渗之候也，与火无预，治之者实火泻之，虚火补之，郁火发之，阳火直折，阴火温导，今约之为四。

律一，宁静君火法：适用于心火亢盛，烦躁言绛等症。

犀角尖二分　细生地三钱　净银花三钱　川雅莲五分
淡竹叶钱半　黑山栀钱半　净连翘三钱　淡枯芩钱半
湖丹皮钱半　朱灯心一札

律二，苦泄相火法：适用于肝胆火旺，耳聋梦遗等症。

龙胆草八分　细生地三钱　川黄柏钱半　胡黄连八分
京赤芍钱半　粉丹皮钱半　淡黄芩钱半　梗木通钱半
真芦荟一钱　夏枯花钱半

律三，承制实火法：适用于胃肠实火，腹痛壮热，便结等症。

生川军三钱　生甘草八分　肥知母三钱　江枳实钱半

全瓜蒌三钱　　青　　盐三分　　块滑石三钱　　玄明粉三钱
净银花三钱

律四，宣发郁火法：适用于风火内结，牙痛头胀等症。
软柴胡五分　　冬桑叶钱半　　净连翘三钱　　炒薄荷八分
杭菊花钱半　　黑山栀钱半　　苦桔梗八分　　淡黄芩钱半
广玉金钱半　　苦丁茶钱半

律五，潜养虚火法：适用于阴分不足，火泛上越等症。
鲜生地三钱　　炙龟板五钱　　黄芩炭钱半　　大白芍二钱
煅牡蛎三钱　　黑山栀钱半　　京玄参钱半　　生石决四钱
绛通草八分

火性炎上，厥因为热，上热降之，热者凉之，故火之为病，虽有上下虚实，而火之治法，唯有清降二字，因火而热，因热而燥，火为先见之气，燥为残余之气，因述火燥二者而热证略矣。

十二、疫之治疗律

疫症之来，病气所传染，肠胃湿热郁蒸而发也，肠胃于水谷诸物，无所不容，再加秽浊之气从口鼻吸入，以达于膜原，于是中腑蒸胜，百病俱发。但觉背微恶寒，头额晕胀，胸膈痞满，手指酸麻，即其征兆。至三四日后，邪乘表虚而外发，则有昏热头汗，或咽肿发斑之患；邪乘里虚而内陷，或挟饮食则有痞满嘈杂，失血利吐蚘之患；若其人平素津枯，兼有停滞，则有谵语发狂，舌苔黄黑，大便不通之患；平素阴亏，则有头面赤热，足膝逆冷，至夜发热之患。其病根多在胃中，故但有表里虚实之分，而不循经络之传次，邪既伏中道，不能一发便尽，故有得汗热除，一二日复热，如前者有得下里和，二三日复见表热者，有表和复见里证者，总由邪气内伏，故屡夺屡发，不可归咎于调理失宜也。治之者有清热荡涤，辟秽化浊等法，今约之为二。

律一，辟秽化浊法：适用于一切寒疫及山岚雾瘴等症。

香白芷三分　中川朴八分　花槟榔钱半　川羌活八分
煨草果钱半　大腹皮三钱　广藿香钱半　炒黄芩钱半
炒枳壳钱半　细青皮钱半

律二，清瘟荡涤法：适用于一切温疫表里俱热等症。
生石膏四钱　川黄连四分　京赤芍钱半　小生地三钱
淡黄芩钱半　金银花三钱　乌犀角二分　肥知母三钱
人中黄钱半　鲜竹叶钱半

疫为急性传染病之一，治以迎而夺之为上，外解内夺随症施用，均宜敏捷，寒证主芳香泄化，热证主清热荡涤尤为不二法门。

十三、虫之治疗律

虫之为病，多因饥饱失宜，中脘气虚，湿热失运所致，小儿最多，大人间有，其症心嘈腹痛，呕吐涎沫，面色萎黄，眼眶鼻下有黑色，嗜食米纸，茶叶，泥炭之类，沉默欲眠，微有寒热，虫在肝则令人恐怖，眼中赤瘫；虫在心则心烦，发躁；虫在脾则劳热，四肢肿急；虫在肺则咳嗽气喘。治之以杀虫为主，而亦有辛以伏之，酸以蛰之，苦以下之等，今约之为二。

律一，消积杀虫法：适用于虫积中阻，腹痛痞膨等症。
炒白术钱半　使君子钱半　陈芜荑钱半　六神粬三钱
白雷丸钱半　炒枳壳钱半　山楂肉三钱　陈鹤虱钱半
五谷虫钱半

律二，辛酸苦降法：适用于一切虫积，蚘厥，吐蚘等症。
乌梅肉八分　淡干姜五分　川黄连三分　北细辛二分
炒川椒三分　川黄柏钱半　肉桂心二分　炒当归一钱
炒党参一钱　六神曲三钱

虫病用杀虫之剂，是为直接法，用辛酸苦之剂，是为间接疗法。而养胃理中之品，终不可少，以其由肠胃湿热积滞所生也。

本律原抄于一九六一年三月，上海秦伯未先生的《治疗新律》。行医四十多年临床治疗中，纲举目张，条理清晰，只要辨证确切，治疗效果都很满意，四十二年以后又重抄一次，对它倍感亲切，尤如面对良师益友，真是温故知新。但因南北异地，药物叫法也稍有不同，时代变迁，钱易为克也成现实，但为保持原貌服从原书都不做修改，只求领悟律法之意义及内涵，药物用量之间的多少，即可体验新律。此即本人再抄传于后学，针药并用发扬我中医疗效造福人类健康之意。

八法用药

一、汗、下法用药

麻黄：强发汗，又止喘。
葛根：发汗，止渴，治项强。
羌活：发汗，止全身痛。
独活：发汗，除风湿痹痛。
荆芥：发汗，止痛，利咽，清头目。
防风：发汗，止痛，并不燥热。
柴苏：表散，下气。
薄荷：青散，利咽，消食。
柴胡：治寒热往来。
银柴胡：退虚热。
前胡：轻表，降痰。
藿香：开胃，止呕。
香薷：发汗，利水，治暑证。
香豆豉：发汗，理气。
细辛：下气搜风。
升麻：透发，止喉、齿痛。

白芷：头风，眼、齿痛。
藁本：主头顶痛。
秦艽：祛风活血，舒筋润肠。
辛夷：主鼻塞，头、齿痛。
木贼：发汗，利水，治目疾。
僵蚕：主风痰，窍闭及肤痒。
生姜：开胃止呕。
葱白：发汗，除痰，利水。
大黄：清肠泻火。
芒硝：泻火通肠。
大戟：利水消肿。
甘遂：治癫痫，逐痰饮。
芫花：泻水饮。
麻仁：轻泻。
芦荟：泻下，通经。
皂角：开窍，祛痰。
巴豆：峻泻，有毒。

二、温法用药

肉桂：温中扶阳。
附子：温中，扶阳，强心。
良姜：止痛，止呕，消食。
干姜：温中，祛痰，除寒。
肉蔻：消食，止久泻。
白蔻：消食，止呃。
茴香：行气，主疝痛。
沉香：开胃，破积，镇痛，止喘。
丁香：主呃逆。

荔枝核：主疝痛。
粟壳：止泻，固精，治腹痛。
赤石脂：主泻泄，崩漏。
禹余粮：止血，固泄，驱虫。
柿蒂：收呃逆效。
灵仙：祛风湿。
砂仁：开胃止痛，行气安胎。
吴萸：温中止痛，治吞酸，呕吐。
川椒：驱邪散寒，消宿食，杀蛕。
诃子：固肠。
伏龙肝：止呕，止泻。
淮山药：健胃止泻，固滞，濇精。
旋覆花：除老痰。
代赭石：止呕。
艾叶：止血，安胎。
百草霜：治噎膈，止血。
南星：祛寒痰，止咳嗽。
白附子：祛风寒，治血痹。
胡桃：固精，敛肺，润肠。
款冬：化痰。止咳。

三、清法用药

银花：发汗，解毒。
连翘：微发汗，排脓，杀菌。
知母：清热，降火。
石膏：清凉，解热。
大青叶：治斑疹，毒利。
白薇：泻血热。

苦参：治菌痢。
紫草根：治痘疹，恶疮。
天花粉：止竭，除烦。
黄芩：清凉，退热，除痰嗽。
鲜荷叶：解热，止血。
侧柏叶：清凉止血。
石斛：养胃，补阴，退虚热。
青蒿：退骨蒸热。
鳖甲：退骨蒸热，止痛。
地骨皮：清肺，治传尸，痨热。
牛黄：除痰迷，热病。
麝香：开窍，通经，催生。
羚羊：治热狂，目疾。
犀角：解邪热及斑疹，止血。
朱砂：安神定志。
龙骨：安神定惊，止血止汗，止梦魇。
牡蛎：主盗汗，梦遗，并制酸。
全蝎：搜风治半身不遂，口眼歪邪。
竹沥：治中风祛痰药。
天竺黄：安神定痫。
黄柏：退热治黄疸，痢疾，痔疾。
黄连：止痢退热，止眼目痛。
蝉蜕：解热治惊痫，眼疾。
蔓荆子：治头痛，目昏。
桑叶：清凉解热。
白菊花：清热祛风治眼疾。
牛蒡子：主斑疹，喉痛。
龙胆草：解热利水。

玄参：清热，消咽喉痛。
石决明：平肝治目疾。
枇杷叶：止血，消痰。
杏仁：止咳，平喘，润肠。
射干：祛痰，止喉痛。
川贝母：止咳，润肺。
浙贝母：止咳，润肺。
沙参：清肺，祛痰。
竹茹：止呕吐。
桔梗：消炎，祛痰。
常山：除痰，截疟。
百部：杀菌，治久咳，传尸痨。
紫菀：治吐痰，咳脓血。
葶苈子：止喘，利水。
百合：清肺，除痰。
麦冬：清肺，止咳，生津。
木通：利水治淋浊。
木防己：利小便，治水肿及风湿。
五加皮：舒筋，益精，明目。
大腹皮：下气，利水，消肿。
茵陈蒿：解热，治黄疸有效。
山栀：治目疾，利水止吐衄。
白茅根：止血，利水。
淡竹叶：清心，解热，通淋。
瞿麦：利水，通经。
萆薢：泻湿热，治淋浊。
车前子：利水，明目，止咳。
泽泻：利水治水肿。

猪苓：利水消水肿。
桑白皮：止喘咳，消水肿。
灯心草：利水，清热，安神。
滑石：利水，清暑气。

四、补法用药

黄芪：补虚，敛汗，托毒。
生地：凉血，清热，解毒。
熟地：补精，益骨脉。
白芍：理血，止痛，凉血。
川芎：主头痛，去瘀，调经。
当归：补血，润肠，通经。
酸枣仁：安眠，敛汗，润肠。
天麻：退热，镇惊，止咳，安脑。
柏子仁：定惊。
远志：定惊，祛痰，利水。
磁石：治癫痫，目内障，又平喘。
五味子：止咳，平喘，治盗汗，遗精。
枸杞子：补肾，益精，明目。
谷精珠：散风，明目。
女贞子：补肾，强腰脊，明目。
破故纸：兴阳，涩精，止腰痛。
杜仲：强筋，益精。
虎骨：强筋骨，治风湿痛。
海狗肾：固精，壮阳。
肉苁蓉：益津，强筋，通便，下乳。
巴戟天：益精，祛风。
乌贼骨：止血，退翳，治淋浊。

葫芦巴：壮阳。
金樱子：固肠，濇精。
何首乌：强筋，壮骨，益精。
龟板：治盗汗，遗精及腰痛。
山茱萸：止汗，补血，强精缩小便。
阿胶：止血除痰，舒筋，安胎。
菟丝子：生津，明目，壮阳，濇精。
续断：续骨，起痿，安胎，消瘀。
吉林参：补虚益阳，濇精，定悸。
红参：同吉林参。
党参：补胃生津，止久泻。
白术：健胃利水。
苍术：健胃利水，散寒祛湿。
玉竹：润燥补气血，祛风湿。
芡实：补脾，濇精，止带浊。
鸡内金：健胃消食。
茯苓：止咳止吐，止泻利水定惊。
郁李仁：消肿，通肠。
益智仁：缩小便，止泻利。

五、消法用药

枳实：消食，祛痰，通肠。
枳壳：下气，宽胸。
川朴：消满，平胃，止呕。
槟榔：消食，截疟，杀虫。
麦芽：破积，开胃。
谷芽：化积，消食。
山楂：化痰，除内积。

神曲：健脾，消食，止泻，孕妇禁用。
青皮：平肝，发汗，消食。
陈皮：解表，化痰，行滞。
木香：发汗，行气，增加胃酸。
香附：理气，发汗，补胃，通经，祛痰。
大蒜：消肿，破积，化痰，利水。
陈仓米：止泻，焦食。
薤白：利窍，滑肠，开胸，散结。
瓜蒌：润肺，止咳，消痰，通肠。
荸荠：消积，化痰，清热。
莱菔子：化痰，消食。
石菖蒲：祛风，止痛，开胃，除痰。
半夏：止呕，平喘，祛痰。
丹参：去瘀生新。通经治萎黄疸。
丹皮：除烦热，消瘀血，镇痛通经。
玄胡索：调经，带下，及气血俱滞。
益母草：去瘀生新，淋浊带下。
茜草：去瘀，通经，止血。
郁金：调经，散瘀。
莪术：除痰，通经，治痃癖。
三后：消肿，通乳，下行。
桃仁：破瘀，润肠。
红花：活血，通络。
苏木：活血，散风。
泽兰：行瘀血。
牛膝：舒筋，通经。
赤芍：活血散瘀，通小便，治目赤。
川牛膝：定痛，行瘀，止血。

王不留行：行血，通经，催生，下乳。
地榆：大便出血。
槐角：肠出血。
秦皮：发汗，利水，解热，毒痢。
白头翁：治热痢。
夏枯草：降血压，治目疾，瘰疬圣药。
海藻：治梅毒，结核，消瘰疬。
昆布：同海藻。
川楝子：治疝。
乳香：活血，生肌，止痛。
没药：退翳止痛。
穿山甲：搜风，止痛，排脓。
土茯苓：治梅毒恶疮，关节挛病。
大枫子：治麻风及梅毒。
蕲蛇：搜风治瘫痪。
苍耳子：主头风，癫疾，治鼻渊。

六、和、吐法及其他用药

蜂蜜：润肠，解毒。
红枣：生津，补胃。
甘草：补诸虚，解百毒。
瓜蒂：催吐剧药。
藜芦：涌吐。
明矾：催吐，祛风痰。
石榴皮：杀绦虫。
乌梅：固精，杀虫。
使君子：常杀蛔虫。
胡黄连：退骨蒸热，杀疳虫。

榧子：杀虫，治痔。
黑豆：补血解毒。
饴糖：温中润肠。
扁豆：健胃，止呕，止泻。
扁豆花：清暑散邪。
荞麦：消积，杀虫，清肠。
龙眼肉：开胃，固脾，安神。
莲子：止渴，安神，止梦，祛热。
薏苡仁：利水，止泻，治水肿湿痹。
白鸭：补阳，退虚热。
羊肉：主虚证疝痛。
鸡肉：养心，补脾胃，退虚热。
酒：强心，活血。
鹿茸散：阳虚。
独参汤：气虚。
五灵脂散：瘀血崩漏。

按经用药

一、肝经用药

和肝：柴胡，白芍，甘菊花，夏枯草。
平肝：天麻，青葙子，谷精草，石决明，木贼。
清肝：青蒿，山栀，羚羊角，地骨皮。
凉肝：赤芍，紫草，丹皮，芦荟。
泄肝：黄连，青黛，龙胆草，石决明。
舒肝：柴胡，川楝子，升麻，玉金，刺蒺藜。
疏肝：柴胡，香附，乌药，桑叶。

温肝：川芎，当归，艾叶。

补肝：桑椹，山萸肉，枣仁，沙苑子，玉竹，阿胶，紫石英。

二、心经用药

清心：灯心，莲心，淡竹叶，麦门冬。
凉心：栀子，茅根，连翘心，鲜生地。
泄心：川连，大黄，山豆根，车前子，木通，通草，黄柏。
镇心：牛黄，代赭石，紫石英，琥珀，朱砂，磁石，铅丹。
通心：远志，菖蒲。
养心：麦冬，归身，合欢皮，天冬，丹参。
补心：茯苓，枣仁，柏子仁，龙眼肉。

三、脾经用药

醒脾：甘松，砂仁，白蔻仁，白松香，煨姜。
理脾：神曲，山楂，枳实定，鸡内金。
舒脾：木香，枳壳，陈皮，大腹皮，莱菔子，厚朴。
助脾：麦芽，谷芽，白扁豆。
温脾：干姜，川椒，肉豆蔻，草果，胡椒，益智仁。
补脾：党参，黄芪，黄精，山药，白术，茯苓，苡米，炙草，龙眼肉，大枣。

四、肺经用药

润肺：生地，元参，麦冬，天冬，梨汁，川贝，柿子，甜杏仁，蒌仁，白石英。
清肺：沙参，冬瓜仁，马勃，知母，石膏，枇杷叶。
肃肺：苏子，牛蒡子，苦杏仁，马斗铃，白前，旋覆花。
泄肺：葶苈，麻黄。

疏肺：前胡，桔梗，象贝，桑叶，苏梗，蝉衣，薄荷，细辛，白薇。

敛肺：五味子，乌梅，牡蛎，白果仁。

温肺：紫菀，百部，款冬花，桂枝。

补肺：阿胶，白芨，百合，白糯米，黄芪，黏米。

五、肾经用药

滋肾：熟地，海参，龟板，沙苑子，女贞子，何首乌。

清肾：知母，黄柏，丹皮，泽泻。

固肾：锁阳，淫阳藿，菟丝子，海螵蛸，连须，芡实，金樱子，骨碎补，龙骨，牡蛎，御米壳，乌梅炭，乌贼骨。

温肾：菟丝子，沉香，覆盆子，破故纸，艾叶，枸杞。

燥肾：附子，肉桂，胡芦巴，巴戟天，仙茅，鹿茸，鹿角胶，小茴香。

补肾：桑椹，荔枝，冬青子，肉苁蓉，狗脊，杜仲，益智仁，续断。

六、胆经用药

清胆：青蒿，槐实，龙胆草，黄连，黄芩，芦荟。

温胆：枣仁，山萸肉。

清利三焦用药：青蒿，连翘，山栀，黄柏，木通，通草，滑石，车前子，猪苓。

清利小肠用药：生地，灯心，竹叶，草梢，木通，车前子，赤猪苓，石韦，萹蓄，瞿麦，草薢，大黄，滑石。

清利膀胱用药：黄柏，茵陈，车前子，海金沙。

七、胃经用药

平胃：藿香，苍术，陈皮，半夏，麦芽，神曲，焦山楂。

清胃：花粉，生地，鲜芦根，鲜茅根，葛根，麦冬，黄芩，黄连，竹叶，鲜石斛，大黄，香薷，犀角，知母，石膏。

温胃：良姜，川椒，吴萸，片姜黄，荜茇，煨姜，肉豆蔻，砂仁，乌药，丁香，干姜。

八、六肠经用药

清润：槐花，槐角子，生地榆，黑芝麻，知母，首乌，当归，牛蒡子，麻仁，桃仁，郁李仁，干地黄，鲜生地，萎仁皮，全瓜蒌。

通利：大黄，枳实，玄明粉，槟榔，巴豆。

止㵣：罂粟壳，金樱子，赤石脂，诃子，禹余粮，白头翁，桑白皮，玫瑰花。

附一：扶正类用药参考

一、属于肺者：分肺气虚，肺阴虚。

补肺气：生晒人参，生黄芪，冬虫草，山药。

补肺阴：北沙参，麦冬，川百合。

二、属于心者：分心血虚，神不安。

补心血：细生地，麦冬，酸枣仁，柏子仁，龙眼肉，红枣，五味子，浮小麦。

安神：龙齿，云茯神，朱茯神，珍珠粉。

三、属于肝者：分肝血虚，肝阳上升。

补肝血：当归身，白芍，制首乌，驴皮胶，渣沙苑。

潜阳熄风：牡蛎，生石决，勾藤，天麻，杭菊花，羚羊角，炙全蝎。

四、属于脾者：分中气虚，中气下陷。

补中气：党参，白术，山药，炙草，扁豆，饴糖。

升提中气：炙升麻，软柴胡，煨葛根。

五、属于肾者：分阴虚，阳虚，精关不固，筋骨无力。

补阴：熟地，山萸肉，天冬，菟丝饼，桑葚子，熟女贞，炙鳖甲，龟板，制黄精，紫河车，核桃肉。

补阴：枸杞子，鹿茸，海狗肾，益智仁，鹿角胶，肉桂，熟附片，巴戟肉，锁阳，胡芦巴。

固精：金樱子，煅牡蛎，连须，芡实，桑螵蛸。

壮筋骨：炒杜仲，续断，炙虎骨，怀牛膝，炙狗脊，补骨脂，木瓜。

六、属于肠胃者：分津液虚，消化弱，滑肠，便闭。

养津液：金石斛，鲜石斛，天花粉，玉竹。

助消化：鸡内金，春砂仁，白蔻仁，炒谷芽。

涩大肠：诃子，御米壳，赤石脂，煨肉果。

通大便：生大黄，炒大黄，玄明粉，芦荟，枳实。

润肠：麻仁，蒌仁，郁李仁，淡苁蓉，蜂蜜。

七、属于膀胱者：分小便短涩，遗尿不禁。

利尿：云茯苓，猪苓，赤苓，车前子，泽泻，冬瓜皮子，通草，木通，大腹皮。

通淋：石韦，瞿麦穗，萹蓄草，海金砂，土茯苓。

止遗尿：覆盆子，五味子，蚕茧。

附二：祛邪类用药参考

一、属于外感者：分风热，风寒，暑邪，中寒，风湿痛。

散风热：桑叶，杭菊花，薄荷，清豆卷，淡豆豉，荆芥，防风，葛根，软柴胡，蝉衣，蔓荆子，桔梗。

散风寒：生麻黄（亦可炙麻黄），桂枝，紫苏，羌活，独活，葱白，生姜，白芷，细辛，藁本，辛夷花。

清暑热：香薷，藿香，佩兰，荷叶，青蒿。

温中散寒：吴萸，肉桂，干姜，煨姜，丁香，川椒，小茴香，乌头。

祛风湿痛：威灵仙，海风藤，络石藤，川乌，草乌，秦艽，桑枝，丝瓜络。

二、属于热者：发热邪，火邪，血热。

清热：金银花，连翘，生石膏，飞滑石，知母，茅根，黑山栀，黄芩，淡竹叶，炒竹茹。

泻火：黄连，黄柏，龙胆草，山豆根，生甘草。

清血热：鲜生地，丹皮，白薇，地骨皮，玄参，犀角，大青叶，板蓝根。

黄连泻心火，知母泻肾火，栀子，黄芩泻肺火，白芍泻脾火，黄芩泻大肠火，黄柏泻膀胱火，柴胡，黄芩泻肝胆火，知母，黄柏酒炒降阴火。

三、属于湿者：分湿浊，湿热。

化湿：制苍术，厚朴，菖蒲，煨草果，白蔻仁，炒苡仁。

清湿热：萆薢，苦参，赤小豆，茵陈，白藓皮，防己。

四、属于痰者：分热痰，风痰，寒痰，水饮，痰核。

化痰热：炙斗铃，淡竹沥，川贝母，天竺黄，炙桑皮，甜杏仁，枇杷叶，胆星，射干，荸荠，海蜇。

化风痰：炒牛蒡，前胡，苦杏仁，象贝母，苦桔梗，胖大海。

化寒痰：姜半夏，陈皮，炙苏子，煅鹅管石，炙百部，炙紫菀，炙款冬。

逐水饮：葶苈子，制甘遂，黑丑，商陆，蝼蛄，蟋蟀。

消痰核：淡昆布，淡海藻，山慈姑，炙僵蚕，蒲公英。

五、属于气者：分气郁，气逆。

舒气郁：广玉金，制香附，白膝利，路路通，金铃子，香橼，佛手，枳壳，玫瑰花，青皮，煨木香，乌药，炙没药，檀香。

平气逆：沉香，旋覆花，代赭石，煅磁石，蛤蚧尾。

顺气用乌药，补气用人参，破滞气用枳壳，青皮，调郁气用木香，正气用藿香，降气用沉香。

六、属于血者：分血滞，血瘀，出血。

活血：全当归，川芎，红花，鸡血藤，苏木，五灵脂，丹参。

破血瘀：泽兰，益母草，荆三棱，蓬莪术，王不留行，败酱草，桃仁泥。

止血：参三七，茜草，仙鹤草，侧柏叶。

旱莲草，藕节，槐花炭，地榆炭，血余炭，棕榈炭，蒲黄炭。

破血用桃仁，活血用当归，补血用川芎，调血用延胡索，逐血用红花，止血用当归头，化血用蒲黄，养血用当归身，行血用当归尾，和血用全当归。

七、属于积者：虫积，食积。

杀虫：使君子，芜荑，鹤风，雷丸，炙百部，槟榔，苦楝根。

消食：六神曲，山楂炭，焦麦芽，炒莱菔子，鸡内金。

用药体会

一、解表药

（一）发散风寒——辛温药

1. 麻黄，桂枝祛寒偏在太阳背部。
2. 荆芥祛寒在周身而无定处。

3. 麻黄配桂枝能发汗，桂枝配白芍能止汗。

4. 紫苏发散风寒，偏于肺家气分。

5. 荆芥发散风寒，偏于肌表卫分。

6. 辛夷治外感风寒引起之头痛，并能通气，其通气力较细辛为强。

7. 细辛通周身之气，则较辛夷力量强。

8. 伤寒表实无汗者，在夏季多用香薷，冬季多用麻黄。

9. 赤桎柳和胡荽，均能透发麻疹，可用于外洗。

（二）发散风热——辛凉药

1. 冬桑叶，薄荷均为散头部风热之药，但桑叶较薄荷之力弱。

2. 桑叶，菊花常同用，菊花清头部及全身之风热，清肝力较强，桑叶解表力较强。

3. 升麻，葛根皆能散阳明肌腠之邪热，葛根横行而达邪，升麻则上升而透邪。

4. 升麻，柴胡皆轻清上升，但柴胡宣半表半里之少阳，疏解肝胆之抑郁，升麻宣发肌腠之阳明，升举脾胃之郁结。

5. 苍耳子治头痛之偏于风热者，多用以助薄荷发散。

6. 蝉蜕品质极轻，利用其轻而散风邪，能助其他发汗药之疗效，特别对破伤风发痉尤良。

二、涌吐止吐药

（一）涌吐药——此类药物有毒性，慎用。

1. 藜芦猛，毒性大，入口即吐，为专吐风痰之品，不宜轻易应用。

2. 瓜蒂则吐热痰，性较平和，但陈归者往往无病，好品不易多得。

3. 食盐亦可催吐，家家常备方便易得。

（二）止吐药

1. 属寒性之呕吐，可用生姜，半夏，伏龙肝，吴茱萸，丁香等。
2. 热性之呕吐，可用黄连，竹茹，柿蒂。
3. 半夏偏于胃寒之呕吐。
4. 黄连偏于胃热之呕吐。
5. 吴茱萸偏于胃虚寒之呕吐。
6. 生姜为散寒温中止呕。
7. 代赭石重坠以降痰涎。
8. 旋覆花降肺气以消痰止呕。

三、泻下药

（一）攻下药——用于正盛邪实

1. 有热有积用苦寒之大黄
2. 有寒有积用辛温之巴豆。
3. 番泻叶的功能居大黄，巴豆之间。
4. 胃中实热，肠有燥屎者用朴硝，芒硝症轻者用玄明粉。

（二）润下药——用于正虚邪实

1. 虚人大便燥结者用火麻仁。
2. 肠中津液不足，大便干枯之便秘者，则选用郁李仁。
3. 如系小儿疳积，及老人便秘者可用芦荟。
4. 如系津液内竭而大便硬者，则用蜜煎导下（老人及虚人之便秘亦可用蓖麻油）。
5. 如系大肠阳虚寒秘则须选用石硫黄。

四、软坚药

1. 海藻，昆布软坚散结，而且能清肝胆之火，对于颈间痰核瘰疬等用之有效，如非实证者，不可轻投。
2. 硇砂系金石药，消导力很强，顽固痼疾方用。

五、渗湿逐水药

（一）渗湿药

1. 茯苓皮，大腹皮等所行之水为皮水。
2. 猪苓，茯苓，车前子，泽泻等，所利之水为里水。
3. 猪苓之作用偏于胃。
4. 茯苓之作用偏于脾。
5. 车前专行膀胱之水。
6. 泽泻利肾水而力较弱于通草。
7. 防己清经络之湿热。
8. 木通泻膀胱之湿热。
9. 苡仁健脾以利湿。
10. 滑石清热以利湿。
11. 石韦专治血淋。
12. 海金砂可通五淋，而以通石淋为尤。
13. 冬葵子利水而不伤胎。
14. 灯心草渗湿之力最差。

（二）逐水药

1. 甘遂，芫花，大戟为最猛，商陆次之，牵牛又次之。
2. 牵牛子逐下焦之水。
3. 续随子逐腹水。
4. 葶苈子逐肺水。
5. 大戟泄脏腑之水湿。
6. 甘遂泄经隧之水湿。
7. 芫花泻窠囊之水饮。

六、祛风湿药

1. 防风性缓，长于祛周身之风，而又兼能助黄芪以补正

2. 羌活性烈，专攻风邪，长于驱局部之风。
3. 羌独二活，常用不分，实乃一种两类羌活行上焦而理上，直达巅顶，则游风头痛，风湿骨节疼痛可解。独活所下焦而理气，疏导腰膝，下行腿足，故伏风腰足湿痹治之。
4. 秦艽，亦属祛湿通络之品，偏治下身疼痛，功类独活。
5. 白术，苍术皆能燥湿，白术甘温性缓健脾功大，补多于散。苍术，苦温性烈，燥湿力足，散多于补。
6. 白芷，蔓荆子均能散风定痛，白芷偏于眉棱骨痛，蔓荆子偏于太阳穴痛。
7. 白花蛇有宣风湿，祛风毒之功。

七、祛寒药

1. 附子，肉桂，干姜，胡芦巴，益智仁，石钟乳，皆有温肾阳补命门火的功效。
2. 附子为回阳救逆之要药，用于大汗亡阳，脉沉肢冷等症。
3. 肉桂则偏于引火归元，阴盛格阳于上时用之。
4. 干姜偏于化脾寒，治脾寒之泄泻。
5. 胡芦巴偏于散下焦之寒，主小腹冷痛。
6. 益智仁有温涩作用，因肾虚引起的遗精，遗尿或腹泻月之最宜。
7. 高良姜，吴茱萸，胡椒，茴香，丁香，草果，荜澄茄，荜拔等，皆有温脾胃的作用。
8. 高良姜偏于散胃寒，有治胃脘痛之功。
9. 吴茱萸治脾胃虚之呕吐及厥阴头痛。
10. 胡椒偏热，散寒力较短暂。
11. 荜澄茄偏温，散寒力软持久。
12. 茴香有大小之分，大茴香多为调味品，小茴香供药用，能温暖下焦，治小腹寒湿冷痛。

13. 丁香与柿蒂合用，专治呃逆。

14. 草果燥湿祛寒之外，尚能截疟。

15. 荜茇温寒定痛，香窜力较大，可治疗走性疼痛如腹痛，牙痛，兼治鼻渊。

16. 酒，艾叶，薤白，紫石英，姜黄，川乌，皆有逐风寒，调理气血之作用。

17. 酒除作药用外，常用之饮料。

18. 艾叶入血分，温血祛寒，调经止血，更为灸用之品。

19. 草乌头善走经络，长于外散风寒，治风寒湿痹。

20. 紫石英温下焦血寒，治宫冷不孕，因其质重，故又有平逆镇惊之用。

21. 薤白温阳散浊（偏于温胸中之阳，散上逆之浊气）治胸痹刺痛。

22. 附子，肉桂，干姜，吴茱萸有碍胎作用，孕妇慎用禁用。

八、清热药

（一）清热降火——治实热兼解毒。

1. 黄芩清肺热，而定实证气喘，治痢。
2. 黄柏清肾火，治热性呕吐，治痢。
3. 黄连清心火，治下焦热，治痢。
4. 胡黄连清肝热，定急惊。
5. 苦参解毒清热，主治痢疾，兼可杀虫。
6. 茵陈，栀子主治黄疸。
7. 栀子清周身游走之热，治心中懊憹不得寐。
8. 龙胆草泻肝胆之实火，除下焦热。

以上清热药，均属苦寒，除茵陈外，余皆能用于痈肿疮毒。

9. 石膏能清阳明肌肤壮热。

10. 知母清阳明热而止渴。
11. 寒水石与石膏功略同，但寒水石守而不走，石膏走而不守。
12. 竹叶清心胸之烦热。
13. 大青叶泻肝胃热毒。
14. 青黛内服清肝热而解毒。
15. 童便有滋阴降火之功。
16. 莲子心具有清心火之能。
17. 牛黄有清热火之卓效且能开窍。
以上药既清热又降火。
18. 天花粉生津之力胜于芦根。
19. 芦根清热之力胜于天花粉。
20. 甘蔗汁生津而宜于虚热。
21. 西瓜解暑热，有天生白虎之称。
22. 梨能清肺胃之火，下痰而润大便。
以上药既清热，又生津。
23. 青蒿，地骨皮，能治阴虚之内热。
24. 胖大海清热利咽，治咽喉红肿烦疼。
25. 夏枯草清火力大于软坚，且能平肝治类中。

（二）清热凉血——血热妄行

1. 犀角，丹皮，白头翁，大小蓟，侧柏叶，槐花及鲜藕等，均有止吐血，衄血，下血之功，其中犀角，丹反力最大，藕最小。
2. 犀角，丹皮，白薇，又能治惊痫，瘛疭及神昏谵语。
3. 白头翁，秦皮，侧柏叶，槐花皆治热痢，前三者治赤痢，后者治赤白痢。
4. 白头翁，秦皮，主治较为严重的热痢，里急后重。
5. 紫草，犀角，丹皮均有治疗斑疹之功. 前者用于预防麻疹，后者用于斑疹已出热毒最盛之期。

（三）清热解毒——消肿散痈。

1. 咽喉肿痛用山豆根，板蓝根，土牛膝，马勃。
2. 诸论疽肿用蒲公英，紫花地丁，万年青。
3. 土茯苓，马鞭草，可治梅毒。
4. 木槿花能医下痢。
5. 败酱草清热，消瘀。
6. 马齿苋解毒治痢。
7. 葛花，枳椇子解酒毒。

九、止咳化痰药

（一）宣肺药——宣肺行痰，行气。

1. 杏仁偏于定喘。
2. 桔梗能排出脓痰。
3. 射干治咳而疗咽痛。

以上药能宣肺祛痰外，又有散邪清热之功，故治外感咳嗽。

（二）清痰药——风热燥火引起之热痰。

1. 内伤，外感形成之燥痰，肺痿，肺痈咳嗽，痰腻难出用贝母，枇杷叶，海蛰皮。
2. 热痰而致胃逆呕吐，则宜枇杷叶，竹茹。
3. 因痰迷心窍而引起之神昏谵语，小儿急惊，抽搐等症，应用胆南星，天竹黄，竹沥，马宝。
4. 痰热引起之瘰疬痰核，则宜用海蛰皮土贝母，伍以海藻昆布，以其能软坚之故。

（三）温痰药——温化寒痰

1. 半夏，味辛平，能燥湿化痰，并能降逆止痰呕。
2. 白芥子温肺气而豁痰。
3. 竹沥化痰下行，治中风舌蹇。
4. 常山为消痰截疟之主药。

（四）祛痰药
1. 礞石，海浮石，虽同为治热盛生痰，清热降之之剂。
2. 礞石为沉降利痰，去因痰积而致之惊悸咳喘。
3. 海浮石则主清热，其味咸能软坚，故能消瘿瘤结核。
4. 生铁落亦以重坠而能祛痰定惊，但不同于礞石之治痰热。
5. 山慈姑主散坚消结以去痰核，实为软坚之剂。
6. 皂角则开窍祛痰，而药性猛烈，用之宜慎。

（五）止咳药
1. 紫菀苦温，偏于治湿痰，湿喘。
2. 款冬花辛温，偏于治寒咳，寒喘。
3. 百部可以通治咳嗽，久嗽，劳瘵尤为常用，又能杀虫。
4. 百合润肺敛气，治久病虚损之咳嗽清心养神。
5. 紫菀，款冬，止咳兼能化痰。
6. 天冬，麦冬，润燥养肺阴，亦能止咳。

（六）平喘药——肺，脾，肾因不同。
1. 肺热生痰而咳喘宜蛤蚧。
2. 因胃中有痰积滞引起之咳喘则用莱菔子。
3. 因肾虚不纳气而喘息者则用五味子以纳肾气而敛肺气。
4. 肾虚阳浮者用黑锡丹。
5. 若肺肾两虚而咳喘并有痰血者，可用蛤蚧。

十、理气药

（一）调气药——七情引起
1. 肺气郁结而致胸胁闷痛，即可选用郁金。
2. 因肝气犯胃而生脘闷呕吐，可肝胃同治，选用木香，砂仁之属。
3. 肝气犯脾，而产生胸腹胀满，泄泻等症，可选用木香，陈皮，白蔻仁。

4. 白蔻仁善上行，色白能入肺经气分，开泄上焦气滞，长于止由于肺胃气滞而产生之呕吐。

5. 肉豆蔻为调肠胃之药，善涩肠治中下二焦，长于止便泻。

6. 草豆蔻为调胃化浊之药，善辟秽，破瘴疠不正之气，专治中焦，长于截疟疾。

7. 香滞轻的可选用香橼，以其能理肺脾之气，兼能化痰。

8. 由肝胃气滞而兼疼痛者，可选用佛手。

9. 因冷气上结，饮食不进，抑郁不舒，可用檀香，因檀香主升，能引胃气上行，理肝胃之气而解郁，亦能治肝胃不和之疼痛。

10. 由于肺气不舒，或肝气郁结而产生月经失调，可选用香附，因香附色带黑紫，能直入血分，下达肝肾，妇女多肝气郁结，又多月经血分病，故香附为妇女常用之药。

11. 玫瑰花色紫红，香气极浓，既能调经更长舒肝理气，亦适用于肝气郁结而致之月经不调。

12. 郁金能行气（破瘀止痛，适用于妇女血病诸痛）。

13. 若因肝气郁结而产生胎动不安，可选用木香以散肝郁。

14. 由于胃者，可用砂仁行气散寒安胎。

15. 因心下痞结，或因燥屎痞满，可选枳实、厚朴，以破气消积。

16. 青皮也能破气散食积。

17. 当气病而及血分成结聚癥瘕时可选用三棱、莪术以行气破血。

18. 三棱以破血为主。

19. 莪术以行气为主。

十一、理血药

（一）和血药

1. 益母草行血兼调血，药性平稳，为妇女调经常用药。

2. 茺蔚子为益母草之籽，有时与草并用活血之外有养肝明目之功。

3. 泽兰走血分行瘀血，兼走气分治水肿。

4. 延胡索和川芎均为血分气药。

5. 延胡索偏走下焦，妇女行经腹痛多用。

6. 芎䓖偏走上焦，多用于感冒风寒之血瘀头痛。

7. 蒲黄及五灵脂，均行血和行气，生用活血，炒用止血。

8. 蒲黄性较和平，对体虚血证患者最宜，并可外用。

9. 五灵脂行血力较大，可去干血。

（二）破血药

1. 破血药中的红花，活血药中的苏木，均轻用活血，重用破血。

2. 苏木属木，善除固定性瘀血。

3. 红花属花，专破散在性瘀血。

4. 桃仁破血化瘀，性缓而纯，兼有润肠作用。

5. 干漆可破久瘀癥块。

6. 水蛭，虻虫，䗪虫破血力最大，能破癥块瘀血，化死血，但虻虫性刚而猛，服后能致暴泄，䗪虫兼能续折断，利水道。

（三）止血药

1. 墨，血余炭，百草霜，均色黑，黑能胜红，故可止血，但均属治标。

2. 墨可内服及外敷。

3. 百草霜兼能消化积滞。

4. 血余兼能通利水道。

5. 棕榈，仙鹤草，花蕊石，白及均性涩而能止血。

6. 棕榈用于久出血。

7. 仙鹤草用于暴出血。

8. 花蕊石止血又能祛瘀，为血病良药。

9. 白芨止血补肺，专治肺部出血。
10. 茜草，地榆均苦寒，能治血热妄行之出血。
11. 茜草治吐衄下血，生用可行血。
12. 地榆对下焦出血更佳。
13. 三七冲服或外用，为止血祛瘀之上品，与刘寄奴同为治金疮之要药。
14. 椿根白皮燥湿清热，能治妇女带下崩漏。
15. 乌贼骨止血凝血多外用。
16. 血竭功兼止血，补血，破血，一药而三擅其长也。

十二、补养药

（一）补气药——气虚

1. 补气药中以补脾之气最多，其中以人参最佳，用其补气之力最强，性又平和，不凉不温，寒热证皆宜。
2. 高丽参补力较强，但性偏温燥，热证及胃阴虚者不宜。
3. 党参亦补中气，惟补气能力不及人参，又有燥性，但价格便宜。
4. 黄芪采用补中气，元气，性偏温，生用能固卫气以实表，走而不守，与人参之性微寒，守而不走者有别。
5. 白术补脾气而善止泻。
6. 山药，白扁豆平补脾胃之气。
7. 甘草，大枣调和中气。
8. 饴糖建中气。
9. 南沙参宣肺气。
10. 北沙参补脾气。
11. 龙眼肉补心脾。
12. 人参大补元气，补气力最强，故能治气虚欲脱之症。
13. 白扁豆补性平平，适用于病后初进补药。

14. 饴糖补气之力更弱，只用于和胃气。

（二）补血药——血虚

1. 补血活血：当归，丹参，鸡血藤。
2. 当归乃血家要药，也是血中气药，补血之力大于活血，且性温宜血分偏寒者。
3. 丹参则祛瘀胜于补血，性寒宜血分偏温者。
4. 鸡血藤能活血通络，直达经络，补经络中之血不足。
5. 养血滋阴：阿胶及白芍。
6. 阿胶养血滋阴，且能调肺止血。
7. 白芍则养血又有敛阴，性偏寒，而适用于血虚有热。

（三）养阴药

1. 主要补肾阴的有熟地，何首乌，枸杞，女贞子，玄参。
2. 熟地大补肾阴，补力大但滋腻性重。
3. 何首乌功用与熟地略同，但温而不燥，补而不腻为其优点。
4. 女贞子补力较小。
5. 枸杞子补阴之力较女贞子大，且能涵阴涵木。
6. 玄参主要作用为滋阴降火。
7. 杜仲，牛膝，菟丝子补肝肾强筋骨，杜仲常与牛膝同用，牛膝性趋下，引药下行，在腰膝酸痛，下支萎软时常用。
8. 补肾阴偏与固涩作用的药物有山茱萸，黄精，覆盆子，桑螵蛸，其主要作用补肾，涩精，固脱。
9. 石斛，麦冬，天冬，生地黄，均能养阴，生津，清热。
10. 石斛养胃阴，生津力大。
11. 天冬养肺阴而清热。
12. 麦冬养肺阴胃阴生津力比天冬大，但清热力不如天冬。
13. 生地黄滋阴凉血而退虚热。
14. 鳖甲，龟板均为滋阴潜阳，二者养阴之力龟板大而鳖甲次之。

15. 鳖甲能养阴清热且能软坚。

16. 龟板主要为滋阴。

17. 平素养阴之品白木耳，燕窝，冬虫夏草，蛤蟆，既可作为药用，也可作为食品。

（四）助阳药

1. 壮阳药有肉苁蓉，海狗肾，鹿茸，补力较强，治阳痿不举，精冷无子。

2. 肉苁蓉补阳兼补阴，为补肾佳品。

3. 海狗肾性大热，为补肾壮阳之强剂。

4. 鹿茸以血肉之品，为强补要药，而药性较慢，能巩固阳气，更能治腰痛畏寒之久病。

5. 仙茅及淫羊藿能壮肾阳，只可暂用于性欲不振者。

6. 淫羊藿性偏猛而不纯，临床更为少用，惟对顽固性之寒湿痹有良效。

7. 温肾药巴戟天，羊肉。

8. 巴戟天温内寒且有发散作用，用于因外寒而起的腰病等。

9. 羊肉则为冬天阳虚病人之温补品。

10. 破故纸及核桃更好摄纳肾气而定肾气上逆之虚喘。

11. 补肾健骨药有虎骨，骨碎补，因肾主骨故该二药又有健骨作用。

12. 虎骨能追风定痛，健骨强筋。

13. 骨碎补能温通肾阳，补骨折损伤。

14. 附子及肉桂为回阳壮阳之药，能祛寒救逆。

十三、芳香开窍药

1. 常用药物有麝香，苏合香，石菖蒲，冰片。

2. 除石菖蒲入汤剂外，麝香，苏合香，冰片均入丸剂。

3. 麝香，冰片尚可用于消肿定痛。

十四、安神镇静药

（一）安神定志药——失眠，惊悸
1. 常用者为酸枣仁，柏子仁，丹砂，远志，茯神。
2. 酸枣仁，柏子仁，丹砂，均能补心血安神，治虚烦不眠。
3. 酸枣仁兼治虚汗，烦渴，因恐引邪入内，故丹砂运用不宜过早，临床必待邪入营血之后才服用。
4. 远志治心肾不交之失眠。
5. 茯神治胃不和之失眠及忧虑，所致之惊悸。
6. 磁石纳肾气，平冲气，治虚火上炎之耳聋耳鸣，能平喘，镇痉，但因重镇伤气，故不宜多服。

（二）镇静熄风药——惊风，抽搐。
1. 白僵蚕、勾藤，用于轻度抽风，或将要发生抽风之际。
2. 全蝎治疗抽风之较重者。
3. 蜈蚣治疗亶症抽风。
4. 全蝎，蜈蚣均有毒，无实邪者禁用，孕妇亦禁用。
5. 羚羊角与蚯蚓用于高血压引起之抽风。
6. 石决明潜肝阳，熄肝风，并治骨蒸潮热，且能明目。
7. 天麻能熄风定痛，治内伤头痛。

十五、固涩药

（一）敛汗固精药
1. 敛汗方面，常用浮小麦，龙骨，牡蛎。
2. 浮小麦为一般性敛汗。
3. 龙骨，牡蛎偏于阳虚使用。
4. 阴虚盗汗可用山萸肉。
5. 在涩精，安神，固肾方面，煅龙骨，煅牡蛎，均有良效，且二者常同用。

6. 牡蛎除收濇固脱之外，以其感寒兼可软坚破结。
7. 龙骨则在益阴之中能潜狂飚之浮阳。
8. 牡蛎在益阳之中却能摄下陷之沉阴。
9. 诃子常用于一般泻药。
10. 泄泻无度则宜用赤石脂，禹余粮。
11. 石榴皮，乌梅，均有固涩所用，但临床多用于杀虫。

十六、消导药

1. 神曲，谷芽偏消欲食。
2. 麦芽偏消面食。
3. 山楂偏消肉食。

十七、驱虫杀虫药

1. 用于杀肠寄生虫者有槟榔，使君子，雷丸，榧子，南瓜子，鸦胆子。
2. 驱蛔虫者有槟榔，使君子，苦楝子，雷丸，榧子。
3. 驱涤虫者有槟榔，雷丸，南瓜子。
4. 驱蛲虫者有苦楝子，雷丸，榧子。
5. 鸦胆子尚可治赤痢，截疟。

十八、外用药

1. 砒石，斑蝥毒力甚剧，腐蚀力强。
2. 外用属实者可用水银，蜂房。
3. 燥湿可用蛇床子，明矾，绿矾。炉甘石。
4. 硼砂，炉甘石，硇砂为眼科常用药，能治目翳，胬肉等眼疾。
5. 斑蝥，硇砂，硼砂，绿矾，均有消破积滞之功。

6. 上药多外用，斑蝥，砒石，水银，毒性最大，孕妇更当慎用。

7. 冰片，雄黄，蟾酥，轻粉，亦为外科常用药。前已介绍，此不再叙。

汤 头 加 减

一、四君子汤：补中益气

1. 主药：人参，白术，茯苓，甘草。
2. 行气：加陈皮。
3. 气虚自汗：加黄芪，陈皮，熟地，当归，牡蛎，乌梅，酸枣仁，白芍。
4. 健脾和胃：加陈皮，半夏。
5. 胃寒呕吐：加丁香，藿香。
6. 双补气血：加四物汤，黄芪，肉桂，生姜，大枣。
7. 养营血：加当归，生地，白芍，五味子，远志，陈皮。
8. 倦急少颜，潮热梦遗：加龙骨，牡蛎，莲须。
9. 潮热无汗：加当归，白芍，半夏，柴胡，葛粉。
10. 心窝有汗：加生地，陈皮，当归，枣仁，麦冬，炒黄连，辰砂，乌梅，大枣。
11. 劳倦无汗：减茯苓，加麦冬，五味子，陈皮，黄芪。
12. 痞满气虚：加陈皮，当归，木香，砂仁。
13. 健忘：加黄芪，远志，木香，菖蒲，龙眼肉，当归，酸枣仁。
14. 头痛吐水：加陈皮，半夏，当归，黄芪，木香，炮姜。
15. 气虚，喘促，无痰：加人参，橘红，砂仁，苏子，桑皮，当归，生姜，大枣，沉香，木香。

16．霍乱后头身痛，口干发热：加五味子，当归，柴胡，白芍，乌梅，栀子，麦冬，陈皮。

17．体重酸痛，嗜卧口淡，恶寒，小便多：加陈皮，半夏，白芍，黄连，黄芪，泽泻，柴胡，羌活，独活。

18．肥人头晕：加陈皮，半夏，川芎，当归，黄芪，桔梗。

19．遗浊：加益智仁，陈皮，当归，黄芪，熟地。

20．痞满：加槟榔，枳实，黄连。

21．目赤血壅：加龙胆草。

22．头痛：加川芎，蔓荆子。

23．泄泻：加白芍，泽泻，茯苓。

24．汗多：加黄芪，白术，归身。

25．脑痛：加藁木，细辛。

26．口渴：咽干，加葛根，花粉。

27．有痰：加贝母。

28．咳嗽：加五味子，桑白皮。

29．不寐：加酸枣仁。

30．食伤：加神曲，麦芽，枳实，山楂。

31．虚火上炎：加知母，黄芪，元参。

32．内热：加黄芩，黄连、花粉。

33．下身无力：加杜仲，牛膝。

34．脚软无力：加木瓜，防己。

35．身热：加生热。

36．惊悸，怔忡：加远志，茯神，石菖蒲，柏子仁，五味子，酸枣仁，山药，山萸肉。

37．扶元阳，助脾胃：加陈皮，半夏，远志，苡仁，当归，莲肉，山楂，山药，桔梗，黄连，扁豆，黄芪，神曲。

38．阴虚劳嗽：去人参。

39. 小便如常：去茯苓

二、四物汤：养血调血。

1. 主药：生地，白芍，川芎，当归。
2. 补真元血虚：加四君，黄芪，肉桂。
3. 气血虚弱：加人参，白术，茯苓，甘草。
4. 补心虚，梦中惊，产后风寒：加参苏饮（即补血汤）。
5. 晡时发热，属阴虚：加知母，黄柏。
6. 骨蒸劳热：加柴胡，鳖甲，黄芪，知母，地骨皮。
7. 经水适来，症状似疟：加小柴胡汤。
8. 妊娠月水时下：加艾叶，阿胶。
9. 经水过期为血少：倍熟地，加黄芪。
10. 经闭气阻经前腹痛：加香附，莪术，三棱。
11. 月经紫黑及先期：加黄芩，黄连，丹皮。
12. 小腹瘀滞及寒痛：加桃仁，香附，乌药。
13. 瘦人血枯经闭：加桃仁。
14. 肥人色淡属瘀痰：加二陈汤。
15. 安胎：加白术。
16. 胎痛：加砂仁，紫苏。
17. 腹大异常，胎水过多：去生地，川芎，加生姜，橘红，白术，茯苓。
18. 胎气不安，胸腹胀满：加大腹皮，甘草，栀子，黄柏。
19. 产后热：加生姜炭。
20. 汗多：去川芎，加人参，黄芪，防风。
21. 产后用白芍伤生气，腻膈少用熟地黄，肠泻地黄当归去，汗多须把川芎去。血虚腹痛，白芍还可以用。
22. 血崩有热：加生地，蒲黄，黄芩（或加艾叶，阿胶，或加炒黑荆芥穗）。

23. 崩中出血过多，血府虚冷：加阿胶，艾叶。
24. 血家淋漓不断：加生地，附子，赤石脂。
25. 脐部虚冷腹痛，腰脊间痛加川楝，延胡，官桂。
26. 筋骨肢节痛，及头痛憎寒加防己，藁本，细辛。
27. 虚烦不眠：加人参，甘草，枣仁，麦冬。
28. 四物汤调经加减。

（1）经水过多加苍术。

（2）经水暴下加黄芩。

（3）经水淋漓不断加干莲房。

（4）经水过后作痛，血气虚也，加四君子汤，挟寒加干姜。

（5）经水临行时，小腹连腰作痛者是瘀滞有瘀血，加香附，莪术，延胡，桃仁，木香。

（6）经水已过三五日，腹中绵绵而痛者，此月行而滞，气未尽行也，加木香，槟榔。

（7）经水不到期而行者，血热也，用生地加黄连，黄芩，香附。

（8）经水过期而行者，瘦人多是血虚，倍熟地，当归，加黄芪，甘草，少佐桃仁。肥人多是气虚挟痰，阻滞升降也。去地黄，加二陈，香附。

（9）经水常过期而血色淡者，痰多血少，用生地加二陈。

（10）经水下如黑豆汁，加黄芩，黄连。

（11）经水清少，加葵花，红花。血见稠虽血少而面色红：只倍加当归，熟地。

（12）经水不通：加桃仁，红花，唯积血不行可用，血枯结闭不得与也。

（13）经水不通，阴虚血少，小便而身动者，加白术，牛膝，丹皮。

（14）经水时来时断，往来寒热如疟者，加小柴胡汤，或先以小柴胡汤，复以四物合之。

（15）经水行而身热脉数，头晕加柴胡，黄芩，

29．四物汤胎前加减

（1）妊娠心腹痛加竹茹。

（2）妊娠受湿加防风，苍术。

（3）胎动不安，下血加阿胶，艾叶，黄芩。

（4）胎死腹中加官桂，白芷，射香。

30．四物汤产后加减

（1）产后虚怠发热，烦闷加生地。

（2）若烦而心乱者加茯苓，远志。

（3）产后恶露，腹痛不止，加桃仁，红花。

（4）产后腹胀加枳壳，肉桂。

（5）产后伤风头痛加石膏，甘草。

（6）产后寒热往来加柴胡，麦冬。

三、二陈汤加减

1．主药：陈皮，半夏，茯苓，甘草（清气化痰）。

2．膈上不宽：加枳实，桔梗。

3．火旺生痰：加黄芩，黄连。

4．健脾和胃：加人参，白术。

5．中脘寒痰：去人参，加香附，炒砂仁。

6．饮寒食不消：加麦芽，神曲，山楂，厚朴，枳实。

7．热痰咳嗽：加黄芩，黄连，枳实，桔梗。

8．风寒咳嗽：加枳壳，桔梗，前胡，苏叶，葛根，杏仁，厚皮，木香。

9．血虚发热有痰：去半夏，加四物，贝母。

10．风痰：加天麻，白附子，皂角子，南星。

11．湿痰在胃，身体倦怠：加苍术，白术。

12. 火郁胸中，老痰结滞：加瓜蒌，香附，桔梗，黄连，枳壳。
13. 痰阻经络：加姜汁，竹沥。
14. 胁间有痰：加白芥子。
15. 脾胃有痰：加枳实。
16. 宁神豁痰：加竹茹，枳实。
17. 导痰利膈：加枳壳，南星。
18. 散瘀消痰，理气治妊娠恶阻：去甘草，陈皮，加紫苏，厚朴，大枣，生姜。
19. 胃火呕血：加枳实，竹茹，姜汁炒黄连。
20. 食后难下行：加槟榔，木香。
21. 呕吐五，六日不休，心中胀闷：加枳实，厚朴，黄芩，黄连，白芍。
22. 便秘：加芒硝，大黄。
23. 嘈杂嗳气胸中积热停痰：加石膏，南星，香附，藿香。
24. 胀满吞酸与吐酸：加炒吴茱萸，黄连，瓦楞子。
25. 水停心下：加枳实，茯苓，赤苓。

四、平胃散加减

1. 主药：苍术，厚朴，陈皮，甘草（健脾燥湿）。
2. 饮食失节，脾胃受伤：加香附，砂仁，枳实，木香。
3. 食积：加麦芽，神曲。
4. 肉积：加山楂，草果。
5. 生冷瓜果停滞：加干姜，青皮。
6. 酒伤：加黄连，葛粉，乌梅。
7. 呕吐：加丁香，乌梅，藿香，半夏。
8. 热积便秘：加槟榔，枳实，大黄。
9. 冷积难消：加干姜，肉桂，莪术，三棱，巴豆。

10. 湿热相蒸口酸：加香附，砂仁，炒黄连，吴茱萸，栀子，枳实。

11. 嘈杂：加川芎，白芍。

12. 水土不服：加香附，藿香，砂仁，半夏。

13. 吐泻：加茯苓，白术，炒苡仁，山药，乌梅。

14. 完谷不化：加五苓散。

15. 饱停倒饱，脾虚者：加异功散，木香，砂仁。

16. 霍乱吐泻：去苍术，加白术，二陈汤，大腹皮，紫苏，藿香，白芷，生姜，大枣。

17. 转筋：加木瓜，蚕沙。

18. 腹痛：加白芍，木香。

19. 痞满：加青皮，枳实。

20. 不呕不吐干霍乱：加香附，砂仁，木香，枳壳，肉桂，藿香，干姜，紫苏。

21. 腹中硬痛：加槟榔，山楂。

22. 胃寒呕吐：加丁香，肉桂，干姜。

23. 腹冷痛：加白芍，木香。

24. 虚汗，唇青，四肢冷：去除皮，加附子，茴香。

五、小柴胡汤加减方

1. 主药：柴胡，黄芩，党参，半夏，生姜，甘草，大枣，（和解少阳）。

2. 合阳明而口渴，心烦，干呕，目痛，鼻干：加葛根，知母，炒黄芩。

3. 咳嗽：加五味子。

4. 肋下硬痛：加青皮，牡蛎。

5. 尿难心悸：加茯苓。

6. 痞而胸胁胀满：加牡蛎，干姜。

7. 胸满而哕：去人参，大枣，加五味子，干姜。

8. 津虚，发热，多饮：加麦冬，五味子，去人参。

9. 胃虚不实，大便溏：加白芍，猪苓。

10. 遗精，阴虚弱：加牡蛎，黄柏，知母。

11. 春温发热，咳嗽，口渴：去半夏，加五味，瓜蒌。

12. 温病发热，不恶寒：去柴胡，人参，加茯苓，桂枝，葛根，白芍，升麻，大枣。

13. 咽痛：加甘草，桔梗。

14. 心中痞闷：加枳实，桔梗。

15. 痞满胸闷：加瓜蒌，半夏，黄连。

16. 汗多，唇焦，口干渴：加黄连，干葛，竹茹，石膏。

17. 汗后浑身壮热，妄言，干呕：加黄连解毒汤。

18. 烦渴，泻痢热为增：加四苓散。

19. 发黄，溲赤：加黄芩，黄连，知母，黄柏。

20. 便秘口渴：加黄连，厚朴，瓜蒌，枳实。

21. 便秘不通：加大柴胡汤。

22. 唇焦烦渴：加白虎汤。

23. 身热，恶心，口不干：加桂枝汤。

24. 胸闷不呕：减半夏，人参，倍入瓜蒌仁。

25. 口渴：去半夏，加知母，花粉。

26. 腹痛：去黄芩加白芍。

27. 痰多：加贝母，瓜蒌。

28. 呕吐：加姜汁，竹沥，陈皮。

29. 温病烦热兼恶热：加白虎汤。

30. 伤寒日久气虚：加麦冬，五味子，人参。

31. 病愈后又因劳，食复，壮热，心悸，有痰，气短：加温胆汤。

32. 发热，昼安夜重，热入血室：加牡丹皮，生地，黄连，黄柏，栀子，知母，当归。

33. 发热，昼剧而夜轻：加知母，黄连，栀子，地骨皮。

34. 日夜潮热俱不退：加四物，栀子，黄连。

35. 汗后津枯，二便秘结：去半夏，加生地，黄芩，白术，陈皮，当归，白芍，麦冬。

附 录

十四经络穴位图

（腧穴与主治分布图见《针灸心扉》附录二）

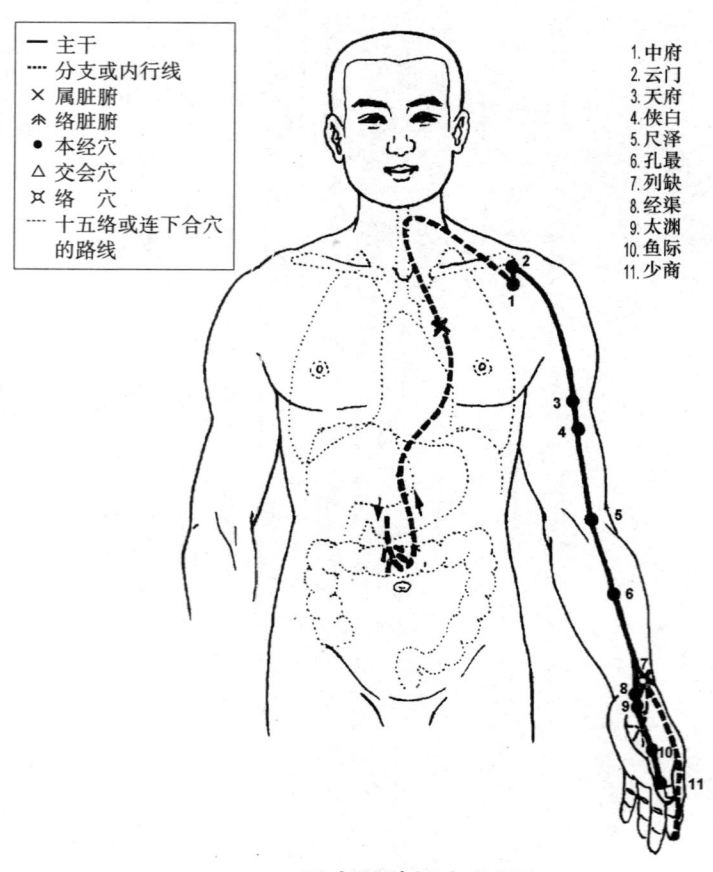

手太阴肺经穴位图

附录·十四经络穴位图　295

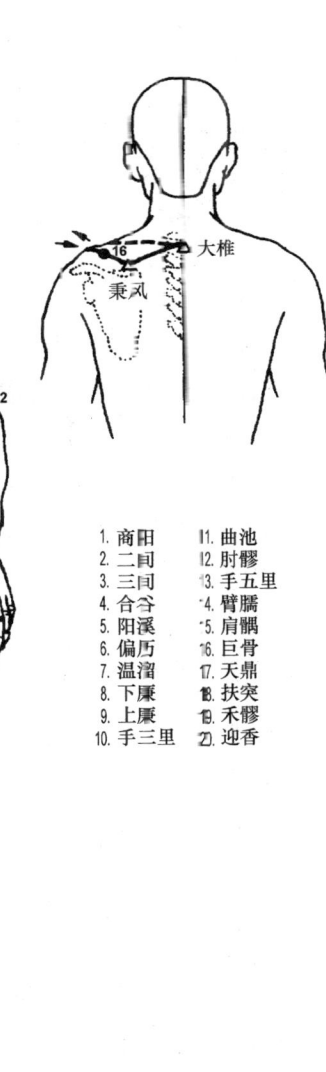

手阳明大肠经穴位图

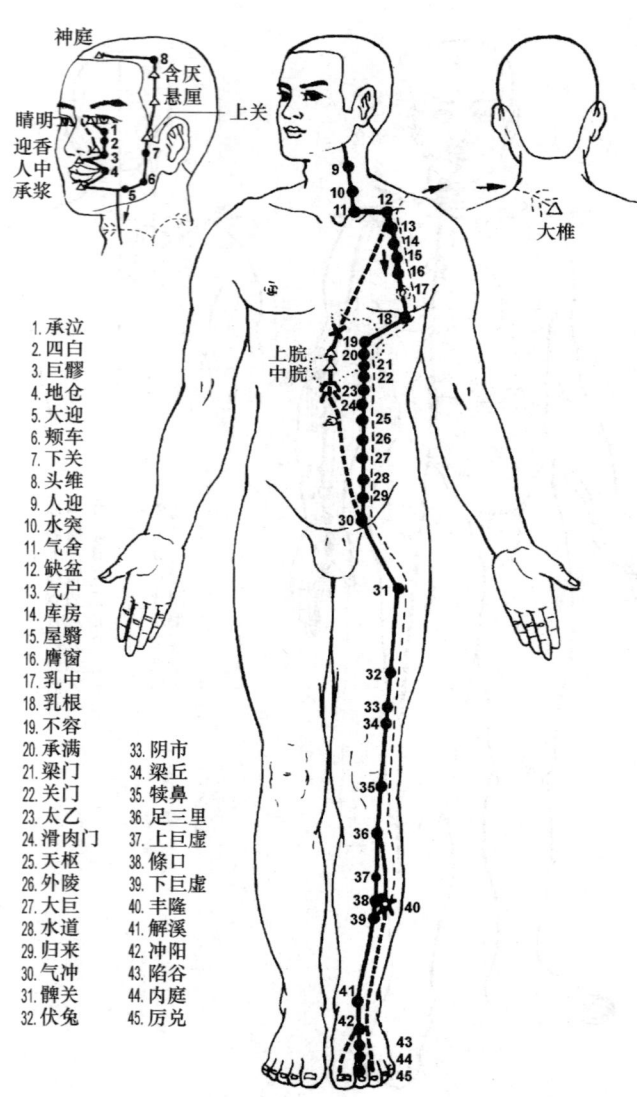

足阳明胃经穴位图

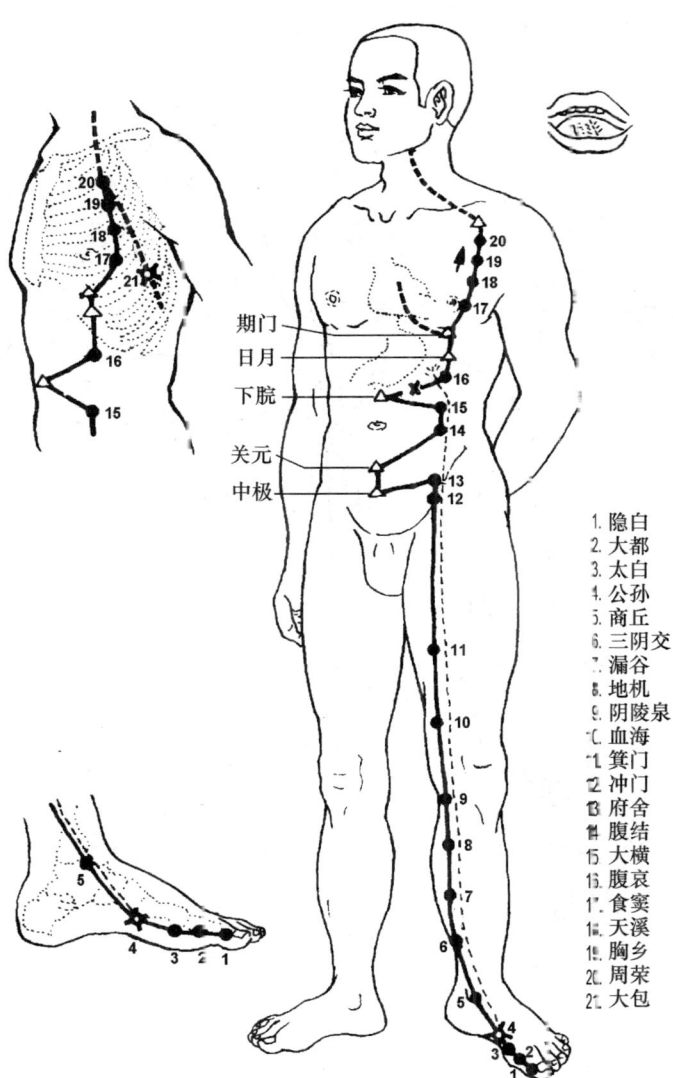

足太阴脾经穴位图

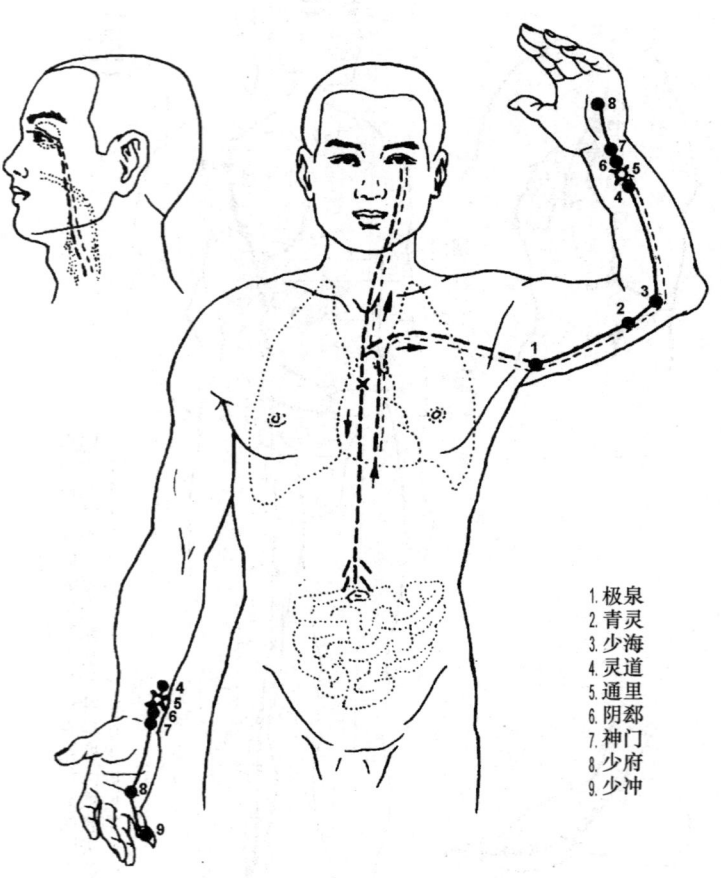

手少阴心经穴位图

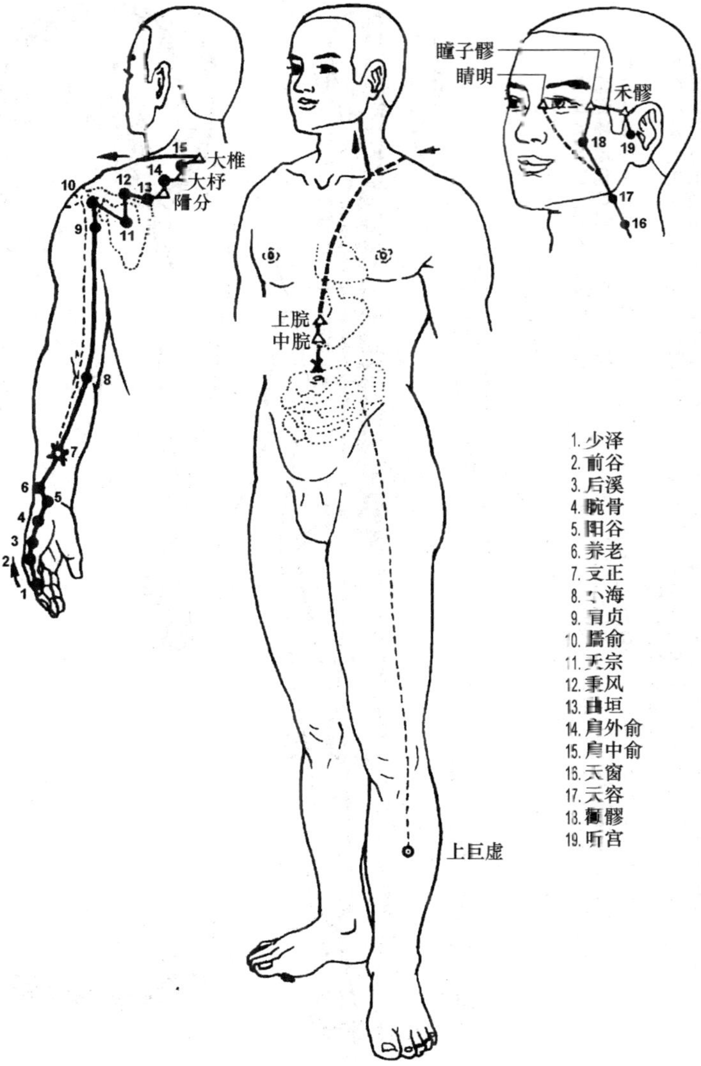
瞳子髎
睛明
禾髎
大椎
大杼
臑分
上脘
中脘
上巨虚
1 2 3 4 5 6 7 8 9 10 11 12 13 14 15 16 17 18 19
1. 少泽
2. 前谷
3. 后溪
4. 腕骨
5. 阳谷
6. 养老
7. 支正
8. 小海
9. 肩贞
10. 臑俞
11. 天宗
12. 秉风
13. 曲垣
14. 肩外俞
15. 肩中俞
16. 天窗
17. 天容
18. 颧髎
19. 听宫

手太阳小肠经穴位图

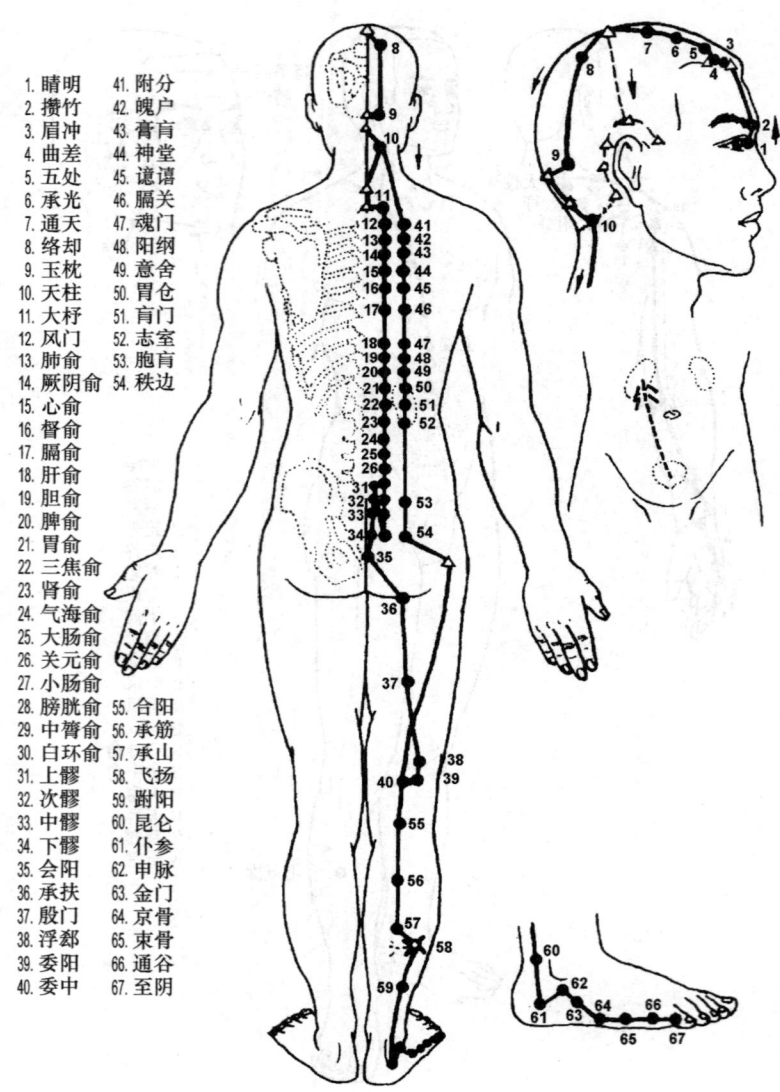

1. 睛明	41. 附分	
2. 攒竹	42. 魄户	
3. 眉冲	43. 膏肓	
4. 曲差	44. 神堂	
5. 五处	45. 譩譆	
6. 承光	46. 膈关	
7. 通天	47. 魂门	
8. 络却	48. 阳纲	
9. 玉枕	49. 意舍	
10. 天柱	50. 胃仓	
11. 大杼	51. 肓门	
12. 风门	52. 志室	
13. 肺俞	53. 胞肓	
14. 厥阴俞	54. 秩边	
15. 心俞		
16. 督俞		
17. 膈俞		
18. 肝俞		
19. 胆俞		
20. 脾俞		
21. 胃俞		
22. 三焦俞		
23. 肾俞		
24. 气海俞		
25. 大肠俞		
26. 关元俞		
27. 小肠俞		
28. 膀胱俞	55. 合阳	
29. 中膂俞	56. 承筋	
30. 白环俞	57. 承山	
31. 上髎	58. 飞扬	
32. 次髎	59. 跗阳	
33. 中髎	60. 昆仑	
34. 下髎	61. 仆参	
35. 会阳	62. 申脉	
36. 承扶	63. 金门	
37. 殷门	64. 京骨	
38. 浮郄	65. 束骨	
39. 委阳	66. 通谷	
40. 委中	67. 至阴	

足太阳膀胱经穴位图

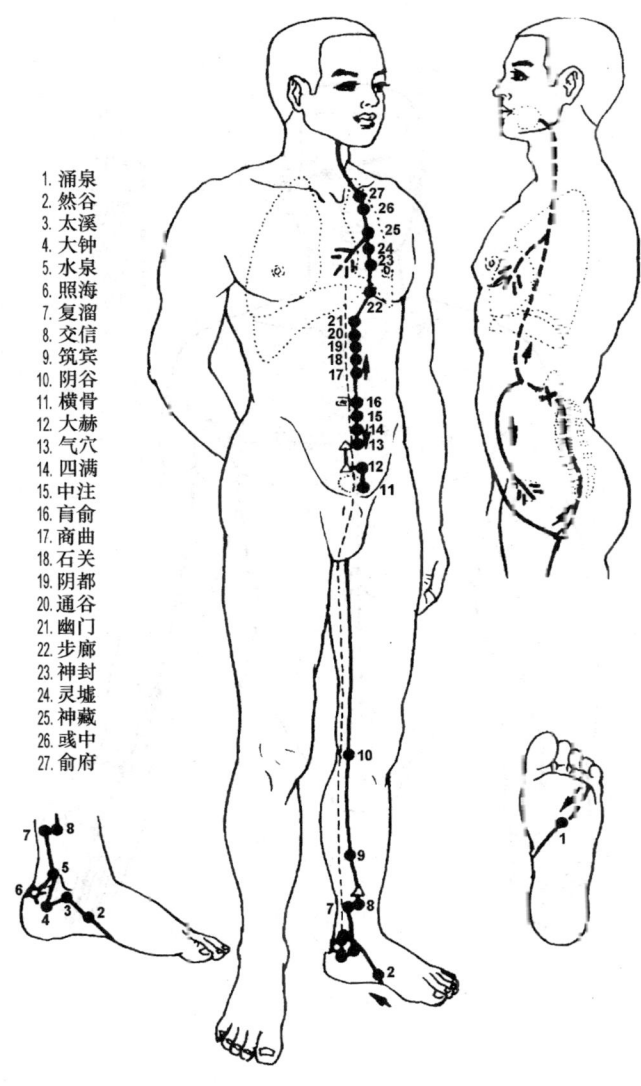

足少阴肾经穴位图

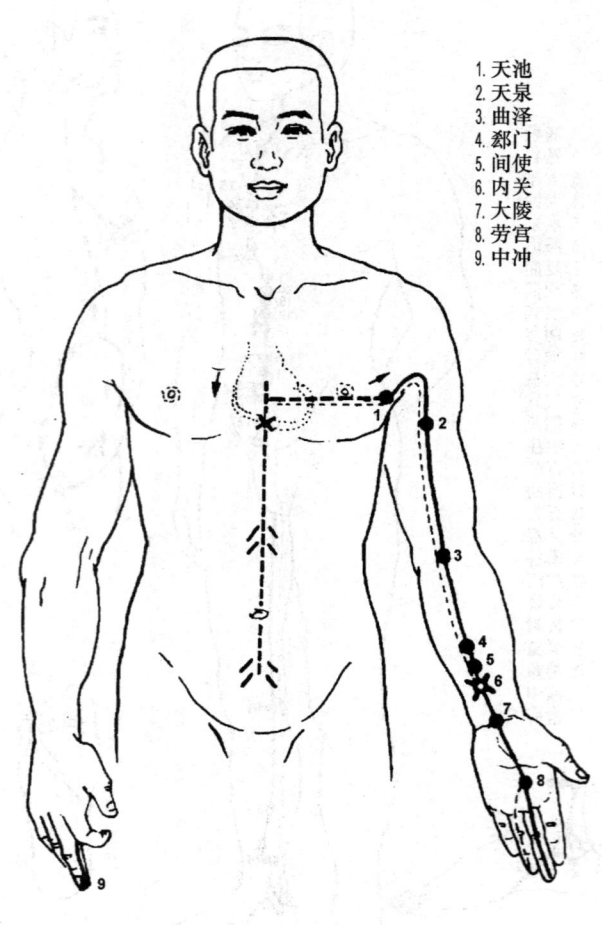

手厥阴心包经穴位图

附录·一四经络穴位图 303

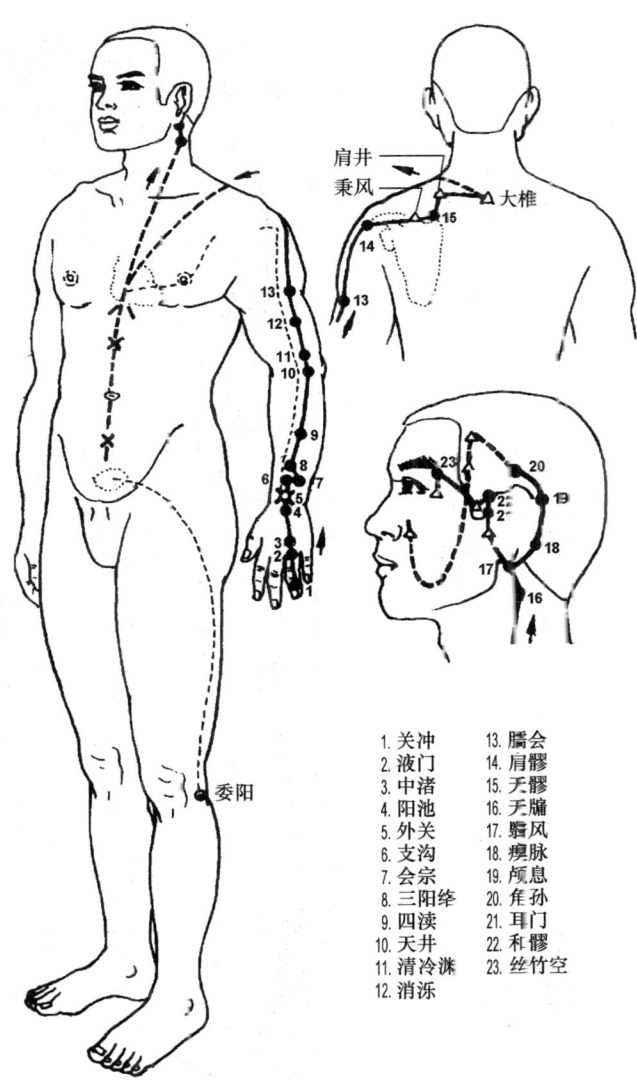

1. 关冲
2. 液门
3. 中渚
4. 阳池
5. 外关
6. 支沟
7. 会宗
8. 三阳络
9. 四渎
10. 天井
11. 清冷渊
12. 消泺
13. 臑会
14. 肩髎
15. 天髎
16. 天牖
17. 翳风
18. 瘈脉
19. 颅息
20. 角孙
21. 耳门
22. 和髎
23. 丝竹空

手少阳三焦经穴位图

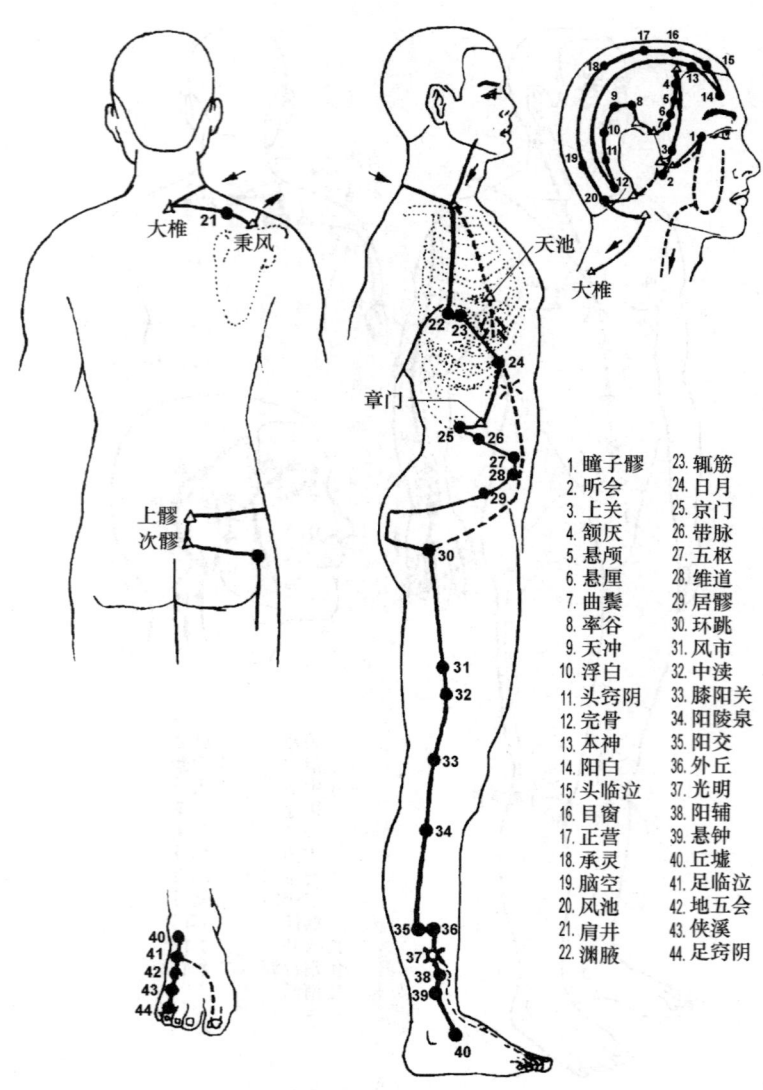

足少阳胆经穴位图

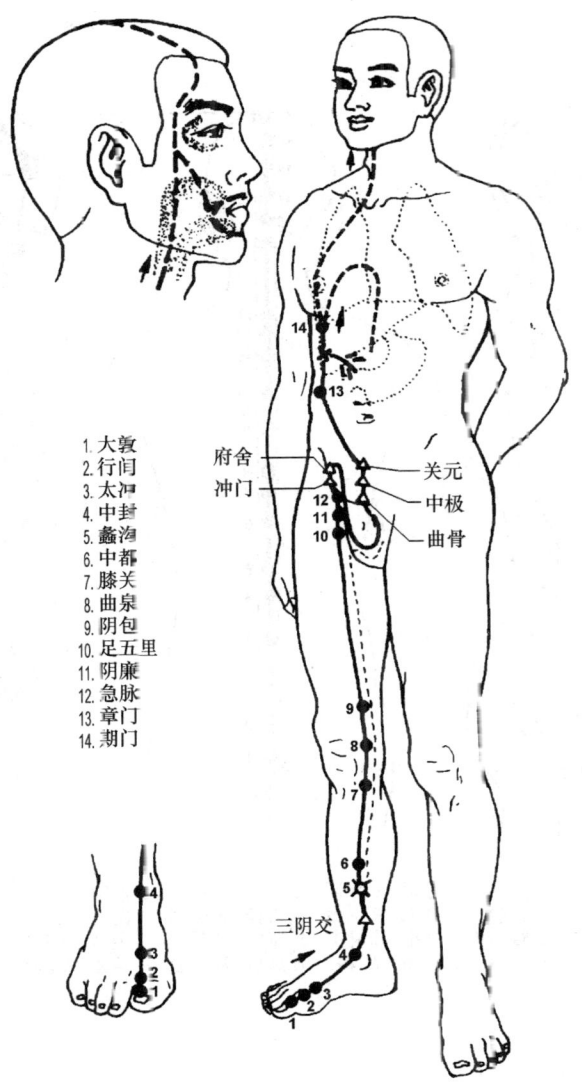

足厥阴肝经穴位图

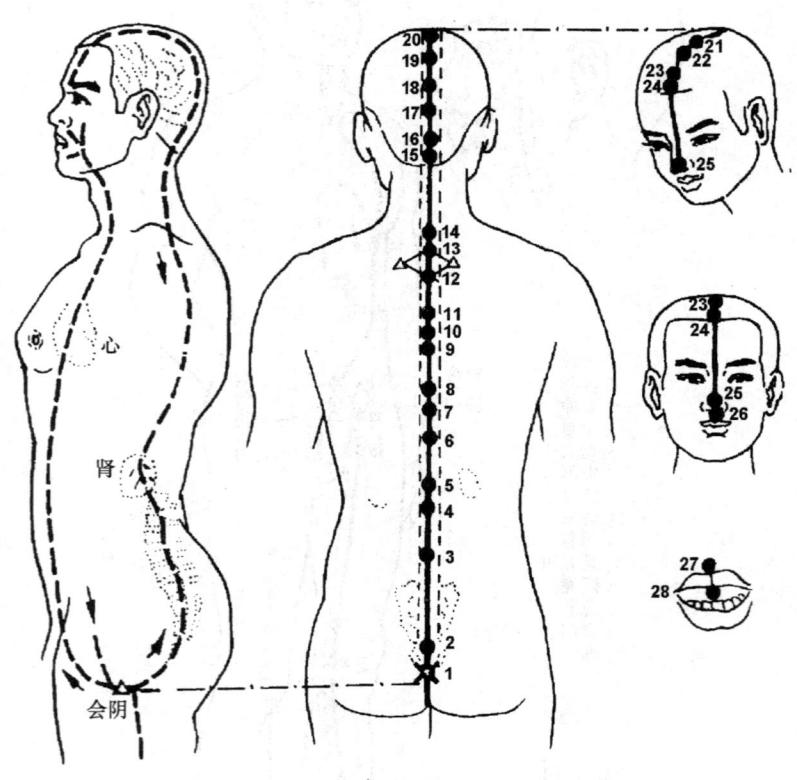

1. 长强　5. 悬枢　9. 至阳　13. 陶道　17. 脑户　21. 前顶　25. 素髎
2. 腰俞　6. 脊中　10. 灵台　14. 大椎　18. 强间　22. 囟会　26. 水沟
3. 腰阳关　7. 中枢　11. 神道　15. 哑门　19. 后顶　23. 上星　27. 兑端
4. 命门　8. 筋缩　12. 身柱　16. 风府　20. 百会　24. 神庭　28. 龈交

督脉穴位图

附录·十四经络穴位图 307

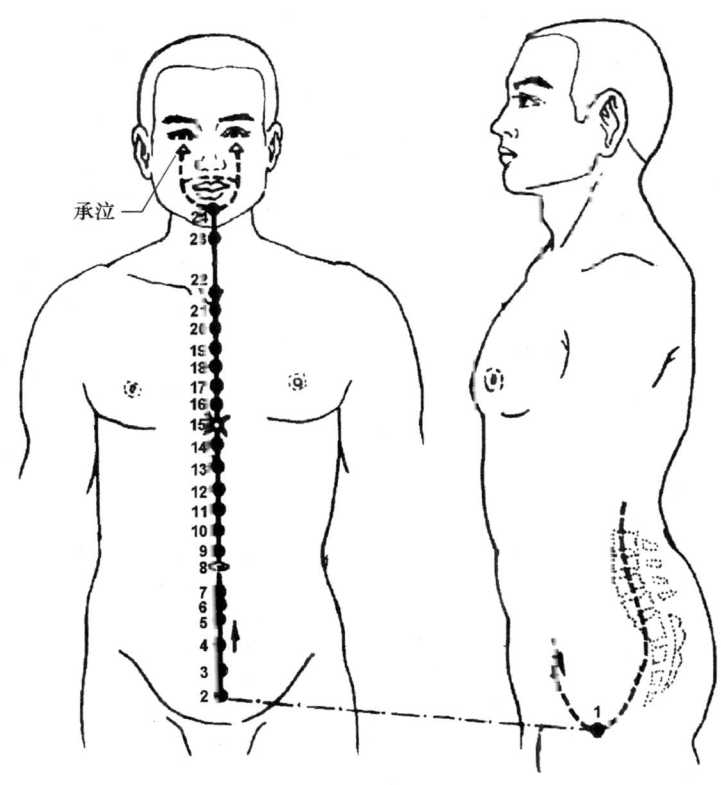

1. 会阴　5. 石门　9. 水分　13. 上脘　17. 膻中　21. 璇玑
2. 曲骨　6. 气海　10. 下脘　14. 巨阙　18. 玉堂　22. 天突
3. 中极　7. 阴交　11. 建里　15. 鸠尾　19. 紫宫　23. 廉泉
4. 关元　8. 神阙　12. 中脘　16. 中庭　20. 华盖　24. 承浆

任脉穴位图

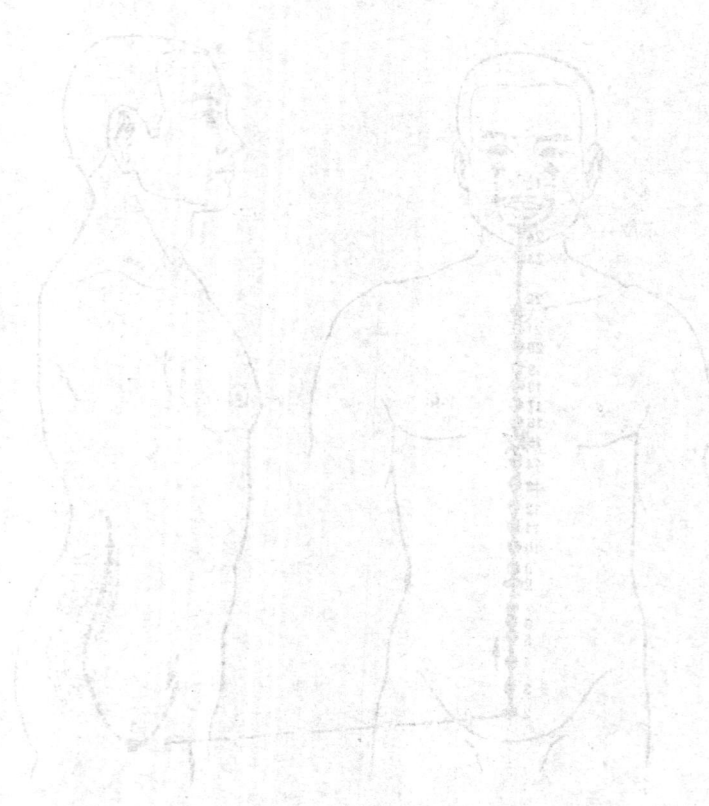